U0142298

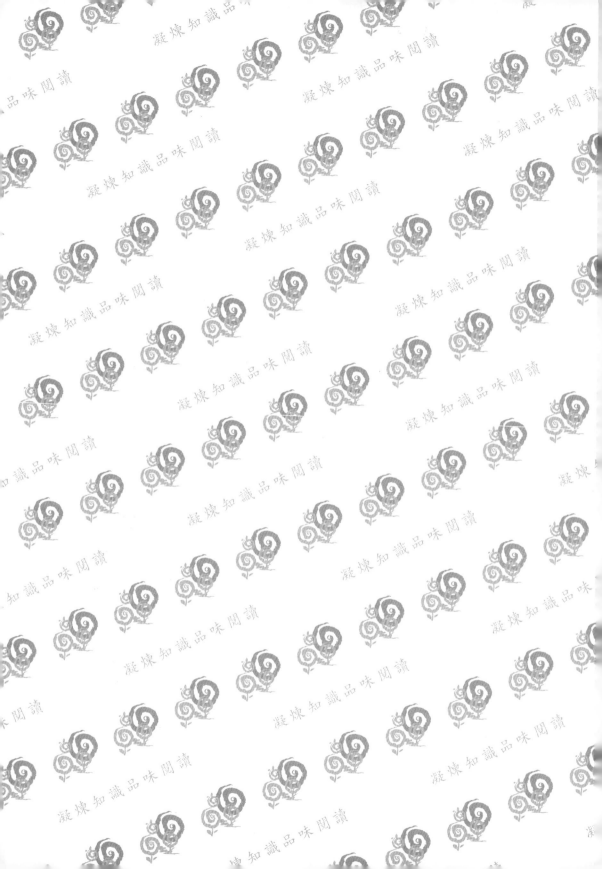

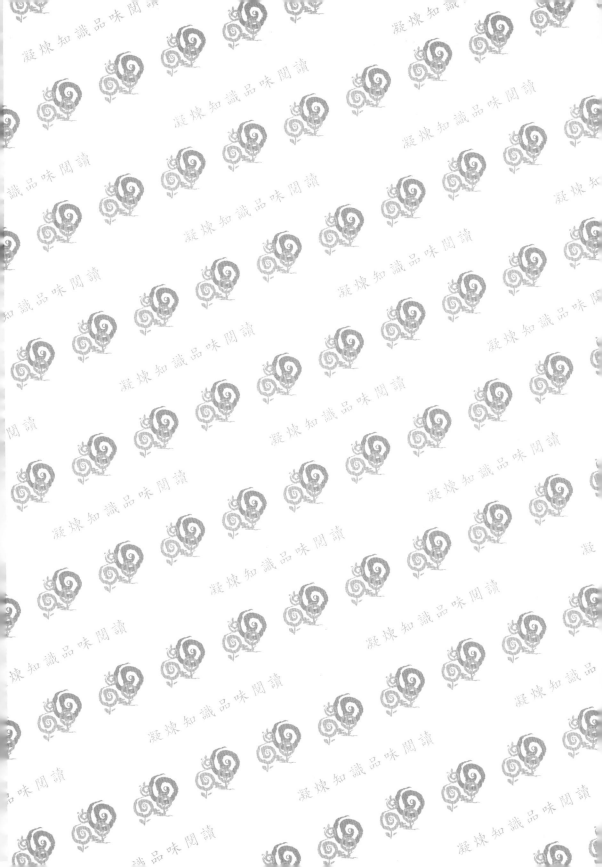

失智症非藥物治療

Non-drug treatments for dementia

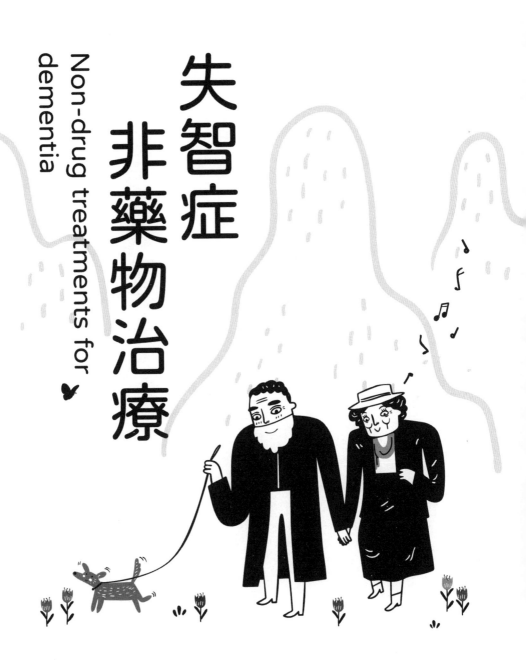

五南圖書出版公司 印行

作者簡介

依姓名筆畫排序

呂冠廷

現職

彩虹樹職能治療所藝術治療師

行動藝術治療師

學歷

長庚大學職能治療學系學士

臺北市立大學視覺藝術學系藝術治療組碩士

經歷

國家文化藝術基金會共融藝術專案《漫漫長夜，光的禮物》藝術團體

社團法人台灣認知功能促進協會失智藝術團體

臺北市立聯合醫院松德院區信義據點失智藝術團體

行天宮福慧學堂失智與照顧者藝術團體

蘆洲公共托老中心失智藝術團體

吳鴻順

現職

社區職能治療師／園藝治療師

社團法人中華民國職能治療師公會全國聯合會第八屆常務理事

學歷

國立成功大學職能治療所碩士

經歷

八里療養院職能治療師

台南仁愛之家職能治療師

周育蓮

現職

新竹榮譽國民之家保健組組長

元培醫事科技大學兼任講師、業界導師

學歷

元培醫事科技大學醫務管理系碩士

高雄醫學院護理學系學士

經歷

高雄長庚一般病房、腦神經內外科病房護理師

臺南成大醫院內科加護病房護理師

恩主公醫院居家護理師

臺北榮譽國民之家保健員、護理長、組長

林鈺祥

現職

社團法人中華民國職能治療師公會全國聯合會第八屆理事

臺北市職能治療師公會第八屆理事

社團法人臺灣職能治療學會社區實務教師

愛迪樂居家職能治療所職能治療師

學歷

國立臺灣大學職能治療學系學士

國立臺灣大學老人與長期照護學分學程畢業

經歷

新北市職能治療師工會第一屆理事長

桌遊輔療和遊戲帶領授課講師

新北市失智友善天使培訓授課講師

失智症照顧服務 20 小時各主題授課講師

104 專家幫助中心駐站專家

柯宏勳

現職

延希職能治療所所長

長庚科技大學高齡暨健康照護管理學系兼任講師

台灣失智症協會理事

台灣在宅醫療學會理事

台北市康復之友協會一壽照顧中心顧問

學歷

高雄醫學院復健醫學系職能治療組學士

長庚大學臨床行為科學研究所碩士

經歷

部立八里療養院職能治療科職能治療師

臺北市萬芳醫院復健科職能治療師

失智老人基金會附設聖若瑟失智老人中心職能治療督導

臺北市職能治療師公會第六屆理事長

徐靜萍

現職

國立陽明交通大學健康長壽與老化科學研究中心長照失智護理師（關渡學
苑忠義據點）

護康人力資源管理顧問有限公司品管師

學歷

國立臺北護理學院醫護管理系護管組學士

中國文化大學商學院企業實務管理數位碩士在職專班（EMBA）商學碩士

經歷

輔導會板橋榮譽國民之家失智教研專區規畫及管理護理師兼任堂長

衛福部及社家署「失智症醫事專業 8 小時訓練」基礎及進階課程及「失智
症照顧服務 20 小時訓練」講師

國健署、中華民國老人福利聯盟及新北市政府衛生局「失智症老人守護天
使」講師

IFDC 國際失智症照護聯盟「國際失智症照護認證（DCE）」評審委員及
講師

內政部失智症教育推廣人才培訓「失智症種子師資」

陳美麗

現職

台灣動物輔助治療專業發展協會第 5～6 屆名譽理事長暨常務理事

資深高級動物輔助治療師（2016 起～）

長照 2.0 延緩失能失智方案，（中央級 CL-06-0004）模組「人犬一家親‧
預防失能我最行」方案研發暨專業師資（2017 起～）

學歷

國立陽明大學臨床護理研究所碩士

國立陽明大學護理學系博士班護理博士候選人

經歷

國立臺北護理健康大學護理系暨高齡健康照護系助理教授

馬偕紀念醫院院長室企劃專員兼組長

馬偕紀念醫院護理部內外科兼精神科督導暨資深護理師

台灣護理學會第 25～28 屆、33 屆中醫護理委員會委員

台灣中醫護理學會第 1～4 屆理事、6～7 屆常務監事

台灣動物輔助治療專業發展協會第 3～4 屆理事長

項朝梅

現職

活力大衛音樂輔療團隊執行長

台北海洋科技大學健康促進與銀髮保健學系專技副教授

台灣南與北全人發展協會銀髮自主靈性課程音樂輔療高階講師

衛福部醫事人員及照服員失智症照顧服務訓練講師

學歷

輔仁大學醫學院跨專業長期照護研究所碩士

經歷

臺大醫院輔助暨整合醫學中心音樂輔助諮詢門診老師

社團法人士林靈糧堂社會福利協會高級專員

台灣長期照顧發展協會全國聯合會學術顧問

多家醫院、養護機構、護理之家、社區長照單位、志工、家屬支持團體等
　　音樂輔療團體及教育訓練

受邀多家電視媒體、雜誌等媒體訪問分享高齡及安寧音樂照護

蔡憶雲

現職

呂底亞香塾整體輔助治療訓練中心負責人

英美加國際芳香療法協會證照班認證講師

英國 The Guide of Therapy Lecturers 整體輔助療法認證講師

美國（Comfort Touch®-Massage for the Elderly & Ill）老人病理按摩暨臨終
　　護理講師

大專院校教科書《整體輔助芳香療法》作者

學歷

黑龍江中醫藥大學內科方劑學研究所博士

經歷

臺灣國家乙級美容技術士檢定考規範小組委員

國際 CGMP 奈米製藥廠健康食品暨美容醫學行銷部協理

養生藥膳公司知識長

臺北醫學大學進修推廣部「嬰兒按摩指導員培訓班」講師

建國科技大學化妝品製造管理系兼任講師

主編序

　　身爲長期投身於照護的工作者，與團隊同仁深刻體會到照顧失智個案所帶來的挑戰、壓力。失智症不僅僅是一個醫學難題，更是一個涉及心靈和人性化的議題。在臨床工作上，常感受到傳統的醫療仍然無法完全解決失智症的退化與精神行爲問題，但是也絕對不能只被視爲不可逆轉的宿命，針對漫長的罹病過程，或許能藉由環境的設計與活動安排，從日常生活的改善來尋求解方，讓壓力得以紓解。

　　有鑑於機構、社區、居家資源有限，無法完整導入跨領域的專業，本書匯集了來自不同背景的專家見解與經驗，深入淺出引領讀者探討各種非藥物治療（輔療），提供實用的指南和技巧——包括有環境設計、音樂、認知、懷舊、藝術、園藝、芳香、動物輔療等與日常生活照護，將臨床照護的寶貴創意與經驗，彙整轉化成實用可執行的具體活動方案，讓讀者可以輕鬆入門實際運用在工作中，解決個案與照顧者所面臨到的問題，一同體驗改善後的成就與歡樂。

　　無論您是一名照顧者、一位專業人士，或者只是對這個議題感興趣的讀者，這本書將爲您提供寶貴的資訊和實用可行的建議方案。希望在閱讀本書的過程中，不僅只是關注照顧者和失智症個案所面臨的困難和限制，更能啟發您發現其身上的潛力和可能性，建立日常生活常模。並且運用這些非藥物治療等輔助療法，改善常見的精神困擾，增加照顧者和個案之間的互動，促進相互之間的互信，爲生活帶來正向的改變，增添更多的幸福感。

新竹榮家組長

周育蓮 謹識

2023 年 10 月 26 日

目 錄

作者簡介　i

主編序　vii

第一章　失智之非藥物治療概論：友善環境中的自主生活促進 ／ 柯宏勳

第一節　失智症之防治與照護的翻轉　　　　　　　　　1

第二節　非藥物治療的概念　　　　　　　　　　　　　4

第三節　失智者之活動安排　　　　　　　　　　　　　5

第四節　活動安排之環境營造與輔具應用　　　　　　　13

第五節　總結　　　　　　　　　　　　　　　　　　　16

參考文獻　　　　　　　　　　　　　　　　　　　　　16

第二章　認知症音樂輔療 ／ 項朝梅

第一節　前言　　　　　　　　　　　　　　　　　　　17

第二節　執行音樂輔療活動之必備能力　　　　　　　　22

第三節　物理與人文環境　　　　　　　　　　　　　　27

第四節　器樂與器材　　　　　　　　　　　　　　　　28

第五節　方案設計與實作分享　　　　　　　　　　　　32

第六節　音樂介入活動方案（範例）　　　　　　　　　33

參考文獻　　　　　　　　　　　　　　　　　　　　　53

第三章　認知遊戲輔療 / 林鈺祥

第一節　緒論　57

第二節　入門篇　60

第三節　兩大設計技巧　67

參考文獻　90

第四章　懷舊療法 / 徐靜萍

第一節　緣起：陪伴長者生命歷程的懷舊療法活動　91

第二節　懷舊療法概論　93

第三節　懷舊療法之環境營造　101

第四節　懷舊療法之媒材架構　103

第五節　懷舊療法之帶領方式　105

第六節　懷舊療法之實務案例分享　111

第七節　懷舊療法之實作活動方案　119

第八節　結論　129

參考文獻　130

第五章　失智症藝術活動設計 / 呂冠廷

第一節　藝術治療與藝術活動之差異　135

第二節　藝術對失智症的益處　136

第三節　失智藝術活動媒材　138

第四節　藝術創傷：適合團體初期的活動　148

第五節　活動架構介紹與範例　154

第六節　結語　161

參考文獻　171

第六章　園藝治療的應用 / 吳鴻順

第一節　前言　173

第二節　園藝治療簡史　174

第三節　什麼是園藝治療？　175

參考文獻　181

第七章　創造幸福氣味言語的芳香療法 / 蔡憶雲

第一節　前言　187

第二節　芳香療法應用於失智症　190

第三節　關於嗅覺與記憶　195

第四節　芳香療法與失智症照顧　201

第五節　觸覺療法　205

第六節　口腔芳療　210

第七節　用植物精油創造一個安心舒適的空間　212

第八節　芳香療法與失智症照顧實作教案　215

參考文獻　222

第八章　動物輔助治療 / 陳美麗

第一節　前言：驚艷動物的療癒力　　　225

第二節　執行動物輔助治療活動的模式與原則　　　227

第三節　執行動物輔助治療活動過程之注意事項　　　228

第四節　動物輔助治療活動的教案設計（範例四個）　　　230

第五節　動物輔助治療活動的效果評估　　　259

第六節　結論與建議　　　260

參考文獻　　　261

第九章　失智症日常生活照護 / 周育蓮

第一節　前言　　　271

第二節　日常生活照護原則　　　271

第三節　日常生活常見問題與環境安排照護技巧　　　283

第四節　常見精神行為問題與應對技巧　　　304

第五節　建立日常生活照護計畫　　　312

第六節　結論　　　318

參考文獻　　　318

第一章 失智之非藥物治療概論：友善環境中的自主生活促進

柯宏勳

第一節 失智症之防治與照護的翻轉

一、認識失智症：從失智症盛行率談起

依據 2021 年世界衛生組織（WHO）出版的《公共衛生領域應對失智症全球現況報告》（global status report on the public health response to dementia）指出，全球有超過 5,500 萬名失智者，到 2050 年預計將成長至 1 億 3,900 百萬人，甚至國際失智症協會（ADI）早在 2015 年全球失智症報告中即指出，世界上每 3 秒就有 1 人罹患失智症這樣的驚人數據。而在臺灣，依據衛生福利部（民國 100 年）委託台灣失智症協會進行之失智症流行病學調查結果，以及內政部民國 111 年 12 月底人口統計資料估算，臺灣 65 歲以上失智人口約有 30 萬人，加上 65 歲以下之年輕型失智者，有將近 32 萬人爲失智症患者，大概每 72 人有 1 人爲失智者。未來 20 年的推估，更將以每天增加近 48 人、每 30 分鐘增加一位的速度成長（台灣失智症協會）。

這樣的資訊，告訴我們的訊息，有幾個重點：

1. 失智的成長越來越快速。
2. 失智是大腦生病了，不等於正常老化，但與老化有關，65 歲以上，每 5 歲有倍增趨勢。
3. 還有 65 歲以下的年輕型失智需被關注。
4. 不管政府或民間大眾，都需正視失智這個議題，大家必須找到適當方法提早做好準備與因應才是，也是本書期待貢獻一份心力的初衷。

二、失智症之防治

　　因為亟需正視失智這個議題，就要從失智的防治著手，所謂早期發現、早期治療的概念，在失智症的防治上也是很重要的。失智症的「防治」，如果拆開來看，「防」就是預防，在尚未失智前，要好好做好預防失智的措施避免失智；「治」就是治療，如果已經失智，就需盡快進行治療，或是儘量延緩失智的退化速度。

(一) 預防／延緩失智

　　雖然目前失智症無法完全治癒，不過在相關的研究報告（世界衛生組織，降低認知功能減退和失智症風險指南，2019）中可看到，要預防失智，可以做好「趨吉」與「避凶」，以降低罹患失智症的風險，甚至預防失智症的發生。

(二) 趨吉：增加大腦保護因子

1. 多運動。
2. 多動腦。
3. 採地中海飲食。
4. 多社會互動。
5. 維持健康體重。

(三) 避凶：遠離失智症危險因子

1. 三高（高血壓、高膽固醇、高血糖）的控制。
2. 頭部外傷。
3. 抽菸。
4. 憂鬱。
5. 聽力障礙。

三、照護概念的翻轉

(一) 從 cure（治癒）到 care（照護）的翻轉

　　如上所述，失智症是大腦生病了，需要做好防治工作，尚未失智要預

防、已經失智雖然無法治癒，但可以做好疾病控制，以及各種延緩退化的趨吉避凶措施，一樣可以好好生活。如同許多慢性疾病，儘管目前醫學仍有限制，無法完全治癒疾病，但只要好好做好自主管理，一樣可以好好回到正常生活、甚至享受生活。這也是近年來在長照的照顧翻轉理念，除了「清零」，可以學會跟疾病「共存」，在藥物等醫療控制好疾病的穩定狀況之下，可以更積極地運用各項資源與方式，支援患者回到生活，過想過的生活、做想做的事，也就是所謂的「生活促進」、「功能促進」的健康概念。

(二) 從醫療復健到生活復能

延續上述，舉筆者本身專業為例，也正在發生典範的轉移工程。傳統上，因為各種先天或後天的疾病或是意外，造成了各種器官或能力上的缺損（impairment），也常常變成了所謂的身心障礙、造成生活失能（disability）。在急性期或剛發生時，通常是先努力進行醫療復健，期望儘量回復到原本的能力狀態。但同時也可以努力進行生活復能，一方面利用更生活化的情境來進行訓練，可以更為自然的誘發與刺激活化大腦回復，二方面隨著病情的穩定或慢性，也許能力的回復會有限制，但功能上仍是可以利用各種方法來回復的，也就是所謂的功能促進或生活促進的概念，讓個案不至於永遠困在「病人」的角色，盡快回復到原本的生活，也是非常重要且有意義的。

一樣的概念，失智症因為醫學上的限制，儘管許多能力無法完全回復，但只要運用適當的「支援」工具，一樣可以進行「復能」，只是相對於肢體障礙，失智需要考量認知影響的因素，來進行「復能」、或是「自立支援」，也就是以下所謂「非藥物治療」的概念。

表 1-1　從 cure 到 care 的照顧模式翻轉舉例

cure 醫療模式	care 生活照護模式
藥物治療	非藥物治療
急性	慢性
治療疾病	生活照護

cure 醫療模式	care 生活照護模式
照顧好	支援好
醫療復健	生活復能
傳統照顧	支援自立
改善、訓練回復能力缺損	健康促進、功能促進、生活促進

第二節　非藥物治療的概念

一、非藥物治療之定義

　　我們再回到世界衛生組織對「健康」的定義來看，並非沒有疾病才叫做健康，而是生理、心理、社會的平衡狀態。如上一節所闡述的，無論是「復能」、「自立支援」，或是我們在失智症照顧訓練常說的「生活促進」、「功能促進」，都可以是非藥物治療的概念，與醫學上的藥物治療，兩者相輔相成，一起為疾病所苦的個案，創造更好的生活。

　　因此，失智症的非藥物治療，定義上可以這麼詮釋，是除了藥物治療以外，其他由受訓過的相關專業人員或照顧人員，所施行的各種手法的泛稱，也涵蓋每日進行的照護實務工作。

二、非藥物治療之範疇

1. 營造適切的人文環境：藉由讓個案感覺良好、正向的溝通技巧與互動態度，提供其受尊重、自主、不受壓抑的感受與氣氛情境。
2. 無障礙及支持性的環境、輔具：提供簡單、具指引性、可減少混亂、支持活動執行、維護安全等的環境與輔助器具。
3. 各項治療活動與技巧：例如行為治療、懷舊治療、認知治療、音樂治療、光照治療等有目的、有意義之活動安排。

　　由上述說明，可簡單說明，非藥物治療，就是一個營造友善環境，讓個案能夠自主生活促進的過程！

三、非藥物治療之療效

相對藥物治療，非藥物治療也許沒有那麼快速的效果，但在控制失智疾病的惡化，以及相關問題上，甚至有系統性回顧研究發現，效果不比藥物治療效果差，而且可以有更少的副作用。

當然，也要補充說明，這裡所說的療效，如果放在疾病的治癒，也許會令人失望，但如果將目光重點放在個案的情緒穩定、減少問題行爲、生活功能的發揮與生活品質面向上，就可以發現具有很大的效果。這也是呼應前面所述，醫療到照護的典範轉移翻轉的概念。

第三節　失智者之活動安排

一、活動安排的意義與目的

1. 非藥物治療的方式之一：由前兩節的闡述可以了解，爲失智者安排適當的活動，也是非藥物治療的一環喔！當然，並非參與活動就是治療，後面會再詳細說明這點。

2. 活動安排不只是運動、團康遊戲：近幾年活動安排已越來越受到重視，這是一件好事，但還是很多人誤以爲，活動安排就等於運動或是動態活動，甚至就是團康遊戲。俗話說「外行人看熱鬧，內行人看門道」，眞的是很傳神的詮釋。看了本書，應該可以理解，活動安排的內涵，有很多專業的門道喔！

3. 活動的定義與範圍：如果回到活動的英文 activity 這個字或是職能治療的角度來看，其實活動不僅僅是動態的運動，而是一個人從日常生活的各個活動，到特別設計的主題活動都算。當個案因爲失智症，造成各種活動的參與遇到障礙，都可以是活動安排（包含個別或團體形式）的素材，也是介入治療的媒介。更何況，典型的失智者遇到的問題，往往不是動作的問題，而是參與過程（行爲）的問題，這也是失智與肢體障礙活動安排最大的差異之一。

表 1-2　運動與活動介入模式的比較

運動（exercise）	活動（activity）
基本身體能力（ability）	功能表現（function）
較偏向肢體、關節、肌肉、心肺功能的促進與訓練	較強調功能表現、生活各種活動、健康促進
包含被動、主被動、主動及阻力關節運動	包含日常生活活動、翻身、移位、行動、興趣嗜好及專長各種活動

4. 活動安排的終極目的：如果透過活動安排，能夠促進個案能力的提升或回復，當然是終極目的。不過，如同前兩節所說明，回到非藥物治療的目的，不只是疾病的治癒，也期待個案能透過活動的各種刺激，活化身心機能、增加正向成就感，進而增進生活品質。當兩者僅能擇一時，後者就是照顧者及周圍的人，需要轉換的終極目的了，這也是成效成功與否的關鍵之一。

二、活動介入與活動治療

(一) 活動可有不同的深度與層級

既然要談門道，除了熱鬧的活動，也要了解活動其實可以有不同深度與層級，也才能有所區隔以及避免被誤解。參與活動都有一定的刺激，也是好的，不過隨著過程中加了不同的「調味料」，例如設定目標與計畫，可以成為更具目的與意義的「輔療」（輔助治療）活動，進一步如果加上活動觀察紀錄與前後測等，才會是各個專業的治療活動。

(二) 舉例說明

近年活動開始受重視是好事值得肯定，不過也因為不了解，而開始有誤解造成濫用的情形。例如帶個案種花就說是園藝治療、畫圖或手工藝活動就說是藝術治療、唱歌活動就說是音樂治療等情形。以懷舊為例，如果只是唱老歌或看舊照片，可以是懷舊的活動開始，如果再加上參與對象的篩選、因應對象障礙的設定目標以及活動設計與調整支援，就可能是懷舊輔療活動，如果再深入一點，由受過訓練的專業人員，甚至可能是一個心理治療層次的懷舊治療過程。

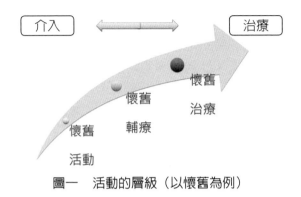

圖一　活動的層級（以懷舊為例）

(三) 有目的、有意義的活動

　　無論是活動、輔療或治療活動，其實很難有明確的區隔，這麼說明只是希望讓活動可以更專業化，也期待社會大眾能眞正看到門道，看到活動可以很專業、更有療效的執行。鼓勵大家，要能往更深入的層級，可以有兩個指標參考：

1. 有目的：在進行活動之前，最好能釐清，讓個案參與這個活動的目的是什麼？可以是整個活動的大目標，也可以是針對個別個案的個別目標，在過程中會更能適當引導或是看到個案的改變。專業上就會是活動計畫中可做的事情（詳見第 9 頁第四點）。

2. 有意義：整個活動的設計與進行，如果能對參與者有意義的連結，就更能產生預期的效益。舉懷舊活動爲例，如果只是由帶領者像上課一樣，講解製作包子的過程，講了 50 分鐘，其實比較像是帶領者在懷舊？如果可以增加個案的參與度，例如讓個案多表達以前是怎麼製作的（可能有錯誤也先尊重而不是直接糾正），或是製作個案過往比較熟悉的口味等等，才會眞正是讓個案有機會增加口語表達或反應的懷舊活動。

三、活動介入的形式、設計模式、場域與類型

(一) 活動的形式

　　活動安排簡單可分爲「個別」以及「團體」的形式。

1. 團體形式：常見的都是以團體形式進行，從 6～8 人的小團體到 10 多人的大團體較為常見。優點是可提供人際互動的機會，也可善用團體動力的影響，營造氣氛、促進個案的功能表現。反之團體的缺點就是，往往無法考慮到個別個案的需求，容易會有活動與個案能力的落差。需要靠活動臨場的引導技巧來補強。常見大多在機構或是社區日照、據點進行。

2. 個別形式：比較針對個別個案安排的活動形式，通常為一對一，優點是可以符合個案的個別需求來安排活動，反之缺點就是較少或無法利用團體動力來營造氣氛，也較少人際互動的機會。常用在居家，或是機構、日照、據點的特殊需求個案上。當然，即便團體設計，還是可以儘量因應個別需求，臨場調整活動設計，筆者常稱之為「團體中的個別性」設計。

(二) 活動設計模式

　　以活動設計的角度來切入，也可將活動分為開放式與封閉式的活動。

1. 開放式：所謂開放，可以是環境上的開放，例如在大廳或相對開放的公共區域；也可以是成員的開放，活動過程中允許進出或每次不同人。例如常見的卡拉 OK 活動，常在單位大廳進行較為熱鬧，中間過程人員常進進出出，每次參與的人不同，甚至還有志工、家屬穿插其中，這類的活動較適合熱鬧、肢體或節慶類型的活動類型。

2. 封閉式：同理，可以是環境上的封閉，可能在獨立的小房間或會議室裡，活動中門可以關閉；也可以是人員的封閉模式，這類活動會先篩選目標對象，然後會限制新成員進入，甚至只出不進，每次限定固定的成員進行。通常這類的活動較適合希望較深入、專注的活動，例如懷舊活動，常需要透過懷舊情境引導個案表達較為個人、較私密的生活經歷，如果在吵雜的環境下，一方面容易分心，一方面也較無法分享較隱私的故事。試想，如果在單位大廳，要那麼公開的分享第一次談戀愛的心情，是否會影響分享意願呢？

(三) 活動的場域

　　如果以《長照服務法》的架構來區分，可分為居家、社區以及住宿式的活動場域。無論在長照的各個場域，其實都需要活動安排，只是不同場域的特性不同、個案功能不同，就會有不同的活動設計選擇，例如居家常需要一對一的個別活動陪伴或安排，日照、據點以及機構較常安排團體式的活動。

(四) 活動的類型

　　活動的類型，如果回到活動的定義來看，只要是因應人們的生活需求出發皆可運用，類型可以千變萬化，以下舉常見的幾個活動主題元素說明：

1. 肢體活動：活動以肢體運動為主軸，從做操、體適能運動團體到搭配遊戲的肢體團康遊戲都算是。肢體的元素可以是暖身、也可以是主題內容。

2. 益智（認知）活動：以失智的主要缺損為主題設計，目的可以是認知訓練、認知刺激，或是認知復健。不過也因為針對參與者的主要問題，如果沒有適當的引導、或符合參與者的適當難度，並不容易設計與帶領，否則容易有在傷口上灑鹽的感覺，所以設計上也可以自然的融入在其他主題下進行。

3. 感官活動：通常適合針對認知障礙程度較重的個案，將活動調整到較為簡單、基本感官元素的活動，例如音樂活動的感官設計方向，可以單純是聽音樂、也可以加上簡單律動，再難一點可以跟著哼幾句歌詞即可，並不要求要完整的唱完整首歌，還要記得歌詞。

4. 生產性活動：此類活動通常會產出作品或較具體成品，例如手工藝、藝術活動、烹飪美食活動、木工以及皮雕等活動。

5. 日常生活活動：可從個案之日常生活元素出發設計，常為一對一之個別活動使用，例如抄經文、寫書法、打毛線、折衛生紙、折衣服、家務活動等。

6. 節慶活動：從每年符合個案文化背景的節慶活動出發設計活動主題，例如過年、清明節、端午節、中秋節、元宵節等活動，可以是大團體開

放活動，也可以設計成懷舊的小團體封閉活動。

7. 社區連結活動：連結個案熟悉之社區資源元素設計，例如郵局寄信、賣場購物、宮廟參拜、教會禮拜、逛市場、火車站搭車等活動。可以設計爲大型團體出遊活動，也可以設計爲小團體認知挑戰活動。

四、活動設計架構

(一) 活動評估

要能成爲更有治療性，有目的、有意義的活動，於活動前常需要先收集個案的相關資訊，專業上稱爲評估。在活動相關的評估中，儘量收集個案的相關資訊、了解目前的功能狀況及照顧計畫、過去興趣嗜好以及專長等等，當作訂定活動目標、設計的參考。

(二) 活動計畫

如果爲團體活動，常需要一段時間達成目標，通常大約八週或十二週，就可以訂定整個活動週期的計畫。內容常包含時間期程、緣由、設定對象、主題規劃、整體目標、主題大致計畫，甚至個別個案的目標、所需器材，甚至如需進行前後測，施測的工具爲何等等。

(三) 活動設計

常稱爲「教案」，是在大計畫架構的前提下，更具體的單次活動設計。其中內容常包含活動日期、時間、對象、場地、座位、人力、活動流程、所需器材、注意事項，甚至分工等等。活動本身的流程，常包含幾個部分，以下分別介紹：

1. 暖身（warm up）：活動前需要暖身的設計，可包含暖身以及暖心。暖身的部分常爲肢體活動，適當的肢體暖身，可以舒緩肢體，也有助於更聚焦在活動上。暖心的部分可以進行現實導向，尤其是認知障礙的個案，可以透過說明或是簡單活動設計，引導個案理解人事時地物相關訊息，更能進入後面的活動主題。失智者的活動暖身尤其重要，時間也需要較長一些，不必在尚未確認參與者暖好身心前急於開始活動，否則將事倍功半。

2. 主題：活動的主題活動。依照前面的計畫以及個案的狀況，進行此次主題的活動。

3. 回饋（總結或收尾）：這部分最容易被忽略，也最不容易進行，當主題活動結束後，帶領者可以針對今天的活動，進行回顧、摘要活動進行狀況、回應參與者過程中的表現，尤其正向的回饋，也可以重新現實導向，提醒活動結束，後續要到哪裡，甚至重新進行一次現實導向。舉例來說，如果進行競賽式的認知活動，常有輸贏的結果，幾家歡樂幾家愁，可以利用這段時間，淡化贏的少數，回饋輸家的其他正向表現，確保每位個案盡可能地帶著滿滿的成就感離開團體，也是治療性活動與一般團康活動的最大差異所在。

(四) 活動紀錄與檢討

　　活動結束後，可以完成活動紀錄，可比較活動前的教案，實際進行的狀況與計畫的差異，也可以記錄觀察到的個案特殊表現，或是今天活動的檢討，作為下次進行的參考。目前社區據點或日照，已經有許多活動帶領者進入合作，建議各單位可要求合作單位，於活動前先討論，根據個案需求設計活動，每次活動後跟單位有些檢討與討論，甚至留下觀察紀錄與建議，活動結束後也可以配合進行成效分析與前後測討論，才能發展更良性與更好的活動品質。

五、活動的引導與帶領技巧

　　所謂「計畫趕不上變化」，無論活動前如何訂定計畫，實際執行時有各種臨時狀況會發生，此時就要依賴適當的引導及帶領技巧來因應了。

(一) 活動前參與的引導

　　活動的引導，其實可以從邀請活動參與就開始了，要如何邀請、用什麼理由邀請參與、活動前多久要請個案準備（尤其需要起床、上下床移位者）、一直到活動入場時的鼓勵引導都可以在活動計畫內預先規劃設計。

(二) 活動過程的引導技巧

　　以下舉幾個失智者活動常見的引導技巧或注意事項說明：

1. 接納、支持、不爭辯對錯：失智者最常發生的狀況就是現實導向的障礙，或是活動過程中因認知理解造成的錯誤。此時建議先別急著澄清糾正什麼才對，而是以接納、支持、鼓勵的態度，先同理及傾聽失智者的意見，然後適當的回應引導，避免因為被指正、惱羞成怒或情緒影響活動參與，反而得不償失。例如：自我介紹時說錯年紀、講錯日期、忘了說過重複表達意見等。

2. 尊重成人的方式：失智者因為認知退化，往往退化到需要被照顧的狀況，儘管如此，如果把他們當作小孩對待，自尊也是容易受傷害的。因此，建議仍以尊重失智者原本的角色對待引導，例如稱呼為老師、教授、里長或是過往熟悉的綽號。教具教材也儘量避免看起來就是兒童玩具的表徵。

3. 了解背後的意義：失智者因為認知退化，有時無法清楚表達，甚至有錯誤的表達、失語的情形，建議帶領者可以肢體動作、表情等其他線索，聽到 / 了解背後想表達的真正想法，才能做出更好、更適當的回應，而不是讓個案更挫折。

4. 確認、複述的技巧：同上第三點，過程中建議多一點確認的動作，可簡單重複個案表達的重點，確認是否正確。同時此技巧也是團體過程中，自然地切斷過長的表達、拉回主題的技巧之一。

5. 適當的協助：活動過程中，尤其需要製作成品的活動，常見到因為失智者做錯或動作慢，旁邊照顧者馬上出手相救、過多協助的狀況。建議過程中仍需多鼓勵失智者自行參與，做不到的部分才提供協助，甚至可調整活動的難易度或是拉長時間等待完成，更能達到原本活動的治療目的。

(三) 活動結束後的引導技巧

　　活動結束後，可引導失智者回到現實，提醒接下來要進行的活動、要去的地方，可以的話，甚至鼓勵個案自行找回房間的路、自行移位或使用行動輔具離開，都是活動結束後可以納入考量的部分。

六、活動的觀察與效益

(一) 活動的觀察

既然稱爲治療性活動或是往更專業的方向努力，就應注重活動過程中的表現觀察，然後將特別的表現記錄下來留存，提供後續個案討論與介入時的珍貴參考資訊。而具備活動觀察的能力，也是提升帶領者的專業能力之一。

(二) 活動的效益

前述活動中觀察到個案的表現改變，就會是呈現活動成效的參考資訊之一，成果評估執行方式，包含以下幾個面向：

1. 量化的指標：可以於活動前的計畫，根據此次活動的目標，期待參與者往哪個方向改變，預先設計幾個量化的指標，於每次活動中觀察、記錄，可以量化的分數呈現，例如活動參與度、活動的表現或是持續度等計分。
2. 質性的表現：可於活動過程中觀察個案的表現，可能是說了什麼話、可能是某些行爲、可能是某些反應，都是珍貴的紀錄，也可以於活動最後呈現個案的改變狀況。

最後，也呼應前面所提，非藥物治療的成效，如果放在疾病的治癒與否，可能會感到挫折，甚至不提升還退步。但如果可以放在個案整體的功能表現、身心機能的活化、表情的改變、反應的態度、生活品質的提升，以及照顧負荷減少的面向，相信都可以觀察到許多的成果。

第四節　活動安排之環境營造與輔具應用

一、活動相關的環境營造

環境的營造，也是非藥物治療中，很重要的工具之一，活動環境的營造，也是影響活動是否成功的要素之一，可分爲硬體與軟體兩部分介紹：

(一) 硬體環境

　　包含情境營造、空間、光線、座位安排、減少干擾等考量。

1. 情境營造：可根據不同主題，於環境中營造出不同的環境情境刺激，例如有次某單位懷舊活動主題談種稻，空間就帶到單位剛好收集到的種稻器具旁圍坐，長輩一到現場，光環境已經是很好的暖身，看到相關器具，就開始談論種稻的經驗。

2. 空間：通常會建議單位，可建立一個多功能的活動空間，避免在大廳這類的公共空間進行活動，空間內可有活動器具置放空間、音響、投影設備、可動桌椅等設計，方便因應不同主題調整空間布置與應用。另外，有區隔封閉空間之可能性尤佳。

3. 光線：活動空間環境，燈光最好可以調整，如果是可漸亮漸暗的開關更好。另外如果有窗戶，建議可以窗簾遮陽，避免過度的陽光照射影響視覺、反光或不舒服。

4. 座位安排：如果活動前經過評估、設計，可參考參與者的互動與特殊需求，預先規劃座位安排。例如常需上廁所者可安排在靠門邊或外側的位子、彼此不合者可避免比鄰而坐、重聽者可安排坐在帶領者或協助者旁邊等。

5. 減少干擾：如果活動空間有廣播喇叭，建議可設計成獨立開關，於活動中關掉，避免單位的廣播干擾活動進行。另外，如果是位於公共空間，建議可有屏風或是指標，進行區隔或告知其他工作人員或住民，此處有活動進行請配合。

(二) 軟體（人）的環境

1. 全體工作人員的配合：單位的工作人員，對活動有一致性的共識也非常重要。例如活動開始前的引導，大家可以口徑一致，以相同的引導方式邀請個案，避免個案混淆。另外例如活動進行中，不會有其他人員因為不知道活動正在進行中而造成不必要的干擾。

2. 活動氣氛的營造：活動前到活動過程中到結束，整個態度與氣氛，至少是正向、支持的，否則再好的活動，都可能會造成破壞而無法達到原本的目的。

二、活動相關的輔具應用

活動中所使用的相關教具器材，也是輔助活動成功的重要關鍵，也可以看成是治療過程中的「活動輔具」。以下舉幾個常見例子說明：

(一) 現實導向板

在近幾年的推廣之後，目前各單位都很常見的活動輔具之一。上面有執行現實導向相關的牌子，方便工作人員或個案隨時貼上更換，讓現實導向進行時，不會過度抽象，甚至可以變成活動的過程之一。

(二) 名牌

可以是掛在身上的大名牌、可以是別在身上的名牌、也可以是放在桌上的立牌，甚至也可以是失智者一起參與製作的活動設計之一。目的是為了讓成員能很快的互相認識，減少因記憶退化叫不出名字的窘境，甚至也是讓失智者記得帶領者的輔具之一。

(三) 因應活動相關的教具器材

因應各主題活動所需，設計出來的教具或活動器材皆屬之。可以是現成購買的、可以是工作人員製作的、也可以是融入活動內容，帶著長輩一起自助製作出來的。這些教具器材也有因應失智特性常需注意的地方：

1. 字體放大：因應老化視覺加上認知退化，教具器材或圖卡裡的字，建議放大易辨識。
2. 注意反光：因應老化及認知退化，需注意使用教具器材、桌面、地板、圖卡等是否會反光，一方面因老化容易刺眼流眼淚、一方面因認知退化反光容易造成辨識錯誤。
3. 顏色對比：同上，除了注意反光問題，相關器材需注意是否有清楚顏色對比，容易辨識避免增加錯誤。
4. 符合能力及年齡：之前於帶領技巧有提過，活動教具器材，建議注意避免過度幼教化，影響對參與失智者之尊重。
5. 具體：活動過程中，如果有圖卡，會比光用語言清楚些、如果有模型，又會比圖卡立體具體些、如果有實物，又會比模型具體實際，甚至可

以食用，也是一種活動誘因。

第五節　總結

最後，以一句話總結這章的重點——營造友善環境中的自主生活促進，就是失智症非藥物治療的精神！

在世界失智的洪流來襲潮流中，目前醫學又無法完全根治的狀況下，如何學會與失智這個疾病共存，讓還沒失智者，做好預防措施避免失智，已經失智者，讓社會在更多認識理解失智症的前提下，營造出一個友善失智的環境，搭配藥物、非藥物治療，支持失智者，能夠早期發現、早期治療，儘量可以在自主的狀況下，得到適當的支援，包含適當的活動安排、環境的營造、輔具的應用，促進生活、回復最大的功能，將失智影響減到最低，也是減少社會負擔的最好方式，大家一起努力，創造一個不被失智影響的未來！

參考文獻

台灣失智症協會網站。http://www.tada2002.org.tw/。

Graff, M. J. L., Vernooij-Dassen, M. J, M., Thijssen L, M., Dekker J., Hoefnagels, W. H., Olderikkert, M. G. M. (2007). Effects of community occupational therapy on quality of life, mood, and health status in dementia patients and their caregivers: A randomized controlled trial. *The Journals of Gerontology Series A-Biological Sciences and Medical Sciences, 62*(9), 1002-1009.

Graff, M. J. L., Vernooij-Dassen, M. J. M., Thijssen, M., Dekker, J., Hoefnagels, W. H. L., & Olde Rikkert, M. G. M. (2006). Community based occupational therapy for patients with dementia and their care givers: Randomised controlled trial. *BMJ, 333*(7580), 1196.

World Health Organization Risk reduction of coznitive decline and demeatia WHO guidlinec, 2019

第二章 認知症音樂輔療

項朝梅

　　本章節將介紹有關以音樂為基礎的認知症照顧。首先，透過介紹以音樂為基礎介入的相關實證研究及其定義與範疇，讀者將對以音樂作為認知症照顧介入有系統性的認識與了解。接著，本章節也將詳細介紹，音樂活動之帶領者的必備能力與活動環境設計，讓讀者在實際執行音樂照顧活動時能有最佳的準備。此外，本章內容也包含臨床常見的情境問題，邀請讀者一起思考，筆者也一併提出實際執行之解決方法提供讀者參考。最後，本章節收錄許多針對認知症者為中心設計之實用、清楚且有趣的音樂活動方案，內容包含詳細的活動流程與討論議題，以及每項方案會使用到的素材，並搭配筆者實際操作該方案時的心得與技巧分享，以利讀者複製或改編並應用於不同的服務場域。

第一節　前言

　　英國文學史最傑出的戲劇家威廉‧莎士比亞曾說：「音樂可以幫助你去除煩惱。」古希臘哲學家柏拉圖（Plato）認為，音樂與節奏可以找到通往靈魂的神祕深處。此外，西元 176 年殉道而死的聖西西利亞（Sancta Caecilia）也強調音樂具有許多益處，例如音樂能幫助情感表達、促進個體與內心深處產生連結，並且帶來改變的力量（Horden, 2017）。迄今，已有許多研究者與臨床帶領者運用音樂為基礎的活動於不同疾病診斷的實際案例，無論從客觀評估、臨床觀察或個案主觀感受上皆指出：「音樂」具有療癒效果。

一、以音樂為基礎介入之實證發現

　　自古以來，人類最早發現音樂具有治療效果是約在西元前 1000 年。

《聖經》中，〈撒母耳記上〉16 章 14 至 23 節記載，大衛（David）透過彈奏豎琴，使當時嚴重受情緒困擾的國王——掃羅（Saul）獲得舒緩、平靜與暢快。迄今，已有多篇研究證實以音樂爲基礎之介入對患有認知症的個案具有許多幫助；一篇 2020 年發表、納入 82 篇研究的系統性回顧發現（Lam et al., 2020），音樂治療所使用的媒介包含許多提升語言表現的元素，例如歌唱、創作歌曲、歌詞撰寫等。因此，認知症者在接受音樂治療後，其口語流暢度具有顯著提升。大腦影像也證實，音樂對於負責管理情緒與語言功能的右側大腦及邊緣系統具有影響作用（Goodall & Etters, 2005; Kirkland & McIlveen, 1999）。此外，音樂活動中透過運動、放鬆、情緒宣洩、自我揭露、察覺，以及提升自尊與愉悅感，可以增加個體的生命力（Micozzi, 2006）。透過帶領者引導個案隨著音樂放鬆，有助於調節其內分泌反應與穩定自主神經系統（Freeman, 2008; Suzuki et al., 2004），加上音樂治療有助於提升個案對於可能激發破壞性行爲之環境刺激的耐受閾值（Volicer & Hurley, 2003），因此，認知症者在音樂活動之介入後，其焦慮、憂鬱、淡漠與行爲與精神症狀（behavioral and psychological symptoms of dementia, BPSD）皆獲得改善（Choi et al., 2009; Lam et al., 2020; Svansdottir & Snædal, 2006）。其他學者則指出，因爲團體音樂治療會大量鼓勵成員之間進行社交互動（Aldridge, 1996），當成員對於以口語溝通自我表達感到困難時，也可以使用非口語或其他呈現方式進行自我表達及社交互動，有助於成員彼此交流情感與想法，促進同儕互動並降低社交孤立（Pollack & Namazi, 1992），經過設計之互動性音樂律動，有助於促進參與者自然而然的進行社交參與。此外，Cho（2018）的研究發現，歌唱促進個體深層呼吸、增加氧氣量（Clair, 2000），以至於減少肌肉緊繃並促進放鬆。唱歌也會促使個案與他人互動，體會到自己是身爲團體中的一分子。相較於僅僅聆聽音樂，主動唱歌、放鬆身體以及參與社交動等治療性因子皆爲認知症者在參與音樂活動後，生活品質具有顯著提升之可能原因（Cho, 2018）。整體而言，對於認知症患者來說，以音樂爲基礎之介入是經實證研究證實有效、實用性高且成本低的非藥物治療之介入手法（Raglio et al., 2010）。

二、何謂音樂為基礎的介入

依據美國音樂治療協會（American Music Therapy Association）的分類系統顯示，健康照顧中以音樂為基礎的介入可分為音樂藥物、音樂治療與其他以音樂為基礎之介入等三大類。**音樂藥物（music medicine）**主要由醫療照護專業人員所提供，透過聆聽事先錄好的音樂作為介入手段，以達成促進健康為主之治療目標。**音樂治療（music therapy）**則是由具證照之音樂治療師所提供，透過音調、聲音、律動、節奏等各式方法，在治療性關係中提供個案個別化的音樂經驗以提升其健康。**其他以音樂為基礎之介入（other music-based intervention）**則是由健康照顧專業人員或音樂老師所提供，以音樂活動等方式促進個案的健康或其他娛樂目標。值得注意的是，由於臺灣目前尚無建立音樂治療師證照的考核機制，因此為符合現行法規，除了通過臺灣國家考試取得證照之治療師（例如職能治療師、心理師等），其他提供以音樂為基礎的介入之專業人員尚不得使用「治療」一詞。

三、以音樂為基礎的介入範疇

以音樂為基礎的介入是一種以藝術為基礎、在臨床與研究上具實證有效之介入手法。透過聆聽聲音（包含聲音、歌詞、旋律、節奏等）、回應聲音、獲得各式音樂經驗等系統性介入過程來與他人建立關係，在過程中所獲得的經驗及關係將轉化為個案改變的動力來源，進而滿足其生理、情緒、認知與社交方面等需求（American Music Therapy Association, 2018; McDermott et al., 2013）。臨床實務上，以音樂為基礎之介入方式包羅萬象，我們能以活動過程、活動內容、個案的參與模式、音樂的形式，以及服務提供的內容等範疇進行說明與分析，詳細說明如後。

首先，在活動過程之設計方面，以音樂為基礎的活動過程可能是以即興創作或結構化設計為主。對認知症者而言，將其熟悉的歌曲融入於即興創作是相當常見的做法。Ansdell 認為，以即興創作為主的音樂活動設計，有助於帶領者掌握個案當下的生理、心理和社會狀態，相反的，這也會支持個案傾聽與察覺自己和他人（Ansdell, 1995）。結構化的活動設計以及

清楚明確的進行步驟,則有助於其他帶領者複製並廣泛應用。然而,因每個個案的生命經驗、價值觀、信念、個人目標或當下的情緒感受不盡相同,因此結構化的活動容易忽略個案的個別化需求。

有關音樂活動之內容設計,會依據帶領者設定之活動目標而有所不同。可以依據個案的需求與期待,設計以音樂為基礎,搭配其他活動任務之音樂活動。舉例來說,若要提升認知症者的持續性專注力,可以持續一段時間播放生活中常聽到的各種聲音,例如要求個案持續專注聆聽聲音一段時間,而當聽到汽車喇叭聲音時,個案需要正確回報聽到的聲音;若是想提升個案的空間定向感(orientation),可以請個案進行歌曲填詞遊戲(如:我要快樂之活動範例),讓個案思考不同空間可能會進行的活動。

個案在介入過程中的參與模式包含兩種,主動參與和被動接受。**主動參與**的模式為個案在過程中主動參與音樂創作、表演、寫詞、律動等,因為主動參與的模式涉及較多種任務,包含社交參與、運動、樂器演奏以及即興創作,提供參與更多元的音樂經驗。相較於被動參與的模式,主動參與過程中,個案得以抒發情緒、展現自我,達到減少煩躁、焦慮且維持情緒平衡之目標(Chu et al., 2014; McPherson et al., 2019)。而**被動接受**模式指的是個案聆聽由帶領者替個案選擇符合其臨床需求的音樂,該音樂可能是事先錄製好的音樂,也可能是現場演奏的音樂,個案會口頭分享音樂使他感受到的情緒和記憶。有趣的是,研究發現,受試者持續聆聽 40 分鐘的音樂後會感到疲倦、煩躁不安,甚至想要離開,顯示長時間純聆聽音樂可能會活化個體的交感神經(sympathetic nervous system),使其出現戰鬥或逃跑反應。不過,也有學者發現,提供舒適的音樂可以吸引認知症者的注意力,使他不再專注於讓自身感到不適或可能引發負向情緒的聽覺刺激。因此,目前被動接受聆聽音樂的參與模式仍常見於放鬆、懷舊音樂治療中(Grocke & Wigram, 2006)。

再者,有關音樂形式部分,可進一步分為現場演奏與播放現成音樂。帶領者現場演奏能提供個案更強烈的真實感受、更鮮明的感官刺激,其演奏速度、強弱能配合個案的表現及偏好做客製化的演奏,因此相較於播放現成的音樂,現場演奏有更大的效果(Sherratt et al., 2004)。然而,若個案偏好的音樂對帶領者來說較陌生,現場演奏礙於機構的場地與設備受限

之下，實務操作上可能較難進行。對於業務繁重的臨床工作者或有人事成本考量的單位來說，播放現成的音樂可能是一個相較方便、低成本的選擇。

最後，有關服務提供模式，團體與個別模式的音樂活動皆為臨床與研究上針對認知症者所設計、常見的音樂活動服務提供模式。帶領者可以個案需求為中心的照顧計畫與臨床實務條件之綜合考量下，選擇要以何種模式進行介入。Yalom（1985）指出，最理想的團體人數為 5 至 10 人，如此一來，每位團體成員皆有機會與其他成員進行社交互動，不會有人在團體中無事可做而錯失參與團體活動之意義。團體音樂活動的重點是透過活動帶領者與成員一同完成一項任務或參與活動來達成團體和個別目標。帶領者在過程中透過設計，有技巧的安排活動、任務設計、促進團體分工合作、溝通、彼此回饋、經驗分享或團隊演出來完成目標。因此，在團體音樂活動中，個案可以獲得更豐富的感官與認知刺激、社交互動、問題解決能力訓練、利他等機會。然而，臨床上，帶領者時常面臨團體成員之間的生長背景、慣用的語言以及個人（及其家庭）需求差異甚大，使他必須以多數團體成員的共同需求為首要考量來設計活動，這可能因此忽略了少數成員（及其家庭）的需要。個別音樂活動則是僅由帶領者與一位個案組成，帶領者可以精準地依據該個案的偏好、目標或個人及其家屬期待設計合適的音樂活動，過程中也能根據個案的反應與改變做個別且動態性地調整。然而，因過程中個案僅與帶領者互動，接受的刺激量肯定比團體活動來的低。再者，在人力不足的臨床實務中，個別模式的音樂活動成本極高，並非所有認知症者都能夠負擔。筆者回顧 22 年實際帶領認知症者音樂活動的經驗，並回顧文獻與書籍後做出以下總結：有鑒於認知症的疾病特性，不同嚴重程度具有的功能、行為表現、需要協助的程度及介入目標，帶領者可以透過活動設計與安排、調整任務難度等技巧，有效地同時滿足團體中的輕度與中度認知症者，達到團體個別性照護。然而，因重度認知症者的認知及日常生活功能嚴重退化，且幾乎需完全依賴他人，因此較適合以個別音樂活動進行介入。

第二節　執行音樂輔療活動之必備能力

對於未曾針對認知症者設計與執行音樂為基礎之介入活動帶領者來說，可以從溝通技巧、需求評估，以及音樂活動帶領技巧等三大方面進行系統性的學習。

一、溝通技巧

帶領音樂活動時，活動帶領者常會鼓勵個案分享自己的創作、情緒感受或是獨特的生命經驗，也會邀請個案分享課程帶來的想法以及對未來的期許與展望。若個案願意分享，這將能成為幫助自己繼續邁進的動力來源。然而，讓個案願意回答帶領者的問題並與之進行一來一往的互動，都取決於帶領者是否具備良好的溝通技巧。

溝通，基本上除了要以清楚、簡潔及淺顯易懂的話，使認知症者容易了解帶領者所表達的訊息外，還需要考慮到溝通的品質。說話的速度、音量、節奏是否合適，會不會太快、太大聲、太匆促或含糊不清，這些都應該注意且避免。若個案因老化造成重聽、反應變慢、認知與身體功能下降，而聽不清楚音樂或困難流暢的表達，帶領者便需思考如何搭配其他非口語或媒材作為輔助。舉例來說，若個案具有重聽問題，帶領者可以事先觀察個案對聲音感受的情形，若個案較能接受高音，則帶領者則以較高的音調與之溝通，反之亦然。此外，帶領者可以在過程中搭配非口語等肢體語言或手勢進行溝通，也可以自然的提供事先寫的說明文字提供個案閱讀。而針對認知或肢體功能退化的個案，帶領者則可提供簡潔、選擇題等問題或引導指令，並提供較長的時間使個案有足夠的時間思考與回應。

此外，由 Florence Clark、Bridget Larson 與 Penelope L. Richardson 等學者於 1996 年所發展的「建立共同了解平台（building a communal horizon of understanding）」當中提到的溝通技巧，更能幫助我們與認知症者或其家屬進行有效且高品質的溝通。「建立共同了解平台」包含合作、發展同理心、使用日常話題、主動聆聽、回應等五大技巧。設計需要雙方「合作」的音樂活動，重視認知症者的想法與感受，不預設立場、批評或價值

判斷以達到合作的目標，例如合奏、輪奏、即興創作。過程中，帶領者可以提供從音樂活動中引導帶出的知識、資源，或是適當的建議，但仍需尊重個案最後的選擇權利。發展同理心部分，帶領者能夠在與個案互動中應用同理心，不否定或質疑個案，而是要能設身處地的同理個案在音樂活動過程中所呈現出的情緒感受、做出的決定，或帶領者甚至能夠察覺到個案沒有明確表現出的眞實心情，以「個案說了就算」爲原則以尊重與同理個案。認知症照顧的理念是照顧始於生活中，使用日常話題即爲音樂照護活動中常用的技巧之一，例如單元活動「我最喜歡的時刻」，就是透過美國輕音樂大師勒萊·安德森（Leroy Anderson, 1908-1975）寫下的知名「切分音時鐘」（Syncopated Clock），帶到日常生活話題之例子；帶領者與個案透過討論「一天當中最喜歡的時段是什麼時候？爲什麼？」以開啟與認知症者的對話，並自然且舒服地延伸話題；以一種循序漸進的方式與個案建立關係，如此一來，便不會讓個案在一開始對於話題感到太過隱私，以致於不願繼續與帶領者有更多的互動。主動傾聽之技巧不只在於單純地聆聽個案的分享，而是帶領者可以靈活地運用口語及非口語方式表達我有聽到、且了解個案說的內容。舉例來說，帶領者微微將肢體向前傾，眼神與個案有適當的交會、點頭微笑以表示專注於個案說的話。此外，適當地搭配戲劇化的神情或肢體動作也能增強帶領者想要表達的內容。帶領者可以適度融入不同的語助詞，例如：嗯嗯、喔！嘖嘖……！是喔！哇……等於互動中，使個案感受到你也投入他分享的內容中。此外，適當地重複個案語句的最後幾個字或是提出問題，也是能讓個案感受到你眞的有在聽他說話的有效訣竅。最後一個溝通技巧是回應，意指帶領者能適度且合宜的反應個案的分享內容及情緒感受，或是透過提問、面質等技巧引導個案再多說一些，例如當個案滔滔不絕分享自己在年輕時做過的豐功偉業時，帶領者便能頻頻點頭、搭配「哇！」，以及口語回應：「你的家人一定非常以你爲驕傲吧！」作爲回應。不過，值得注意的是，依據筆者的臨床經驗認爲有關提問、面質等技巧的應用，必須在當帶領者已與個案（或其家屬）建立正向、信任等關係後再使用較爲合適。例如，面對一位已經立志很久要每天固定運動，但都還沒行動的個案，當他又開始抱怨身體狀況越來越差時，帶領者可以使用面質技巧來詢問個案：「你說過你要開始每天

固定時間運動，那你什麼時候要開始呢？」由於臨床上，帶領者的年齡通常會比認知症者年輕，因此當關係尚未建立時，認知症者可能會感到被質疑、不被信任或不受尊重。

最後，在活動過程中，給予足夠的充權是必要的照顧態度，例如：律動活動時，帶領者可請認知症個案說出他想要活動的肢體部位，接著所有成員便一同活動該肢體；或是依據認知症個案上手的音樂活動，讓個案在過程中獲得成就感並達到自我實現的機會。這些技巧都是建立良好溝通互動的基底。

二、需求評估

帶領者依據認知症者（及其家屬）的需求與期待所設計出的音樂活動，才能達到介入效果。然而，帶領者很容易無心地預設一些看似對認知症者來說重要的目標，並以這些未經確認的想法作為音樂照護活動設計主軸，因此始終無法達到預期效果，甚至可能白忙一場。因此，帶領者必須秉持以個案需求為中心的理念，確實掌握認知症者對於參與音樂活動的期待，且若有數項期待，這些期待是否具有優先順序？帶領者需要知道及不斷定期更新認知症者對參與音樂活動的預期目標，以設計相對應之音樂照護活動。

需求評估的方法包含很多種。臨床上，對音樂照護活動的帶領者而言，可以採用的方法如下：

1. **訪談關鍵的訊息提供者**：除了訪談認知症者本人外，也可以訪談認知症者的家屬、單位工作人員（如社工、個案管理員、護理師、照服員等）以獲得重要訊息。

2. **訪談內容**：帶領者可以邀請或協助認知症者、家屬及主辦單位填寫標準化、非標準化的評估工具、問卷，以蒐集所需的資料。

3. **文獻回顧**：帶領者於帶領音樂照護活動前，建議應先透過搜尋與目標族群相關的研究、相關數據、教科書內容，了解認知症者普遍具有的特徵與需求。

4. **觀察**：若帶領同一（位）群認知症者一系列（非一次性）的音樂照護

活動，帶領者便能在每次音樂活動過程中，透過觀察個案的非口語表現，蒐集與個案相關的訊息，以利下次團體中及時修正照護活動方向。

三、資料蒐集

　　掌握關鍵期待與需求後，接著，你還需要了解個案的音樂經驗與偏好。研究發現，開始進行活動前先了解認知症個案對音樂的經驗與偏好，有助於提升他們對音樂活動的正向經驗（Chu et al., 2014）。舉例來說，蒐集個案喜歡與不喜歡的曲目以及原因、有無偏好的節奏與旋律、懷舊經典歌曲或童謠等。接著，你可以蒐集認知症者的生理、心理、認知、社交、靈性、生長背景、慣用語言等面向的資訊，作為音樂活動設計或調整的參考依據。以下為各面向資料蒐集之參考面向：

1. **生理**：感官功能、體力與耐力、上下肢功能、平衡能力、身上是否配有管路（鼻胃管、導尿管、氣切管）、飲食禁忌、其他生理疾病等。
2. **心理**：是否有合併情緒障礙、易因何種議題感到憂鬱或焦慮等。
3. **認知**：擅長的語言、注意力、記憶力、問題解決能力、運算能力等。
4. **社交**：是否喜歡與人互動、喜歡分享想法或聆聽他人、屬於慢／快熟型等、團體中參與者之間的互動模式。
5. **靈性**：基督教、佛教、道教、天主教、一般民間宗教信仰、伊斯蘭教等。
6. **生長背景**：生命中曾扮演的角色、興趣、長處、價值觀與信念等。透過蒐集個案全面性的背景資料，不僅有助於領導者設計更貼近客製化的活動，甚至可以作為創意發想音樂活動的重要元素。

四、音樂活動帶領技巧

　　好的音樂活動包含許多的因素，然而，在眾多因素中最重要的是如何能使個案有動機參與音樂活動。我們可以透過掌握個案對活動帶領者的第一印象、對活動內容有所期待，以及對活動中音樂的想法等訣竅，來提升認知症個案對於參與活動之自主與主動性。

(一) 活動帶領者

帶領者也就是在音樂活動中提供服務的人，他需要集結感性與理性，除了要有音樂的相關素養和訓練外，也要成為有魅力的帶領者。帶領者在帶領音樂活動時可以考慮以下三項重點：

1. **非口語及口語互動**：音樂照護活動的過程中，非口語是最常使用的互動方式，例如指揮時使用的肢體語言，可將音樂所表現出的情感張力感染整個團體、唱歌時訓練臉部的表情肌肉以及聲音的表達，可以促使認知症個案進行全身性的運動。此外，透過口語表達、歌詞創作等音樂活動，也有助於認知症個案增加表達與建立友誼之機會。

2. **態度**：具體讚美勝於空泛好聽的言詞，例如：「您今天的歌聲表現出豐富的感情」會比「您唱的真好聽」更能精準達到讚美的目的；與個案互動過程中，帶領者應表現出熱情但也不能失去尊重與禮貌，在傳授知識的同時必須相信且尊重個案才是照顧自己的專家，不應表現出高傲與強勢。此外，活動設計的內容不應過於幼稚使個案感到不被尊敬。

3. **穿著**：因活動過程中常有大肢體的動作，因此建議帶領者以合身、厚棉質不透光、淺色光亮衣服為主，避免穿著透明、衣領過低、過於貼身、垮褲或細肩帶等衣服。

(二) 照護活動帶領技巧

1. **可參與**：透過事先蒐集的資料，設計適合所有能力的長輩皆可參與的個別與團體之音樂照護活動，讓所有認知症個案都有機會可以參與，並在過程中感到自信與自在。

2. **可預期**：具有結構且重複進行相同的活動流程，有助於認知症個案掌握與預期活動的進行方式，也能增加個案對活動的參與程度與品質。活動請參考音樂治療活動範例。

3. **生活化**：使用認知症個案熟悉的食衣住行育樂等生活素材，有助於促使個案回想自身的生活經驗並提升分享意願。例如活動範例「我要快樂」、「加減生活」、「疊疊樂」。

4. **意義化**：針對不同認知症嚴重程度設計具有意義的音樂照護活動應是每次的目標。例如，讓輕度認知症個案在過程中感到自我價值或助人的

喜悅，使中度認知症個案感到情緒被安撫，而重度認知症個案在活動中感到舒適安寧的狀態。例如活動範例「我要快樂」。

(三) 選曲技巧

1. **依成員背景選擇音樂**：事先蒐集成員文化背景及對音樂個人經驗，可使個案感受到自己與活動具有某種特殊的關係，以促使個案更願意參與音樂活動中。例如，受過外國教育或有信仰的認知症個案，可為其播放日本演歌、美國鄉村民謠或詩歌；若是針對外省的爺爺奶奶，可使用鄧麗君等歌星演唱懷舊曲目。

2. **律動音樂的選擇**：目前臨床常見的律動音樂多以本土音樂為主，音樂的使用類型略顯單一。建議可嘗試使用不同節奏、曲風的音樂，提升認知症個案對旋律感受、節奏的敏感度，以及對各類型音樂的接受度。

第三節　物理與人文環境

音樂活動執行的環境也會影響帶領者帶領活動的流暢度。環境可分為物理環境與人文環境。臨床上，帶領者很難找到一個完美符合帶領音樂照護活動想要或預期標準的環境。不過，帶領者可以透過改變活動執行方式、提供個案活動任務、促進活動成員合作，或是調整帶領者與活動成員的相對位置等方式，減少和移除環境中阻礙或限制音樂活動順利進行的負向因子。以下為臨床上常見的狀況以及相對應的解決方法：

一、物理環境

1. **降低周遭環境之干擾刺激**：帶領認知症個案音樂照護活動的同時，環境中可能還會充斥著不同的刺激，例如工作人員來回走動、教室外的講話聲等等。若無法隔絕或降低外面的刺激，帶領者可以透過提供個案活動任務，引導個案持續專注於活動以忽略環境中的其他刺激。帶領者也可以將窗簾拉上，或使個案面向團體以阻隔視覺刺激。

2. **改變環境設置提升互動**：若環境中具有障礙物而阻礙認知症者看到帶領者，或阻礙看到其他成員的視線時，帶領者可以設計小組互動時間，

使個案可以與鄰近的同儕互動而不受到障礙物的影響，帶領者也可以在環境中走動而非站在固定位置，以盡可能使所有成員能看見彼此。

3. **調整座位安排有助參與度**：帶領者在團體音樂照護活動進行中，帶領者所在位置，以及團體成員座位安排都是影響參與度很重要的原因。帶領者最好站在面對門口的正前方，即團體成員背對出入口，如此一來團體成員較可不受到工作人員或其他成員出入而中斷專注度。領導者也可詢問個案想要坐在哪一個位置，或是以成員圍成一圈為主，這樣可以使帶領者清楚地看到每一位成員。此外，帶領者應盡可能在單純的背景之前進行活動，因此個案可以輕鬆地將注意力聚焦於領導者身上，而不受到其他背景雜物的干擾。

二、人文環境

1. **團體成員語言與文化不同造成疏離**：若團體中聚集閩南、外省、客家或原住民等多元文化背景的認知症者，成員間可能會因為文化或語言不同而難以互動。因此，帶領者需透過翻譯成其他團體成員了解的語言，使成員之間了解彼此的想法與對活動主題的感受。此外，帶領者也能大量提供跨文化、語言的音樂活動、繪畫、運動等元素促進團體成員熟悉彼此。

2. **儀式感、宗教氛圍**：透過固定的儀式化活動，可幫助認知症個案預備即將進入活動的情緒，個案也能預想到等一下可能會發生的事情，例如：個案知道介紹完自己的名字，帶領者報告今天的年月日及星期，以及一起唱完主題歌後，就會是音樂活動。此外，對於具有宗教信仰的認知症個案，在活動中，也可選用其宗教歌曲作為主題音樂。

第四節　器樂與器材

　　器樂在音樂照顧的過程中是不可或缺的角色之一，特別對於認知症個案，器樂不只是器樂，它也可以是輔具的角色。器樂可以促進個案的整體功能，從生活中取材的器材更會讓個案感到熟悉進而更樂意使用並參與於

音樂活動中。以下介紹器樂與器材之使用：

一、器樂

在音樂介入活動照顧使用的器樂中，帶領者最常使用的就是鋼琴和吉他。筆者在服務的日照機構刻意放一台鋼琴在走道旁，除了筆者執行音樂照護活動使用外，也鼓勵認知症者主動彈奏，雖然常常只是重複一句熟悉的曲調或者不成調的旋律，但也會吸引其他成員駐足欣賞或主動嘗試。以下是筆者觀察認知症據點、日照及單位機構常使用的器樂活動，介紹分類如下：

(一) 天然樂器（肢體和人聲）

透過具有節奏性地拍打身體的不同部位，呈現出來的聲音猶如天然的樂器，例如踏腳、拍腿、拍手和彈指等。藉由拍打身體的不同部位所發出來的不同聲音，逐步增加聲音的多元性以及不同的節奏類型，有助於增加認知症個案的專注與記憶力，並對自己的身體有更多的了解與親近。人聲則包含了唱歌與口技，適當地引導認知症個案歌唱，不僅能使其情緒穩定，也可訓練個案的口腔肌群、增加肺活量。此外，引導認知症個案歌唱或用嘴巴發出各種不同的聲音，除了能增加活動參與之成就感與趣味，也能透過歌唱和自編歌詞抒發情緒。

(二) 打擊與旋律樂器

簡易的打擊樂器是較容易操作的樂器類別，著重在節奏與音量的呈現。打擊樂器分為木製類、金屬類、皮革類及克難樂器；旋律樂器則可以呈現出不同高低聲音的樂器，儘管認知症個案對於音樂沒有任何概念，領導者也可以透過一些策略與輔助，使認知症個案成功使用旋律樂器於音樂活動中。詳細說明如後：

1. **木製類**：木製類樂器包含西洋木魚、高低音木魚、單／雙式木魚、響棒及中國木魚等，溫潤清脆的聲響，很適合敲奏時邊唱邊唸；像極了洗衣板的刮胡，有著高低凹槽，除了用棒敲，也可以上下刮動螺紋產生特別的音色；單式木鳥可用來拍打身體四肢，既可獲得不同類型與程度的

觸覺與本體覺（proprioception）刺激也可增加趣味性。筆者在帶領長者操作樂器時，發現許多個案手掌僵硬無法握緊棒子，建議可將冷氣冷媒管的塑膠套剪下約 10 公分的長度，套住棒子，可增加棒子的直徑，使個案更容易握住棒子以進行樂器敲奏。

2. **金屬類**：常見的金屬類樂器有三角鐵、手搖鈴、牛鈴、銅鐘及中國樂器的鑼和鈸等。三角鐵常用於製造長拍及延長音。手搖鈴同單式木鳥一樣可拍打身體，製造不同效果，常搭配於節慶表演活動，如聖誕節。鑼和鈸則常被用於農曆年節慶與廟會活動，認知症個案可能會對這類型的聲音感到懷舊、活力與喜悅。

3. **皮革類**：皮革類樂器的音色給人力量、權柄與爭戰之象徵，因此常用在每小節的第一拍及正拍上。為鼓勵認知症個案繼續參與動態活動（往前走）及培養注意力，帶領者可拿著皮革類樂器（如鼓）並持續移動其位置，並請個案以棒子敲擊位於帶領者手中的皮革類樂器（如鼓），以達到個案進行肢體活動和維持注意力的活動目標。

4. **克難樂器**：克難樂器包含從生活周遭隨手取得的物品製作而成的樂器，或是將一些物品再製成的樂器，例如將容器裝入不同大小豆類、砂石而製成的沙鈴或啞鈴。將約 3 吋的氣球裝入不同大小的豆類或米粒等，接著將氣球吹滿綁好並進行拍打，氣球拍打手心不僅會產生聽覺刺激也會對肌膚造成新奇的觸覺刺激。以刀片劃開枯乾的鳳凰木兩片豆莢之間的位置，當拍打鳳凰木豆莢時，種子互相撞擊會發出清脆好聽的聲音，也能當按摩長者背部肌肉的輔具，增加趣味與實用性。提供個案一人兩根擀麵棍可當響棒敲奏，也可敲打垃圾桶製造不同的聲音；擀麵棍因為棍身較粗，個案容易握住以進行敲奏，不僅節省經費也增加趣味。將吃完的蛤蠣殼洗淨晒乾拆開，硬紙板剪裁為長 14 公分，寬5 公分，折成一半，分別用雙面膠貼於裁好的硬紙板內側，多做幾個，可隨著音樂節奏，聽著帶領者的指令，用腳踩著節奏等技巧伴奏。

5. **旋律樂器**：泛指所有可發出音階的樂器。吉他與烏克麗麗是帶領者常用的旋律樂器，當帶領者按著吉他和絃伴奏，讓個案拿著彈片（pick）刷弦伴奏，可使個案感受到自主性、參與感和平等合作的美好關係。帶領者常用的旋律樂器還有音磚、按鐘、可拔取音片的鐵琴，個案可

自由選擇喜歡或需要的音階，透過帶領者的活動設計，個案在即興演奏或是合奏中，只要敲奏幾個單純的音高組合就能得到意想不到、令人滿意的效果，帶領者也可為其伴奏，增加認知症個案在過程中自主性，更達到自我實現的成就感。

二、器材

針對認知症個案設計的音樂活動，從生活中取用的器材更會讓個案容易投入並增加參與動機。可使用的器材包羅萬象，以下列舉常用的器材及使用方法：

1. **瑜伽球**：也可稱之彈力球。瑜伽球（20 公分）材質延展性高且易掌握，運動、引導操作音樂律動，配合樂句做傳遞的肢體動作、有節奏性的拍打，都有助於提升個案的專注力和操作性。

2. **氣球**：氣球輕盈且顏色豐富，當隨著舒緩的音樂往上拋擲氣球，氣球緩慢的落下，可以訓練認知症個案的眼神追視功能。此外，帶領者可以透過上下緩慢移動氣球，來引導中度認知症個案進行吸氣、吐氣之呼吸練習，也可同時訓練個案的持續性注意力。兩人一組、搭配輕快的音樂用氣球輪流幫對方拍打身體，可以促進社交互動與提供多種感官刺激。

3. **鞋帶**：長度約為 120 公分的鞋帶也可以用來作為進行音樂活動之器材之一，例如兩人先各自握住同一條鞋帶前後兩端，一邊唱著熟悉的歌曲，兩人分別依據歌曲的樂句，輪流往前抓握鞋帶，使兩人的距離越來越近，在自然的情境中彼此認識以建立社交關係。

4. **絲巾**：絲巾觸感柔軟舒適，除具有觸覺刺激外，在認知症個案隨著音樂節奏的揮動下也能創造出不同的視覺刺激。帶領者可以依據不同顏色、大小的絲巾，設計以提升認知功能為目標的音樂活動。

5. **紙杯**：帶領者可以使用紙杯作為活動媒材，即個案隨著輕快且節奏鮮明的音樂，進行 cup game（杯子遊戲）的音樂節奏遊戲：將紙杯倒扣，數到 1、2 將杯子拿起，3、4 將杯子交給對方或傳給下一位；若反應能力較好的個案，可進行指頭敲打杯底伴奏作為多元的傳遞動作。

6. **報紙**：報紙有其獨特的音效，選 AB 曲式明顯且沒有歌詞的音樂，例如音樂「seven jumps」，當聽到 A 段輕快旋律時擺動報紙，當 B 段音樂出現「嘟」聲時，則開始撕報紙。認知症個案在專注聆聽音樂指令時，會體會到緊張與放鬆的感受。另外，也可以用報紙製作空氣槍，隨著具有特定節奏音樂（例如「口哨與小狗」）之強拍出現時，用力甩開空氣槍，製作爆點音效，也能讓個案感受到整齊劃一的成就感與趣味。

7. **布**：預備藍色的大布或被單，邀請個案們抓起大布的邊緣與四個角。引導個案想像大布如海洋、每人手中握著的塑膠球，代表自己的家鄉。請個案分別介紹自己的故鄉再將球丟進大布，播放古典音樂「我的祖國：莫爾道河」或「大海啊！故鄉」。帶領者引導每一位都是團體中的生命共同體，遇到風浪也要彼此扶持。隨著音樂的起伏擺動大布，達到促進專注力、提供心理支持及社交互動的目的。

　　以上列舉的器樂和器材只是音樂照護常用的一部分，建議帶領者一開始可以先預備木製、金屬、皮製樂器類等各一項節奏樂器，並在預算範圍內慢慢將器樂及器材準備齊全。

第五節　方案設計與實作分享

　　以音樂為基礎之照護活動會依據認知症個案的需求及帶領者的臨床經驗進行設計，因此，每位帶領者所設計的音樂照護活動可能不盡相同。然而，需要注意的是，由於個案必須要能先注意到環境，才能進一步聆聽到環境中的聲音（McDermott et al., 2013），而且音樂刺激的強度需要調整到個案足以對該刺激進行回應之程度，達到以上標準後，個案才能與帶領者以音樂維持對話（HM., 2004）。簡單來說，要能成功讓認知症個案加入與持續參與在帶領者所設計的音樂活動中，其中一項關鍵要素在於：帶領者是否有辦法使認知症個案具有足夠的喚醒水平（arousal level）（Ridder & Aldridge, 2005），即個案足以能開始對環境產生注意。另一項關鍵要素在於動機（motivation）。依據美國心理學家 Edward L. Deci 與 Richard M. Ryan 所提出自我決定理論（self-determination theory, SDT）

（Deci & Ryan, 2012）指出，人類有三項內在基本心理需求，即自主性、勝任感與聯繫感。當個體的基本心理需求獲得滿足後，便能促進動機的內化。換句話說，若設計的音樂活動能回應個案的基本需求，個案便會想要繼續且喜歡參與帶領者所設計的音樂活動。依據 SDT 的概念，帶領者可以透過以下幾個問題，自我檢視所設計的音樂活動內容是否能夠回應個案的心理需求，以提升個案的參與動機：(1) 自主性：活動中是否提供個案選擇的機會，包含執行方式、使用的器材或參與的程度等？(2) 勝任感：活動的難易長度是否符合個案能力？活動中是否會依據不同能力的個案提供相對應的協助？(3) 聯繫感：活動中是否有成員彼此互動的機會？帶領者有沒有促進成員相互鼓勵、回饋？活動中是否有嘗試找出或建立共同的經驗感受？活動中是否包含共同解決問題的機會？

　　本章節最後將分享由筆者所發展且實際應用於臨床場域之三項音樂活動範例活動，內容詳細列出該方案的活動目的、所需的教具、活動流程與議題討論題目。此外，筆者也將使用到的講義或教材附上，提供讀者參考或引用。需要注意的是，由於每位認知症個案的需求、能力以及生活背景不盡相同，因此，讀者可以依據自己所服務的認知症個案特色，調整範例活動之內容，以盡可能達成預期之活動成效。

第六節　音樂介入活動方案（範例）

　　以下三項範例活動總長皆以 2 小時作為設計，目的為希望讀者能對活動內容有更深入的了解。然而，若讀者將至養護機構、護理之家帶領活動，建議活動時間以 50 分鐘為主，或與該機構討論以設計最適合的活動時間長度。

一、方案流程說明

　　每項範例活動之流程皆包含：現實導向時間、音樂律動、交誼時間、主題活動與回饋分享時間。由於每次範例活動之「現實導向時間」、「音樂律動」及「交誼時間」等三部分的進行方式內容相似，因此下方將先介

紹這三部分的詳細進行內容，而在範例活動之表格中僅做簡要說明。

(一) 現實導向時間（5～15 分鐘）

1. 帶領者自我介紹。
2. 請就當時個案背景與語言能力，邀請用閩南、客家、當地原住民語、英語、日語等介紹當天年、月、日、天氣。
3. 報告據點／單位所在位置。
4. 請個案分享當週的快樂或成就感事件。
5. 歡唱主題歌。

(二) 音樂律動（15～35 分鐘）

1. 行走空間＊：播放緩和音樂，引導個案自由走在活動空間，帶領者鼓勵大家專注此時此刻與自己同在，注意自己的呼吸，過一段安靜的時間後，看到同儕點頭微笑打招呼。
   * 音樂參考：「Angel's Dream-Aakash Gandhi」、「Someone Is Praying For You」、「大きな古時計」、「L'Amour, Les Baguettes, Paris」。
2. 即興律動＊：個案坐定後，請個案一一輪流帶著大家做肢體的伸展，活動中給予個案充權的機會。可採用古典樂、各式舒緩音樂及爵士慵懶節奏作爲背景音樂。
   * 音樂參考：「動物狂歡節——天鵝」、「Soothing and Activating Baby Music by Raimond Lap：Living Water」、「橘色溫度」、「Rhythm Of The Rain」、「馬友友・伊札克帕爾曼德佛札克幽默曲 YO YO MA . Itzhak Perlman Dvořák Humoresque」、「Le Papillon-Michel Serrault et Claire Bouanich (lyrics)」。
3. 主題律動：除了行走在空間及即興律動，帶領者也根據當次的主題設計律動，讓主題活動更具完整性。
   * 音樂選曲：除了懷舊歌曲以外，也可以選擇具有引導想像及具有律動元素之歌曲。盡可能嘗試使用不同的曲風、速度、樂器音色等多元的音樂，以豐富個案的感受。
   * 律動影片：可參考在網路上許多體適能相關的影片，但仍需同時依據

個案身體能力進行難度調整。

(三) 交誼時間（20 分鐘）

音樂律動後稍事休息，鼓勵個案喝水、互動聊天、上廁所，帶領者也在交誼時間預備器材及轉換空間的布置。

(四) 主題活動（30～50 分鐘）

依不同主題設計以音樂與生活化的元素爲主軸的照顧計畫，見於活動範例。

(五) 回饋分享時間（5～20 分鐘）

1. 詢問個案參加活動有無感到更加靈活？對今天哪項活動印象特別深刻？
2. 具體肯定個案在活動過程中表現。
3. 邀請繼續參加下一次的活動。

二、事前預備

由於每次範例活動之事前預備皆相似，因此下方將先詳細介紹的相關內容，而在範例活動之表格中僅做簡要說明。

(一) 位置

1. **團體**：進行現實導向時間與音樂律動時建議撤開桌子，椅子則以圓形排列於外圍。成員彼此之間的距離以每人雙手張開，不會撞碰到他人，但彼此可看到對方爲主。交誼時間則可將數張桌子合併，使個案能一邊休息、一邊與同儕進行社交互動。主題活動及回饋分享時間時，帶領者可再依據活動設計調整桌椅位置。
2. **個別**：音樂律動時間，個案的椅子前面儘量維持空曠，使其能自由發揮並不受環境中的干擾物影響。帶領者可再依據主題活動之設計決定是否需將桌子移至個案前方。

(二) 設備

1. **團體**：依場地大小預備足以清楚播放聲音之音響、最好能準備至少兩支麥克風，即一是帶領者使用的耳式麥克風，二是提供個案使用的無線麥克風。

2. **個別**：若使用手機，需事先確定手機喇叭足以播放清楚的音樂，若未能確定則建議準備小型音響作爲備用。帶領者與個案在個別活動模式下進行音樂活動，其距離與空間應明顯小於團體活動模式，因此不需使用麥克風。

3. **器材**：依主題活動預備當次所需之器材。

三、範例活動

音樂治療活動方案 —— 我要快樂

單元名稱	我要快樂	活動時間	2 小時
活動地點	臥房 / 交誼廳	活動人數	個別 / 團體
適用對象	所有長者		
活動目標	1. 增進現實導向感 2. 訓練表達能力 3. 提升安適感（well-being） 4. 刺激空間定向感		
事前準備	全開壁報紙數張、彩色筆或蠟筆數盒、現實導向板、手搖鈴、點心、歌單、節奏樂器（木魚、鈴鼓）		
活動內容與流程			

時間	活動步驟	器樂 / 器材	備註
15 分鐘	【現實導向時間】 主題歌：我在這裡快樂 動作： • 「我在這裡快樂」（雙手比「讚」往內比） • 「我在那裡快樂」（雙手比「讚」往外比） • 「我在任何地方都是要快樂」（雙手比「讚」呈「∞」轉動），空拍的地方拍手兩下	麥克風、現實導向板、「我在這裡快樂」歌單	請依據當時個案生活背景與語言能力，用閩南、客家、當地原住民語、英語、日語等介紹

35 分鐘	【音樂律動】 1. 行走空間 2. 即興律動 3. 主題律動＊：著重在配合歌詞發展的雙手肢體擺動與伸展。 ＊ 參考影片：「What a Wonderful World Chair Yoga Dance with Sherry Zak Morris」	麥克風、音響、音樂：「What a Wonderful World」	帶領者設計固定的音樂律動，帶領個案一起執行律動以快→慢→快；或慢→快→慢速度進行
20 分鐘	【交誼時間】		
30 分鐘	【主題活動】 1. 複習歌唱主題歌：給一人一個節奏樂器，當空拍時敲奏樂器兩下（拍） 2. 改編歌詞：請問個案 　(1)除了快樂，將還想要的祝福寫在「我在這裡快樂」歌單中 　(2)寫出在家裡與機構分別常做的事情或活動於「我在這裡快樂」歌單中 　(3)演唱歌單改編的歌詞 3. 音樂引導想像： 　(1)播放舒緩的背景音樂 　(2)請個案以舒服的姿勢安坐於位置，閉上眼睛、關注自己的呼吸吐氣，達到平穩速度 　(3)帶領者以緩慢、溫柔的語氣唸指導語＊ ＊ 指導語參考：當你想到什麼事情就會覺得很開心呢？你可以從人事時地物等方面想想看 　(4)稍待一段時間之後，請個案張開雙眼，並平均分成數個小組，將剛想到的開心事畫在全開壁報紙上 4. 分享心情： 　分享之主題可包含： 　(1)我想到……就很快樂：分享自己所繪圖之快樂的事 　(2)若……，我就會很快樂	麥克風、音響、節奏樂器、1 人 1 張「我在這裡快樂」歌單、1 組 1 張全開壁報紙、彩色筆或蠟筆數盒、音樂：「橘色溫度」（風潮）	將「我在這裡快樂」歌詞改編，見附件一、附件二 建議以 24 號大小字體列印，易於閱讀

20 分鐘	【回饋分享時間】 1. 今天的活動是否有讓自己感到快樂和更加靈活 2. 分享你對今天哪一個活動主題最感興趣，以及原因 3. 分享自己對未來一週的期待 4. 帶領者報告下次的活動時間並邀請個案繼續參與	麥克風	

	難度：簡單		難度：困難
應用 變化	• 當引導個案思考什麼會讓自己感到快樂的事情時，可以提供人、事、時、地、物等舉例，使個案可以在口語提示中進行選擇 • 當引導個案思考什麼會讓自己感到快樂的事情時，可以提供不同人、事、時、地、物等照片作為舉例，使個案可以在視覺提示中進行選擇		當個案回答什麼是讓自己感到快樂的事情後，帶領者可以進一步詢問什麼是造成個案快樂的原因、如何在目前的生活中持續重現促使自己感到快樂的情境
注意 事項	1. 帶領者在音樂引導想像唸指導語時，語氣以肯定、溫和和沉穩為主，若無法即興發揮，可事先撰寫指導語之逐字稿，並反覆練習直到流暢 2. 不勉強個案一定要說出快樂的經驗，尊重長者的選擇與感受 3. 如果難以進行分組，也可給予一人一張 A4 紙張、奇異筆或彩色筆進行活動		
評值 回饋	1. **增進現實導向感**：這項音樂活動對個案們的現實導向感帶來了顯著的增進。透過音樂的聆聽和參與，個案們能夠更好地連結他們的感官體驗和周遭環境。音樂可以喚起他們對於時間、地點和情境的敏感度，使他們更加覺察和理解自己所處的現實環境。這樣的體驗有助於增強個案的認知能力和現實感知，使他們更好地融入日常生活中 2. **訓練表達能力**：音樂活動對個案們的表達能力訓練發揮了正向的作用。透過合唱以及自編歌詞的活動，個案們得到了展示自己的機會，他們可以透過音樂表達自己的情感、想法以及獨特的生命經驗。這不僅有助於提升他們的口語表達能力，還能夠培養個案的創造力和表達自我的能力。此外，這些表達活動也提供了長者們進行互動和社交的機會，增強團體成員對彼此的認識與了解		

| | 3. **提升安適感**：參與音樂活動有助於提升個案們的安適感。音樂的節奏和旋律能夠營造出輕鬆、快樂和平靜的氛圍，進而促進身心的放鬆和舒緩壓力。透過歌詞運用也能夠喚起長者們美好的回憶和情感，引發他們內心的喜悅和滿足感，並思考如何將製造正向感受的情緒應用於目前的生活中
4. **刺激空間定向感**：透過思考在什麼地點、時間會做什麼事情，或是誰在什麼地點或時間會有什麼感受，刺激長者們的定向感 |
| 活動
紀錄 | 你可以使用學習單、照片、作品、文字記錄活動執行的過程…… |

附件一

我在這裡快樂

我在這裡<u>快樂</u>　　我在那裡<u>快樂</u>

我在任何地方都是要<u>快樂</u>

我在這裡<u>快樂</u>　　我在那裡<u>快樂</u>

我在任何地方都是要<u>快樂</u>

我在這裡快樂

我在這裡_____　　我在那裡_____

我在任何地方都是要_____

我在這裡_____　　我在那裡_____

我在任何地方都是要_____

→ 活動：填寫想要的祝福

附件二

<u>我在這裡快樂</u>

我在家裡＿＿＿＿，我在這裡＿＿＿＿＿。

我在任何地方都是要＿＿＿＿＿。

我在家裡＿＿＿＿，我在這裡＿＿＿＿＿。

我在任何地方都是要＿＿＿＿＿。

→ 活動：填寫在家裡與機構分別常做的活動

範例

<u>我在這裡快樂</u>

我在家裡**發呆**，我在日照**運動**。

我在任何地方都是要**運動**。

我在家裡**無聊**，我在日照**唱歌**。

我在任何地方都是要**唱歌**。

音樂治療活動方案——加減生活

單元名稱	加減生活	活動時間	2 小時
活動地點	臥房／交誼廳	活動人數	個別／團體
適用對象	認知症據點、輕度認知症長者		
活動目標	1. 訓練計算能力 2. 訓練專注力 3. 提升表達能力		
事前準備	**器材**：日曆或月曆、大撲克牌、學習單、木魚、歌單、簽字筆、便利貼		
活動內容與流程			
時間	活動步驟	器樂／器材	備註
15 分鐘	【現實導向時間】 預備日曆或月曆等，請個案唸出當天年月日及星期 歌唱：「思慕的人」	麥克風、現實導向版、音樂：「思慕的人」	
35 分鐘	【音樂律動】 1. 行走空間 2. 即興律動 * * 音樂：2017 世大運主題曲——「擁抱世界擁抱你」 3. 主題律動： (1) 一邊踏腳一邊唸數字 1 至 30；再從 30 唸至 1 (2) 帶領者唸單數，個案唸雙數；反之 (3) 唸 1 至 30 　• 第一遍：唸到雙數就拍掌 　• 第二遍：唸到單數就拍肚 (4) 抽撲克牌： 　• 個案持續踏腳，依據抽到的撲克牌數字拍手，例抽到 4，則拍手 4 次 　• 個案持續踏腳，抽出兩張撲克牌，請個案先將兩張撲克牌的數字加總以拍手拍出相同的次數	麥克風、音響、音樂：2017 世大運主題曲——「擁抱世界擁抱你」、撲克牌	

35 分鐘	【主題活動】 「我一天的生活費？」 1. 帶領者與個案一起討論自己一天的花費，並以簽字筆寫在便利貼上。每張便利貼只寫一項花費 2. 帶領者和個案依據食、衣、住、行、娛樂、醫療、學習等項目將同質性的花費排在一起，評估和討論： (1) 一天中會有哪些消費？ (2) 一天總花費為多少？ (3) 哪些項目是必要的支出？ 1. 學習單：使用彩色筆以完成「加起來是 5」、「加起來是 10」學習單（見附件三、附件四） 2. 樂器敲奏：播放輕快背景音樂，並發給個案每人一組木魚與棒子。請個案輪流抽出一張撲克牌，並請所有個案整齊地以棒子敲打木魚，敲擊次數及為撲克牌之數字	麥克風、音響、一人一本便利貼、簽字筆、學習單、彩色筆、背景音樂、撲克牌、木魚、棒子	若個案有書寫困難，帶領者可代替個案進行撰寫
20 分鐘	【交誼時間】		
15 分鐘	【回饋分享時間】 1. 肯定個案在活動過程中的專注及活動表現 2. 依據台語「加減」一詞，邀請個案分享還有哪些「加減」，例：「加減生活」、「加減吃」、「加減用」等 3. 回家作業：引導個案思考除了我們知道的加減……，生活上還有哪些態度也是加減呢？並於下週活動分享 4. 帶領者報告下次上課的時間地點，並歡迎個案繼續參與下次的活動	麥克風	

	難度：簡單	難度：困難
應用變化	• 即興律動中，個案可以提供肢體暗示引導個案進行踏步動作 • 主題活動中，在個案抽出撲克牌後，帶領者提供個案棒子，而帶領者手中拿著木魚。帶領者一邊數數、一邊將木魚放置在個案持有棒子的前方，暗示個案敲擊。當敲擊至正確數字後，便以拍手讚美個案完成活動作為結束	• 主題律動中，可以在每個數字的倍數時拍手，如唸到 4 的倍數就拍手，並逐漸累積任務，如當唸5 的倍數就踏腳等 • 主題活動中，帶領者可鼓勵個案分享生活中常見的優惠與打折品項，並計算打折後的金額會比原先省下多少花費
注意事項		1. 建議彩色筆選鮮艷顏色圈出答案 2. 撲克牌的數字因應長者的能力，再評估是否需要取走 11、12、13 等數字
評值回饋		1. **訓練計算能力**：透過抽撲克牌的活動、學習單以及討論生活中的消費行為，個案便能從中培養計算能力和數字理解能力 2. **訓練專注力**：透過音樂律動的活動，如行走空間、即興律動和樂器敲奏，個案需要注意和跟隨特定的節奏和指示。這些活動要求個案集中精神，專注於音樂的節拍和動作的執行，進而其提升專注力 3. **提升表達能力**：在討論生活中的消費行為之主題活動中，個案被鼓勵討論和分享自己一天的花費，並將花費項目撰寫於便利貼上。活動過程中個案有充分表達自己的想法、觀點和意見的機會，有助於培養其口語表達和書面表達能力
活動紀錄		你可以使用學習單、照片、作品、文字記錄活動執行的過程……

附件三

找出加起來等於 5 的數字。上下左右幾個數字加加看！

4	3	2	1
1	2	3	4
4	1	4	3
0	4	1	2
5	2	3	3
1	3	4	1

附件四

找出加起來等於 10 的數字。上下左右幾個數字加加看！

6	3	1	5	0	2	2	4	3	8	9
7	2	5	0	1	2	4	0	8	9	1
8	7	3	2	8	6	5	5	4	1	6
5	0	1	3	4	7	1	3	6	3	2
4	5	3	6	8	2	6	6	0	5	3
1	1	6	3	5	2	1	2	6	4	6

音樂治療活動方案——疊疊樂

單元名稱	疊疊樂	活動時間	2 小時
活動地點	臥房 / 交誼廳	活動人數	個別 / 團體
適用對象	會說閩南語的個案		
活動目標	1. 訓練情感與語言之表達能力 2. 訓練認知能力		
事前準備	日曆或月曆、疊詞學習單、木魚、「思慕的人」、「甜蜜蜜」歌單、四種不同顏色的彩色筆		
活動內容與流程			
時間	活動步驟	器樂 / 器材	備註
15 分鐘	【現實導向時間】 預備日曆或月曆等，請長者唸出當天年月日及星期 歌唱主題歌：「思慕的人（見附件五）」	麥克風、現實導向版、音響、音樂：「思慕的人」歌單	
35 分鐘	【音樂律動】 1. 行走空間 2. 即興律動 3. 主題律動：呷百二吞噠健康操（參見 YouTube 影片）	麥克風、音響、音樂	
35 分鐘	【主題活動】 人的聲音能表達不同的情緒，例如喜怒哀樂等。這麼多種不同的情緒中，我們能如何正確聽出別人的情緒，「難過」為什麼聽起來是難過？開心的聲音總是高亢快速？其實在聲音情緒裡，原住民常會用聲調加長語詞長度，表示事情的重要性程度及地點的距離遠近等，而閩南語則常用疊字來加強語言的表達效果，疊字的運用也常見於顏色、情緒、感受等，不僅能引導輕度個案回顧熟悉的疊字形容詞，也能透過豐富的語調，增進個案的表達能力	麥克風、歌單：「思慕的人」、「甜蜜蜜」、疊詞學習單、四種不同顏色的彩色筆	

	1. 給個案一份疊字學習單（見附件六），帶領者引導個案唸出每一句疊字，並就每一句疊字邀請個案分享其意義及常見用法 2. 給個案四種不同顏色的彩色筆，引導將同類型的疊字以相同顏色的彩色筆圈起： 　(1) 請將跟顏色有關的疊字圈起來。 　　例：「紅記記」 　(2) 請將跟情緒相關的疊字圈起來。 　　例：「笑哈哈」 　(3) 請將酸甜苦辣味覺相關的疊字圈起來。例：「甜粅粅」 　(4) 請將跟感官相關的疊字圈起來。 　　例：「芳絳絳」 3. 發下「思慕的人」、「甜蜜蜜（見附件七）」的歌單，帶領者引導個案歌唱 4. 請個案將歌詞中有疊字的部分圈起		
20 分鐘	【交誼時間】		
15 分鐘	【回饋分享時間】 1. 帶領者肯定個案的參與及協助幫忙翻譯、解釋疊字的意思 2. 請問個案對今天哪一種活動感到最有印象？ 3. 回家作業：請個案下課後再想想或是問其他人，還有哪些疊字是活動中沒有提到的 4. 帶領者報告下次上課的時間與地點，並歡迎個案繼續參與下次的活動	麥克風	

	難度：簡單	難度：困難
應用 變化	針對不識字的個案，帶領者可以提供一個情境範例，引導個案猜猜看可能可以使用的疊字形容詞，例如：我們會用台語說麥芽糖怎麼樣？來引導個案回答「甜粅粅」	• 在提供疊字學習單前，邀請個案跟自己輪流講出自己知道的台語疊字形容詞 • 列印「安平追想曲」、「舊情綿綿」、「月夜愁」、「愛拼才會贏」歌單，請個案將有疊字的歌詞圈起來，做更多練習
注意 事項	1. 本次活動的疊詞以閩南語為主，集結網路、影音資料及筆者小時候於鄉下生活常聽到的疊詞，也可將國語的疊詞形容詞可轉換於疊疊樂活動 2.「呷百二吞嚥健康操」分別有國台語版本於網路上可參考使用 3. 帶領者鼓勵個案唸疊字時，誇大嘴型、拉長尾音，並引導個案重複，以達到訓練嗓音與抑揚頓挫的表達能力	
評值 回饋	1. **訓練情感與語言之表達能力**：透過疊字學習單、討論疊字的意義與常見用法，以及試著呈現各個疊字的發音，有助於提升個案表達能力。另一方面，個案也在表現不同疊字的同時，融入相對應的情緒感受，促使個案做出豐富且多變的情感表現 2. **訓練認知能力**：個案在圈選不同類型的疊字時，必須思考該疊字是屬於哪一個類型的字詞；過程中個案會回想過去生活中曾經應用該疊字的情境、也需要持續投入於活動中才能完成整項任務，因此活動中會訓練個案的認知能力	
活動 紀錄	你可以使用學習單、照片、作品、文字記錄活動執行的過程……	

附件五

思慕的人

作詞：葉俊麟

作曲：洪一峰

我心內思慕的人　你怎樣離開阮的身邊

叫我為著你　暝日心稀微　深深思慕你

心愛的　緊返來　緊返來阮身邊

有看見思慕的人　惦在阮夢中難分難離

引我對著汝　更加心綿綿　茫茫過日子

心愛的　緊返來　緊返來阮身邊

好親像思慕的人　優美的歌聲擾亂阮耳

當我想著你　溫柔好情意　聲聲叫著你

心愛的　緊返來　緊返來阮身邊

附件六

試試看，您會唸以下哪幾個台語疊詞～

醉茫茫	白茫茫	爛糊糊	甜物物
金鑠鑠	老硞硞	白鑠鑠	碎糊糊
白蔥蔥	重錘錘	糊瘰瘰	白拋拋
青恂恂	暗摻摻	鹹篤篤	紅絳絳
軟荍荍	芳絳絳	辣蓋蓋	行透透
軟歍歍	軟膏膏	紅記記	冷吱吱
肥朒朒	看出出	活跳跳	臭摸摸
笑哈哈	情綿綿	燒滾滾	惜命命
貴參參	油洗洗	懊嘟嘟	亂操操
膨獅獅	黑蛇蛇	燒燙燙	澹糊糊
水鐺鐺	黏黐黐	定釦釦	幼咪咪
颮颮叫	黑罵罵	恰北北	水鐺鐺

附件七

甜蜜蜜

作詞：莊奴
作曲：印尼民歌

甜蜜蜜你笑得甜蜜蜜

好像花兒開在春風裡

開在春風裡

在哪裡　在哪裡見過你

你的笑容這樣熟悉

我一時想不起

啊　在夢裡　夢裡　夢裡見過你

甜蜜笑得多甜蜜

是你　是你　夢見的就是你

在哪裡　　在哪裡見過你

你的笑容這樣熟悉　我一時想不起

啊　在夢裡

參考文獻

Aldridge, D. (1996). *Music therapy research and practice in medicine: From out of the silence*. Jessica Kingsley Publishers.

Ansdell, G. (1995). *Music for life: Aspects of creative music therapy with adult clients* (Vol. 1). Jessica Kingsley Publishers.

American Music Therapy Association. (2018). *What is music therapy*. https://www.musictherapy.org/about/musictherapy/

Cho, H. K. (2018). The effects of music therapy-singing group on quality of life and affect of persons with dementia: A randomized controlled trial. *Frontiers in Medicine*, *5*, 279. https://doi.org/10.3389/fmed.2018.00279

Choi, A.-N., Lee, M. S., Cheong, K.-J., & Lee, J.-S. (2009). Effects of group music intervention on behavioral and psychological symptoms in patients with dementia: A pilot-controlled trial. *International Journal of Neuroscience*, *119*(4), 471-481. https://doi.org/10.1080/00207450802328136

Chu, H., Yang, C.-Y., Lin, Y., Ou, K.-L., Lee, T.-Y., O'Brien, A. P., & Chou, K.-R. (2014). The impact of group music therapy on depression and cognition in elderly persons with dementia: A randomized controlled study. *Biological Research for Nursing*, *16*(2), 209-217.

Clair, A. A. (2000). The importance of singing with elderly patients. In Aldridge, A. (Eds.), *Music therapy in dementia care*, (1st ed., pp. 81-101). Jessica Kingsley Publishers.

Deci, E. L., & Ryan, R. M. (2012). Self-determination theory. In P. A. M. Van Lange, A. W. Kruglanski, & E. T. Higgins (Eds.), *Handbook of theories of social psychology* (pp. 416-436). Sage Publications Ltd. https://doi.org/10.4135/9781446249215.n21

Freeman, L. W. (2008). *Mosby's complementary & alternative medicine-E-Book*. Elsevier Health Sciences.

Goodall, D., & Etters, L. (2005). The therapeutic use of music on agitated behavior in those with dementia. *Holistic Nursing Practice, 19*(6), 258-262.

Grocke, D., & Wigram, T. (2006). *Receptive methods in music therapy: Techniques and clinical applications for music therapy clinicians, educators and students*. Jessica Kingsley Publishers.

HM., R. (2004). *When dialogue fails. Music therapy with elderly with neurological degenerative diseases.* Music Therapy Today (online). https://www.wfmt.info/Musictherapyworld/modules/mmmagazine/issu es/20040727092613/20040727093215/MTT5_4_Ridder.pdf

Horden, P. (2017). *Music as medicine: The history of music therapy since antiquity*. Routledge.

Kirkland K, McIlveen H. (1999). Full circle: Spiritual therapy for people with dementia. *American Journal of Alzheimer's Disease, 14*(4), 245-247. https:// doi.org/10.1177/153331759901400404

Lam, H. L., Li, W. T. V., Laher, I., & Wong, R. Y. (2020). Effects of Music therapy on patients with dementia: A systematic review. *Geriatrics, 5*(4), 62. https://www.mdpi.com/2308-3417/5/4/62

McDermott, O., Crellin, N., Ridder, H. M., & Orrell, M. (2013). Music therapy in dementia: A narrative synthesis systematic review. *International Journal of Geriatric Psychiatry, 28*(8), 781-794. https://doi.org/10.1002/gps.3895

McPherson, T., Berger, D., Alagapan, S., & Fröhlich, F. (2019). Active and passive rhythmic music therapy interventions differentially modulate sympathetic autonomic nervous system activity. *Journal of Music Therapy, 56*(3), 240-264. https://doi.org/10.1093/jmt/thz007

Micozzi, M. S. (2006). *Fundamentals of complementary and integrative medicine*. Saunders.

Pollack, N. J., & Namazi, K. H. (1992). The effect of music participation on the social behavior of Alzheimer's disease patients. *Journal of Music Therapy, 29*(1), 54-67. https://doi.org/10.1093/jmt/29.1.54

Raglio, A., Bellelli, G., Traficante, D., Gianotti, M., Ubezio, M. C., Gentile, S., Villani, D., & Trabucchi, M. (2010). Efficacy of music therapy treatment based on cycles of sessions: a randomised controlled trial. *Aging and Mental Health, 14*(8), 900-904. https://doi.org/10.1080/13607861003713158

Ridder, H. M., & Aldridge, D. (2005). Individual music therapy with persons with frontotemporal dementia: Singing dialogue. *Nordic Journal of Music Therapy, 14*(2), 91-106. https://doi.org/10.1080/08098130509478132

Sherratt, K., Thornton, A., & Hatton, C. (2004). Music interventions for people with dementia: A review of the literature. *Aging & Mental Health, 8*(1), 3-12. https://doi.org/10.1080/13607860310001613275

Suzuki, M., Kanamori, M., Watanabe, M., Nagasawa, S., Kojima, E., Ooshiro, H., & Nakahara, D. (2004). Behavioral and endocrinological evaluation of music therapy for elderly patients with dementia. *Nursing & Health Sciences, 6*(1), 11-18. https://doi.org/10.1111/j.1442-2018.2003.00168.x

Svansdottir, H., & Snædal, J. (2006). Music therapy in moderate and severe dementia of Alzheimer's type: A case-control study. *International Psychogeriatrics, 18*(4), 613-621. https://doi.org/10.1017/S1041610206003206

Volicer, L., & Hurley, A. C. (2003). Management of behavioral symptoms in progressive degenerative dementias. *The Journals of Gerontology Series A: Biological Sciences and Medical Sciences, 58*(9), M837-M845. https://doi.org/10.1093/gerona/58.9.M837

Yalom, I. (1985). *The theory and practice of group psychotherappy* (3rd ed.). Basic.

第三章　認知遊戲輔療

林鈺祥

第一節　緒論

一、為什麼認知遊戲輔療這麼重要

　　當讀者想到失智症的症狀，會想到什麼呢？最直接想到的是與「認知退化」有關的行為、表現和困擾問題等，例如：忘記重要的物件想不起來，無法勝任原本熟悉的事務，判斷和解決問題的能力變差等，該如何改善很直接想到，失智症患者很需要動動腦，去延緩認知退化，因此該如何介入失智症患者的認知就是大家所關注的。

　　同時，即使知道訓練認知很重要，個案也很難喜歡上每天問答式地考認知，無論是老人、小孩，甚至我們也是如此，而該怎麼突破這個困境，我們就來思考看看什麼是個案與我們的相似之處，想到的就是都擁有玩樂的本能，是一種人的天性：「我們不是因為年老而停止玩樂，我們是因停止玩樂才會變老。」因此該如何有個遊戲讓失智症患者玩樂其中，是值得大家一起來學習。千千萬萬要記得，遊戲並非是一個商品，不是買了一款遊戲，大家就會想要玩，而是了解遊戲之所以好玩有趣的概念和運用，才是本章節學習的重點。

二、學習三角

　　在學習認知遊戲輔療時，怎麼樣學習才能更好，是很重要的。因為認知與學習分不開，這樣概念也適用在個案身上，幫助他們也能動動腦，無論在認知性或遊戲性，該怎麼讓個案有效學習，並且帶來幫助，我想是每個讀者都關心的。

　　學習三角，是一個廣用在教學界中有效學習的理論，幫助自己認知到

自己有在學習。這三角是「刻意練習」、「即時反饋」、「微小改進」。
當建立這樣的思考習慣時，對於帶領活動者和失智症患者在學習上都會有
不錯的幫助，因此想透過以下表格呈現怎麼在「認知」和「遊戲」這兩個
層面來執行學習三角理論：

表 3-1　學習三角的運用

	帶領活動者		失智症患者	
	認知層面	遊戲層面	認知層面	遊戲層面
刻意練習	對於想要教會的內容是否熟練，是否可以適應不同程度的失智症患者	對於想要帶出的遊戲氛圍和感受是否熟練，是否可以越來越融入遊戲中	對於想要學習的內容是否越來越明白，是否學習次數足夠，是否越來越知道怎麼學習	對於想要參與的遊戲是否越來越上手，是否參與次數足夠，是否越來越知道怎麼參與
即時反饋	對於想要教會的內容，需觀察是否有達到學習效果，可以從神情、反應、表現來觀察	對於想要帶出的遊戲氛圍和感受是否達到期待，可以詢問是否好玩有趣、有什麼感受和心得	對於想要學習的內容，是否達到學習效果，是否可以透過自己或他人了解自己的認知狀況	對於想要參與的遊戲是否可以感受到玩樂感，是否可以透過自己或他人了解自己的遊戲狀況
微小改進	從每一次教會的內容，可以因應不一樣的情境和團體調整認知內容	從每一次遊戲當中，可以思考怎麼樣逐漸帶出想要的遊戲氛圍	對於每一次學習的內容，可以不斷改進，累積小進步，達到認知促進效果	對於每一次參與的遊戲，可以不斷適應，累積小體驗，達到遊戲玩樂效果

　　當有效的學習發生時，帶領活動者越能把認知性與遊戲性學得更好，
同時個案也能產生學習，帶領活動者與失智症患者能建立在動態互動上，
彼此成長。

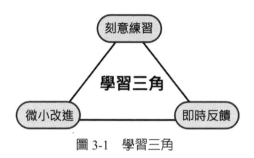

圖 3-1　學習三角

資料來源：李佳達等人（2022）

三、連結已知與深度運作

　　接著，讀者一定想提問哪些認知遊戲適合帶失智症患者？除了章節提到的範例分享，更鼓勵讀者從自己的經驗出發，期許每個讀者可以建立出這章節的思維習慣，就是大家需要「連結已知」和「深度運作」。

　　什麼是連結已知呢？個人經驗就是最好的素材，每一個人有著不同的生活背景和經歷可以做連結，無論是對於帶領活動者或個案時，在設計認知遊戲輔療時，應考慮彼此已知的知識、能力、技術來設計。例如有人擅長運動競賽、有人擅長手作、有人擅長設計問答，那就應該從這些會的事情進行認知化和遊戲化，才能迅速上手，更進一步隨著學習，已知也會擴展。例如有人讀了這本書，開始學習到園藝、藝術、懷舊輔療相關知識，那是否也能與這章節提到的認知化和遊戲化與做結合，達到更多元的效果。

　　那什麼又是深度運作呢？很多人在學習實務時，很容易從模仿開始，因為模仿最直接、成本最低，是很有效的方法，但若長期只依賴模仿，僅懂得怎麼帶書中所提到的活動，是相當可惜的，也較難適應各式各樣的團體需求和活動情境，非藥物治療活動會變得較有限，所以在思考認知遊戲輔療時，多一層思考，如果是我，我會設計出什麼樣有我個人特色的認知遊戲輔療、從每個團體需求和活動情境，我可以怎麼操作設計出適合的活動、甚至從不同的大小事件（節日、選舉、奧運等）來認知化和遊戲化。分享我自己的經歷，筆者就是一個喜歡團康、紙本、桌遊的職能治療師，

我不斷深度思考怎麼把這些元素放進失智症的團體活動，配合前面提到學習三角，不斷在各種程度的失智症患者和各種風格的失智症團體中運作，進而可以有相當多的認知遊戲輔療經驗分享給讀者，希望接下來讀者也能成為有獨立思考設計的帶領活動者。

第二節　入門篇

一、入門常見的大哉問

　　當你開始學習各式各樣的輔療類時，其他種類的輔療容易去聯想具體的工具和技術，而對於認知遊戲輔療，讀者對於「認知」「遊戲」這兩詞感到陌生又熟悉，熟悉的是，你其實都知道這兩個詞代表什麼意義，但陌生的是，那用在失智症的非藥物治療中，要怎麼帶領？對於學習帶領認知遊戲輔療相對會多一分困惑，我應該要帶領什麼？怎樣才符合認知遊戲的概念？

　　希望讀者能理解，「認知遊戲輔療」在失智症是一個長久且很普遍出現的活動，重視認知與遊戲結合的介入，例如：手指操（透過手指進行各種活動的遊戲）、體智活動（透過動作完成各樣規則的活動，如：大腦體操、團康活動、趣味競賽等）、教具（積木、雪花片、錢幣等）、桌遊（麻將、拼圖、快手疊杯等）、紙筆（寫字、計算、繪畫等）、多媒體（電腦簡報、手機 APP、遊戲機電動等）等，在我們成長的過程當中多多少少也經歷過這些，幫助我們大腦變聰明、心情變快樂等，如此想讀者就不會感到這麼陌生。

　　同時讀者也會發現在每一個輔療章節似乎都有運用到認知或遊戲的概念，是很正常的，因為無論哪一個輔療的活動目的中，多少都會包含對於認知的幫助或者參與過程中投不投入這兩大重點，所以在學習這章節時，會鼓勵讀者可以思考如何結合在其他輔療上面，或者其他你擅長的活動層面上，帶來加分效果，但也記得，若過度運用認知化或遊戲化，可能會失去原本輔療所重視的特色和重點，因此該如何拿捏比重，就需要在實務中不斷累積，當經驗足夠時，就越能衡量並且達到兼具的效果。

二、認知的帶領入門

　　既然要帶領認知遊戲輔療，無論讀者、個案、照顧者和家屬都會想要問怎麼樣帶領下的認知介入才是有效果的，若能了解這一塊，相對就能增進讀者在帶領上的信心，個案更能有動機和有效促進、維持或延緩他們的認知，照顧者也能從中學習怎麼帶領。

　　這邊也需要提醒，對於每一個失智症患者所需要的認知廣度和深度是不同的，因為失智症並非只是記憶力不佳而已，而是一個症候群，每個個案所影響的認知層面都不同，維持狀況和退化速度也有所差異，對於認知的敏感度也會不同，例如：較嚴重的個案需不需要認知介入呢？我想是需要的，因為也許仍對某些活動仍然有反應，或建立互動上的連結，或讓整體照顧狀況能變穩定等；而較不嚴重的個案，在認知介入上會有更多的可能，認知功能可進步、能力表現有改善、生活品質有提升等，所以無論遇到什麼樣的個案，都建議嘗試給予認知上的體驗，因此介紹三大認知介入的重點給讀者作為設計的參考：

1. 認知刺激：不需要特別技巧，讓個案可以接受到資訊的方式給予刺激，例如聽得到的就給予聲音相關活動、看得到的就給予觀察相關活動，聞得到的就給予氣味相關活動等，這邊就不會強調一定要懂要會，而是能給予刺激觀察失智症患者有所反應，這反應不是強調要做出什麼，而是交流、互動和感覺上有被回應即可。
2. 認知訓練：相較前者，認知訓練就比較看重目的性，會期待在投入訓練時，個案的認知可以被訓練，透過結構化並且重複訓練，在相對應認知要求下，可以產出反應，並有機會習得合適的技巧、思考和策略等。
3. 認知復健：無論認知怎麼刺激或怎麼訓練，接下來我們會期待是能幫助失智症患者活得更好，無論是原有的、訓練出來的和運用剩餘的認知功能，學習各樣的方法去解決或適應生活上的問題，減少因失智症帶來的失能。

　　除了前面所提到的認知介入分類外，其實做體能、自我覺察、生活型態再設計等的介入，若對認知有所幫助，都能視為認知介入，所以若有三種以上不同的介入方法，也會被稱為複合式認知介入，讀到這的你，有沒

有發現其實要做到認知介入真的沒有這麼困難，只是我們在提供活動時有沒有想到從認知介入這一塊去做發揮；同時也保有彈性，每個個案都是獨一無二的，對認知介入反應都不同，即使相同的活動，對於某些個案就當作認知刺激，對於某些個案可以積極指導進行認知復健，以上想法都是好的，所以就放心去設計與認知有關的活動吧。

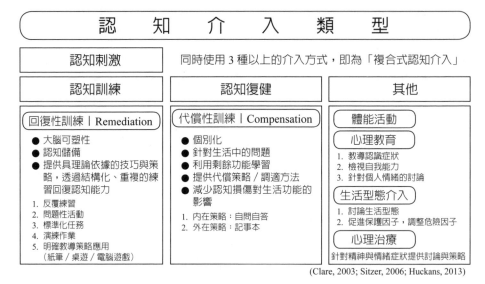

（Clare, 2003; Sitzer, 2006; Huckans, 2013）

圖 3-2　認知介入類型

資料來源：社團法人臺灣職能治療學會

　　我們還能怎麼更有信心說我們是進行認知帶領呢？首先可從前後測評估來看成效，現行專業人員可建議用簡易智能狀態測驗（Mini-Mental Status Examination, MMSE）和蒙特利爾認知評估（MoCA）；若非專業人員，可以透過觀察來確認個案是否在認知上有比較好的表現，舉例：對於相對刺激上有沒有較多相對反應，活動表現上有沒有進步，這個表現不只是有沒有完成指令，可以是錯誤率降低、協助程度變少、可理解的規則變多、可以從事認知活動種類變豐富，更是對於個案的生活相關表現是否有所幫助等。

最後，不僅是客觀上評估和觀察，主觀上感受也是重要指標，因爲有些進步是只有個案或照顧者知道，因此筆者很常在帶活動後，詢問失智症患者對於認知活動的感受如何，如果有回答有動腦、有學會、不簡單、需要學等與認知學習相關的用詞，這樣就是很好的認知帶領，同時也去詢問照顧者，在協助和幫忙時，是否有做得越來越好，有沒有一些改變？因此鼓勵讀者，可以從讀這章節起，開始嘗試設計一個個有關認知的活動，並根據個案的學習狀況進行嘗試與調整，不斷地精進和改良，漸漸地也能建立屬於自己的認知活動教案庫。

三、遊戲的帶領入門

帶領認知遊戲輔療時，帶領活動者如果帶領認知變得好像考試一樣，就容易讓個案感到好無聊、好難懂、不會玩等等反應，也可能發生在其他輔療中，因此好好帶領遊戲，不僅是在認知的運用上有幫助，在其他章節上的發揮也能加分。那怎麼樣帶領遊戲活動才算是成功呢？我們要先了解什麼是遊戲，對我們來說遊戲是什麼？對個案遊戲又是什麼？

讀者不用緊張，學術研究那一塊不會在這章節討論，遊戲現今有太多豐富的理論和架構可以介紹，有興趣的讀者可以持續專研，因爲遊戲這個概念廣用在不同領域上，例如：教育領域、醫療領域、企業管理領域等等，而現在就是想把遊戲運用在個案的認知介入上。既然如此，該用什麼角度切入呢？最直接的就是聯想到各位讀者的遊戲經驗，你玩過哪些遊戲，你爲什麼要玩遊戲，例如：小時候的玩具、求學的活動和競賽、成人後的休閒娛樂等等，這些都可能是重要的遊戲體驗，而筆者本身主要的經驗來自喜歡玩桌遊、尋寶、猜謎等，讓筆者在遊戲設計上具備這樣的風格，那讀者現在有想到哪些遊戲了呢？

接著，讀者也需要進行換位思考，從個案的人生當中玩過哪些遊戲，他們爲什麼要玩遊戲，其中思考有沒有發現相同之處，這就是需掌握的共同原則，例如：可能都認爲玩遊戲就應該要好玩，合適挑戰與難度才能夠好好參與不感到無聊；遊戲是應該會讓人有掌握感、動機和自由度等，才會想要玩、持續玩；甚至更認同能樂在其中的遊戲都是好遊戲，那怎麼帶

領就很重要；但同時也記得，每個人的遊戲經驗是非常不同的，想想個案玩過哪些遊戲，就會知道有很多差異性，因此從自己的經驗出發，然後用個案們可進行的方式帶領，會是很大的重點，因此接下來會介紹兩大理論，說明可以怎麼看待遊戲帶領這件事。

讀者有沒有聽過「心流理論（flow）」呢？若沒有聽過沒關係，但一同邀請讀者想想有沒有曾經專注到忘了時間或廢寢忘食地投入某件事情的經歷，在這樣很特別的時刻，你會極度專注，完全沉浸其中，效率和創造力提高，會感覺時間過得很快，會忘記飢餓和其他身體訊號，直到順利完成後就會感到滿足且很有成就感，如果有，那就是心流。該如何達到心流，專家提出五個要點：(1) 你要熱愛你所做的事；(2) 你需要明確的目標和進步感；(3) 任務需要明確，且有即時的反饋；(4) 任務的困難程度必須適中，你要對任務有主控的能力；(5) 需要高度關注當下。

遊戲帶領能達到心流也很重要，換句話說要給予參與者玩遊戲的動機、有明確的遊戲目標和簡單到難的關卡設計、任務明確並且隨時調整、對於合適的遊戲難度，可以有選擇權、最後是可以不受干擾好好專注，同時從參與者的反應狀態來判斷，遊戲的挑戰度和參與者的技能度是否合適。圖 3-3 是常見的八種反應狀態，對應不同的挑戰和技能維度。

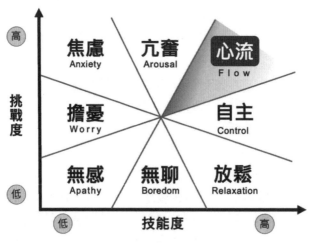

圖 3-3　心流圖的八種狀態

　　個案的反應就是進行任何遊戲很重要的觀察資訊，當個案的反應是很「放鬆」的，代表參與者的能力很好，可以勝任，又或者遊戲的挑戰過於簡單，不太需要動腦；反之若是看到的是「焦慮」，此時就可以知道可能參與者還不太擅長這項遊戲，又或者這項遊戲眞的設計太難了。在這些觀察之後，我們更需要嘗試去挑戰，幫助每一個參與者達到心流，太無感的，我們可以調高遊戲的挑戰度；太擔憂的，我們可以嘗試建立參與者的技能度，以至於讓參與者可以投入遊戲其中，因此在遊戲設計上，可以思考低中高的挑戰程度，爲每個參與者的個別需求做挑戰，太難的進行簡化，太簡單的提升強度；另一方面同時也去建立參與者的技能度，這邊技能度不宜當作成認知能力，而建議視爲一種對某遊戲的熟練度，不少人會有一個刻板印象，就是認爲失智症患者記不起事情，就不能參與學習，這一點不完全正確，其實透過足夠的嘗試和反覆練習，個別化的指導，經驗上的累積，會有機會看到在技能度上的提升，就更有機會達到心流，玩得不亦樂乎。

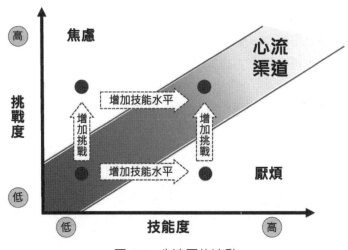

圖 3-4　心流圖的流動

　　接下來，讓我們看看第二個理論，叫做「玩興／玩性（playfulness）」，會提供另一個角度來看待遊戲，從看見人會因著很自然的玩遊戲而感到快

樂，參與遊戲時能感到正向的情感連結和互動，是可以讓人感到身心愉快、自在舒服的。玩就是一種人天生的本性，若太多規範和要求、獎勵的玩就會剝奪玩樂的樂趣。讀者可以試著回想看看，小時候為什麼會想要玩遊戲，是不是能盡興的玩，自己有權利決定怎麼玩、跟誰玩，而帶領活動者大多只是陪伴和觀察，因此若參與者能玩出學習的熱情與自信，是我們所樂見的。

因此要怎麼樣能達到玩興，在認知遊戲輔療運用上可能會有些限制，因為玩什麼遊戲大多會由帶領活動者提供，同時也因每個人的遊戲經驗和想法都不同，較難進行個別化遊戲設計，但我們還是要嘗試幫助個案達到在遊戲中達到玩興，(1) 掌控感、(2) 動機、(3) 自由度這三點帶領技巧還是能使用，若在帶領時有這三點，就能擁有一個不錯的遊戲感，鼓勵讀者可以嘗試看看。

「掌控感」，顧名思義就是參與者可以自己掌握多少選擇。我們都有一種經驗，在約定好的遊戲框架中，我們仍保有選擇權，可以擁有不一樣的看法、完成和執行方式等，若每一個決定都需要聽別人，被別人控制和影響，我想玩遊戲的樂趣就會大大的下降，就是所謂的「觀棋不語真君子」，影響不只是勝負，更是玩棋的樂趣，因此當你在進行遊戲帶領時，會需要想清楚，每一個人可以完成哪些部分遊戲步驟，就讓他自己完成，給予足夠的時間和等待，尊重參與者所做的選擇，展現出自己的自我效能，當完成時，那份肯定感和成就感會讓參與者感到開心，享受在自己正在玩遊戲。

接下來是「動機」，而動機可以分為外在和內在這兩類，其中我們對於提供「外在動機」是相對熟練的，舉例：我們鼓勵參與者遊戲的方式，往往會選擇提供獎勵的方式，若我們想要增進一個遊戲中的某個行為，當某個行為出現，我們就會給予獎勵，也許是稱讚、掌聲或者獎勵等；反之若想減少某個行為，我們就會給予懲罰，可能是斥責、指導或者假裝生氣等。為了讓參與者可以好好玩遊戲，照著規定的行為玩遊戲，這樣外在給予動機，很有可能就會讓參與者感到不好玩，又或者當這些外在動機不存在的時候，這遊戲就沒人玩了，因此該如何建立參與者「內在動機」就相當重要了，因此讓參與者真心想要玩的動機，我們需要多設想，例如：知

道玩遊戲對他的幫助和意義，可以讓大腦更健康、學會這個遊戲可以帶孫子玩，讓孫子變聰明、玩遊戲時有參與、有互動、有成就和有所成長，這些都是可能的動機，因此每個參與者動機不盡相同，但在玩遊戲前中後去塑造每個人個別的動機就很重要。

接續來討論「自由度」，這一個詞大家可能很陌生，回想我們在玩積木、塗鴉畫畫和扮家家酒等遊戲時，為什麼這些遊戲可以歷久彌新，可玩性這麼高，很大的重點就在自由度，例如：積木在玩法上是可以非常多元的，可以疊出各式各樣的象徵物；在塗鴉畫畫上可以有各種線條，可以畫出屬於個人的創意圖畫；在扮家家酒遊戲上，提供每一個人自由創作的能力，演出各種角色任務情節等。因此遊戲中能提供多元選擇、允許容錯重置和發揮個人創意是很重要的設計，但若自由度太高，也會使得遊戲沒有節奏、難以控制並且無法聚焦學習，

最後，有沒有比前述兩個理論更好懂的判斷方式呢？教大家看三個觀察點，就是在帶認知遊戲前，去觀察和詢問參與者的反應，是很迫不及待想要參加？還是感到很挫折，覺得沒有任何動力？接續也在進行時，去觀察和詢問參與者的感受，是感到很投入、享受快樂，還是感到很無聊，覺得不知所措？最後在結束時，邀請參與者分享學習了什麼時，是可以滔滔不絕的分享並且感到很滿足下次還想再玩，還是覺得沒有任何收穫，沒有回饋和成就感？因此要確認是否遊戲帶領真的成功，很需要帶領者時時刻刻去觀察和詢問，確認參與者的體驗遊戲有什麼樣的表現和感受，從中依據參與者的回饋，去做遊戲帶領上的調整和改善，並且在未來每一次帶活動中把握遊戲帶領的精神，逐漸累積經驗，就會更有能力依照各式各樣的主題、媒介和需求去設計適合遊戲，自然地就能順手拈來皆是遊戲。

第三節　兩大設計技巧

一、認知為主的設計技巧

(一) 多感官的認知刺激和引導

在個案的活動方案設計上，強調「五感」的輸入很重要，就是強調視

覺、聽覺、觸覺、嗅覺、味覺的認知刺激，這一點很重要，因為每個個案對於每個感覺的敏感度不同，進而在引導上也會有聽覺、視覺和肢體上的不同，來應對能力好和不佳者可以怎麼參與，因此在活動方案設計時，需具備兩種思維，一種就是整堂課程有沒有安排視覺、聽覺和觸覺分別的刺激安排（觸覺、嗅覺需要依照主題性才比較好設計），另一種就是我有沒有在引導時同時給予視覺、聽覺和肢體上的引導，若能這樣設計其實可以顧及較多團體參與者，也能滿足每個人的認知刺激需求，例如有長輩聽不懂，那就用看的；看不懂，就用肢體帶領，有人可能不了解什麼是肢體帶領，就是帶著參與者的手去參與活動。

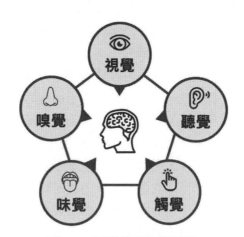

圖 3-5　五感的刺激與引導

當每堂課都有多感官的認知刺激和引導時，你會察覺到哪些個案適合視覺、哪些適合聽覺、哪些適合觸覺肢體引導，這樣在帶領上就可以很好地分配時間和協助程度，視覺可以來的就自己來，聽覺可以來的就自己來，接下來需要協助的就是需要手把手教學，並且在手把手教學時，仍記得還是要持續給予視覺、聽覺刺激和引導，因為參與者也可能從中建立對視覺和聽覺的理解能力。最終，若遇到完全沒辦法被引導的怎麼辦？其實也沒關係，因為我們也給足了多感官的認知刺激。

較容易入門的是視覺刺激和引導，這邊教讀者幾個原則，在個案學

習上，視覺圖像化和文字內容圖像化，除了考量到教育識字程度外，大部分個案對於清楚有明顯意義的圖片會比較有反應，呈現時也能提供持續的視覺刺激，以利於各種程度失智程度的參與者學習；對比化，將內容做強調，進而容易找到重點；放大化，將資訊放大，建議考量到班級最遠位置看得到的大小為主，讓所有參與者不會被老化或疾病造成的視覺退化影響。

表 3-2　刺激與引導的運用示範

堆疊顏色積木	視覺	聽覺	觸覺與肢體
刺激和引導	在參與者面前擺設題目，參考者的題目呈現方式：紙本、白板、電腦投影等。	「紅色積木疊在一起」「紅色疊在藍色的上面」「第一排要排紅藍黃，第二排要綠白紅」「第一排的紅藍白，藍色上面要擺放白色」	帶著參與者的手去摸積木，然後帶著完成指定題目，從中是否可以減少刺激與引導，轉換成聽覺或視覺

(二) 從零開始的規則學習

懂一種概念就是認知學習，但有沒有一種經驗，就是你講完多種規則後，參與者就已經忘記第一個規則。個案常需要重複講解、具體示範或一對一的方式才能真正地學會，若團體人數一多，每個人能學習的難度不同，能專注的時間也不同，帶領者就會更不知所措，因此帶領者需要懂一個概念，就是看見每個參與者「認知負荷」是如何。就類比運動時，每一個人可以舉起多重以及可以舉多久都不相同；也很像我們在學數學，若我們還沒學會加減法，我們就很難學乘除、若沒有學好各種形狀，就很難算面積；就像我們做家事，先知道怎麼弄溼抹布，才去學怎麼擦好一個桌面，再去學擦好一些複雜的家具。其中認知負荷可以分成三類來認識：

1. 內在認知負荷：參與者本身先備認知和學習新認知需要的能力。
2. 外在認知負荷：認知活動上規格和呈現的複雜度。
3. 增生認知負荷：其他刺激認知思考和反思的困難度，例如：在活動中問長輩跟活動相關的問題或者怎麼學會這個活動等。

　　你知道這個概念之後，再去設計認知活動時，就想像是在蓋房子一樣，有人蓋得快，有人蓋得慢，但都需要從第一層樓開始蓋，都需要打好地基，才能蓋下一層樓，因此無論在哪個活動，都需要假設參與者是第一次看到這個教具或材料等去介紹；一個活動中有多少的步驟，也需假設每一個步驟都是第一次學而去教。隨著團體參與者程度上的不同，對於程度差的就以認知刺激為主，懂一個概念就好，程度適中的可以完成兩三個步驟，結合兩種以上的概念，程度好的可以獨力完成活動，甚至可以嘗試去教其他參與者，這樣較能兼具到較多參與者的學習，而什麼是最簡單的認知概念，就是先從了解一個物品的顏色形狀特徵開始學起，見表 3-3 的舉例示範。

表 3-3　認知負荷的運用設計

類型	低←認知負荷→高		
設計原則	動作、認知→動作加認知→動作加認知並加上指定規則		
教具類 骰子	1. 把骰子翻成二 2. 把紅色翻出來 3. 我要幾個骰子	1. 幫我翻出來五個數字一 2. 我要五個紅色骰子	1. 幫我翻兩個骰子，加總起來等於十 2. 排出跟我一樣多一樣數字的骰子
話題類 聊食物	1. 說出「任何」你聽過的食物 2. 說出「任何」你知道的食物 3. 說出「任何」你喜歡吃的	1. 什麼東西是可以吃的？ 2. 什麼食物是紅色的？ 3. 有什麼食物是葷的、什麼食物是素的	1. 說出一道料理，跟蒸煮炒炸有關 2. 說出一道料理，跟節日有關 3. 說出一道料理，它要怎麼做
生活類 打掃地板	1. 掃把畚箕要怎麼拿？怎麼使用？ 2. 哪些東西是垃圾要掃？	1. 試著把這一區的垃圾用掃把掃集中 2. 嘗試把這一區域的垃圾掃進去前面畚箕	試著把房間地板的垃圾掃起來

(三) 找到個人的認知學習模式

　　若能熟悉前兩項技巧，在有設計過的刺激、引導和教學後，不斷從與個案互動的過程中學習，漸漸會認識到每個人較適合的認知學習模式，就像是在求學期間，其實每個人學習模式都不盡相同，會依照自己的信念、習慣、所知道的學習方法，去產生出較為適合的學習模式，也會因著不同科目、不同老師、不同環境（學校、補習班、圖書館和家裡等）進行調整和改變，每個人的強項也可能不同，方法上適合用聽覺、視覺還是體驗中學習，找到適合自己的方式，去維持學習上的專注度和成效。

　　因此可以理解即使是個案，也會有個人在認知學習上比較習慣的模式，以全人觀點來看，每個參與者在不同活動、不同帶領者、不同環境下在學習的表現也會不同，所以帶領者對於每個參與者要抱著因材施教的精神，要知道他們對怎麼樣的認知學習模式最有反應，了解因為老化和失智造成的限制，不去做更動，逐步排除可能會影響參與者的學習障礙，並同時考量各種現實因素下（有沒有助教、照顧者或設備等），找到比較合適的做法，讓自己可以把團體帶好，表 3-4 提供給讀者參考，也鼓勵讀者成為解決問題的帶領者。

表 3-4　該怎麼面對障礙與限制

常見參與者的 學習障礙和限制	該如何給予協助，找到個人認知學習模式
一直說自己聽不見，聽不懂的	1. 可改善的障礙：確認是否需要助聽器、看耳鼻喉科、確認聲音音量與速度、確認語言種類等 2. 在限制下執行學習：如果真的無法靠聽理解，我會選擇透過視覺和肢體引導的方式，讓長輩建立視覺學習的優勢，用看的來學習每一個步驟
一直說自己看不清楚，看不懂的	1. 可改善的障礙：確認是否需要戴眼鏡、看眼科、確認文字圖像的大小、對比和複雜度、確認能看懂哪些來設計等 2. 在限制下執行學習：如果真的無法靠看理解，就好比視障夥伴，就考慮在活動設計上以聽覺和肢體的方式來建立學習參與
活動太難，環境太亂無法專心，一直說自己做不來	1. 可改善的障礙：將原活動找到最簡單的元素作為活動、環境移除會讓參與者分心的，減少認知負荷等 2. 在限制下執行學習：這一項較為困難，通常這類型就是在認知上和動機上較差，因此能參與的方式都是學習、例如不理解規則，但可以抄答案或模仿開始，無法專心的，就給足夠的提醒和引導

(四) 建立正向循環的認知思考文化

　　在我們的文化脈絡中，比較常以是否達到標準，是否完全正確，來判斷個案在認知學習上的表現以及效果，漸漸的產生出一種文化，能力很好的就會很有信心地完成活動，能力較差的就會選擇說我不懂、我不會，甚至選擇放棄思考，若堅持要完成活動，就會造成挫折感反而不願來參加活動，這個結果相信不是我們想要的，所以我們要重新聚焦什麼樣是好的認知思考文化，就會聯想到美國的教育文化，無論孩子有沒有答對題目，父母大多會詢問孩子是怎麼思考推敲出答案，鼓勵各種的認知思考，使孩子不怕犯錯，進而引導學習，勇於參與和表現，而我們對待個案應該也能如此，因為他們面臨到失智症造成的認知影響，若帶領者沒注意，往往會無形中給他們挫折感、低自信和無助感。

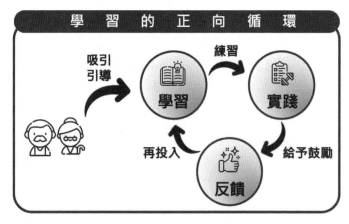

圖 3-6　學習的正向循環

　　因此在認知設計時，要多思考一種情境，就是積極去思考怎麼鼓勵嘗試、參與和表現、可以怎麼樣協助完成活動和完成答案等。前者比較容易理解，當任何參與者以任何形式認知思考，我們常給予肯定和鼓勵，因為這樣思考的過程是我們所樂見的，任何嘗試、勘誤、學習新知的表現是值得肯定，我常對個案說「謝謝你嘗試說了一個詞」「謝謝你有思考出一個答案」「你有參與了，有動腦了這樣真的很好，以後多多參與」「有嘗試的

精神是我想看到，會越做越好的，加油！」，這樣的正向循環，無形中會建立個案願意認知思考的文化，除了口語肯定外，過程中我們該如何提示和協助參與者有更多的動腦也是很重要的。

表 3-5　正向循環的提示和協助設計

語言提示	題目舉例：鼻子 1. 不提示：「請問這是什麼東西？」 2. 引導提示：給予與題目相關資訊，「我們用哪個部位呼吸」「跟嗅覺有關的」 3. 類別提示：給可理解一定範圍去思考，「請問這是『身體』什麼部位？」 4. 選擇提示：依照認知程度給予選項，最簡單就是二選一，「這個是鼻子還是嘴巴？」 5. 答案提示：給出答案，反覆練習，建立學習，「這個是鼻子，跟著我看，也跟著我唸。」
非語言協助	題目舉例：飛機 1. 圖片提示：給予與題目相關的圖片，從很多張飛機，變成單張飛機照片，整體飛機照到部分飛機結構照 2. 動作提示：帶領者可以演出任何跟題目相關的動作，來讓參與者進行聯想和思考
正向鼓勵思考	以下會以問答的方式舉例，若是操作類的活動，就將「猜」和「講」改為「做」一字，也能適用 1. 給予鼓勵：「你答對了，你是怎麼學會的？」 2. 建立思考邏輯：「猜對也是很厲害的，你是怎麼猜到的？」 3. 鼓勵嘗試：「多猜幾次，猜就是很好的參與」 4. 允許失敗：「沒有答對沒有關係，多猜幾次就有機會找到答案」 5. 顧及自尊：「我可以你一些語言提示和非語言協助，你再猜猜看，好嗎？」 6. 重視參與：「都沒有猜對沒關係，有認真猜就是最好的參與」 7. 模仿學習：「可以跟著別人講、跟著講這樣也很好」 8. 不會到會：「不會沒有關係，重點有學會什麼，一點點都是學習」 無論表現如何，重點是要看見參與，並且無論在多少提示與協助下答對，我們都要回到第一點，給予鼓勵，建立好的認知思考文化

(五) 認知的結構化和自由化呈現

　　當思考產生後，要怎麼知道個案有思考，要去思考每個認知遊戲設計會想怎麼產出與呈現。就好比這本書的章節安排，會看見各樣主題的輔療活動的技巧和特色各有不同，如同每個人所擅長的、有興趣的也有所不同。緊扣認知本章節主題，在一定結構下自由產出成果這樣是很好的設計。

　　什麼是結構化呈現？個案所學習到的內容，其產出在預料內，且有一定標準。對應每個參與者的學習內容目標，參考認知程度和適性的不同，產出要求也有所不同；對於能力弱的參與者，成品和答案相對簡單，反之能力好的相對困難，一個活動設計應具備低中高結構化程度的分別呈現。

　　接下來，也需適度給予一些自由化呈現，若一個人可以有較多選擇和自由做決定，相對參與活動的動機和思考比重也會提升。通常給參與者自由，往往是為了鼓勵動機低的，可以以較低的門檻參與活動，給能力好的，可以有更多創造力和發揮空間，因此在設計認知活動時，對於成果的呈現多一點自由度，就會看見意想不到的認知表現。

表 3-6　結構和自由化的運用

活動主題	結構為主	自由為主
運動類	1. 做跟我一樣的動作 2. 依照指令改變動作	1. 自由地做出的動作 2. 你會想要怎麼做動作和完成運動？
教具類 例如：七巧板	1. 我需要三個三角形 2. 依照圖片完成圖形	1. 自由地玩，摸一摸，看一看，可以怎麼玩 2. 任意拼出一個圖形，你可以自己取名是什麼東西
手工藝類 例如：筆筒	1. 照著步驟進行組裝黏貼 2. 依照指令進行上色	1. 如何做出跟我一樣的筆筒呢？鼓勵可以用各種方法嘗試看看 2. 目前上色可以自由發揮，也能畫出符號和圖像都是好的
紙本類： 例如寫字跟畫畫	1. 依照一定筆畫和框架進行描繪 2. 怎麼樣才是好看的，修正偏題太多的	1. 可以用各種方式完成活動，嘗試各種可能 2. 任意進行活動的參與，其產出可能會更多樣，這樣也是好的

(六) 設計多元的認知面向

　　我們都知道運動需要多元，例如：肌力訓練、伸展、平衡、爆發力，相對要提升身體什麼能力就需要練什麼運動。另一方面在營養的部分，很重視是否均衡，分量是否足夠等，營養不單只是要吃對，均衡飲食也很重要，認知更是如此。從美國最大最早的健康老人認知訓練研究指出認知訓練的功效有「專一性」，各組分別練不同的認知項目，相對在其項目會有其成效，因此多鼓勵在設計認知活動應該要有「多面向」的練習，而在失智症患者更強調反覆的練習和經驗的累積。更進一步，在芬蘭大規模高風險老人的多領域介入研究中，罹患失智症的高風險長者，在營養、運動、認知和心血管風險控制的介入下，對於整體認知功能、執行功能、處理速度有顯著呈現，對於記憶力稍有成效，而本章節重點就在於我們該如何設計多元的認知面向。

　　想到多元認知，不少讀者會覺得很不好懂，但其實這樣的概念在兒童發展上經常用到，例如注意力、記憶力、反應能力等等，有相當多完整的遊戲和教學系統，因此我們需要建立對於各項認知的基礎認識，重點在於我們設計認知時可以多一點其他面向的思考和發揮，表 3-7 的認知分類是參考羅文斯坦職能治療認知評量老人版（LOTCA-G）的八個認知面向，透過表格分享給讀者參考。

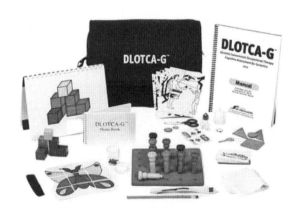

圖 3-7　DLOTCA-G 互動式羅文斯坦職能治療測驗組老年版

資料來源：社團法人臺灣職能治療學會

表 3-7 八個認知面向

定向感	知道人事時地物，常以用於現實導向療法（reality orientation），亦能活用於其他輔療，例如詢問畫畫器具是什麼、樂器是什麼、這個是什麼植物等等
注意力	人如何去注意一件人事時地物，可以常分為以下四種： 1. 持續性注意力：可以專注在活動上，例如：下棋、書法、聽音樂 2. 選擇性注意力：可以選擇某些刺激而忽略其他刺激，例如：找東西、複雜環境中讀書、一群人中聽某人聲音 3. 分散性注意力：同一個時間內可以從事兩項活動以上，例如：邊走路邊說話、邊畫畫邊回答問題 4. 交替性注意力：在不同活動間做轉移，例如：看螢幕去抄筆記
記憶力	人去記憶所想要注意的，以下是常提及的記憶力種類： 1. 知覺記憶：幾秒鐘的記憶，例如：看到什麼說什麼、聽到什麼說什麼 2. 工作記憶：可以保存到 30 秒的記憶，不繼續使用就容易忘記，例如：幫我記得題目，等等換你做一遍 3. 長期記憶：對於一般知識、事件和動作等的記憶，較不會忘記，例如：懷舊輔療的問題、你早上做了什麼，我們騎腳踏車的動作等
視知覺	視覺是我們主要獲得認知資訊的感官，有相當多認知遊戲與視覺有關，可涉及視覺注意力、視覺搜尋、視覺區辨、視覺記憶、視覺認知和視覺調適等。在認知遊戲設計上常使用搜尋，去找到指定物件，區辨對於形狀顏色大小等資訊的異同，例如分類和排序物件，等同與視覺相關活動都會用到視知覺
空間能力	平面上的位置擺放，例如：把道具排列好、上下左右要怎麼擺；立體上的建構能力，例如：堆疊指定圖形的積木、組裝出正確成品
思考操作	透過思考與操作去完成一項活動的能力，該怎麼思考可以操作得更好更快，常用的詞就是處理速度和正確率，例如：翻到鬼牌就做鬼臉、聽到指令就跑
動作運用	該怎麼把一個動作做得更好更精準，對於動作上的要求很重視，例如：用積木疊出最高的大樓、打出陀螺、疊杯競賽
視動整合	綜合視知覺和動作運用，透過視知覺來決定要做出什麼動作，例如：模仿動作、丟接球、夾子夾東西

除了上述基礎常見的認知面向，還有其他高階認知面向，例如：語言與計算能力、邏輯推理、歸納演繹、抽象聯想等，會鼓勵讀者在學習認知遊戲時可以多一層思考——我帶了這個活動用了哪些認知面向。當經驗累積足夠多時，就能有各種認知面向的遊戲，同時也有助於設計不一樣的認

知面向。

表 3-8　八個認知面向的運用（錢幣與鈔票）

定向感	可以詢問錢幣與鈔票是多少錢、人頭是誰？
注意力	在很多錢幣與鈔票裡面，找到指定的錢幣和鈔票
記憶力	記好手上或螢幕上的錢幣與鈔票的數量，然後再次詢問活動參與者剛剛的數量是多少
視知覺	去辨識硬幣與鈔票上的特徵和資訊
空間能力	可以進行硬幣的排列，例如 1、5、10、5，請參與者排得跟你一樣，甚至可以有九宮格、金字塔等平面設計
思考操作	拿出正確的數目或加總的錢幣與鈔票；在一個情境下應該要怎麼付錢與找零，鼓勵參與者表達想法
動作運用	將錢幣存在自製存錢筒裡，看誰最快；將錢幣立著並且旋轉，看誰可以轉最多或最久；整理鈔票到整齊；數鈔票的動作
視動整合	進行錢幣與鈔票的分類；給指定的錢幣與鈔票數量讓活動參與者去收集

二、遊戲為主的設計技巧

(一) 經營遊戲的氛圍與默契

　　還記得你玩遊戲的感覺嗎？怎麼設計才能讓整體活動有遊戲的氛圍，除了活動本身有遊戲性外，更多是帶領者的想法、說法和做法都需要有重視玩遊戲的精神。在促進學習思考上傳統考試與遊戲，哪一個比較沒有壓力，比較容易投入呢？

表 3-9　傳統考試與遊戲的比較

分類	傳統考試	遊戲
方式	紙本測驗	各項團康、教具和桌遊等
成效重點	從分數中評價	從參與和完成中評價
時間	一定時間，強調測驗的一致性	時間較有彈性，沒完成下次再完成，再努力

分類	傳統考試	遊戲
參與方式	比較單向，進行題目做答	比較多元，有選擇和有互動
氛圍	比較會有壓力，並且容易看見分數上的差異，會擔心不及格或沒有滿分	比較開放，每個人學習效果會不同，容易看到每個人完成活動的程度不同，比較會思考怎麼完成

因此需要去重視活動可以帶給參與者什麼樣的感受。遊戲有幾個特徵，即使失敗也沒有關係、可以隨時敗部復活、可以不斷練習從不會玩到會；也會期待與不同的人一起玩遊戲的表現與反應；而在說法上也會轉變，例如：「我們今天來玩一個遊戲」、「我們一起來闖關」、「下一次我們可以表現得更好」，會以一個比較正向帶有可能性的方式來表達，並且進行遊戲感的引導包裝，也會說故事和情境來營造氣氛，讓人有更多身歷其境的感覺，例如：「需要去解鎖才能拿到禮物，大家跟著我一起來解鎖」、「現在我們要去購物，需要準備足夠的錢」、「今天家裡很亂，我們需要來整理一下」，會以一個參與者聽得懂的語言來帶領遊戲；最後在做法上就會重視每個人是否公平的參與，有沒有體驗到遊戲（各樣方式都是體驗），提供怎麼樣的協助可以一起通關等。

所以，經營遊戲的氛圍是一種習慣和默契，每次參與者見到帶領者，就知道今天是要來玩一個遊戲，漸漸他們就會學到遊戲的起承轉合，知道該怎麼想、表達和做，從中就會建立很好的遊戲體驗，進而感到安定並且較容易從中找到樂趣。

(二) 自由遊戲的概念

人是怎麼開始遊戲的？這個問題要思考小孩怎麼認識這個世界，就是觀察小孩玩遊戲的方式，從聲光玩具、動作玩具到因果玩具等等，當小孩拿起任何物品，就會用各種方式去遊玩，在遊玩的過程中去建立機制與規則，逐漸形成一種遊戲，而隨著年紀增長認知提升後，遊戲的種類也會跟著豐富，有分類配對、排列組合、角色扮演到策略思考等，人數也從單人遊戲、到雙人和多人進行競爭和合作的遊戲等，進而進行較複雜和較高難度的遊戲，但同時也可能漸漸忘了起初是怎麼自由地玩遊戲的。

因此，在帶領活動時，節奏放輕鬆，試著問活動參與者會想怎麼玩，鼓勵他們觀察、嘗試和思考，並允許他們自由自在地做任何的嘗試，從中引導他們找到玩法。如果他們找到不錯的玩法，就用那個玩法當作今日主要的認知規則，此時我們就活在遊戲的當下。這樣自由遊戲的好處，會使每個人能積極嘗試、激發創意，容易參與，甚至帶領者也會有收穫，學習到不同的玩法，尤其面對不同程度的失智症更是需要這樣，每個人適合玩法都略有差異，這就是為何丟接、擺放、塗鴉、黏貼、歌唱等活動非常適合第一次接觸帶領失智症團體的讀者，因為可以很自由。

(三) 從最小遊玩規則開始

在帶領失智症認知遊戲活動中，最常遇到的就是帶領者教得很累、參與者玩不起來的情形，不少人會歸咎在認知退化造成的影響，但實際上有其他原因更值得我們探討。大多觀察到的就是沒有辦法好好開始遊玩，要不就是規則複雜到帶領者需要不斷思考確認；又或者教學時程太長，過程太無聊，等待過久等。為了解決這樣的情況，就要理解其實每個認知遊戲都可以拆解成最小遊玩規則，就像是數學加法先從一加一開始學習，同時也能避免一直待在自由遊戲的階段，可以開始逐漸學會一些規則，帶來不一樣的遊戲體驗。

那什麼是最小遊玩規則？我就舉大富翁為例，若你把機會命運牌拿掉，這款遊戲還可不可以玩呢，又或者像是田徑比賽的賽跑，拆解到最簡單的規則可能就是一百公尺競賽；象棋遊戲各種規則中，可以拆解成數個規則，然後分次分堂來讓參與者玩，例如先認識棋子誰大誰小，進行排序；紅黑陣營的棋子有哪些，去分類；知道每個棋子怎麼走（士走斜的、象走田字、車走直線等），練習從 A 點走到 B 點。若你懂這些概念，就能了解一個遊戲要玩得成功，建議把每一個個別規則設計一個遊戲關卡，逐漸累積各種規則的認識，確認個案理解規則了之後，再加規則，或將規則做一點微調，讓遊玩的門檻能降到很低，從簡單規則就可以著手進行遊戲。隨著完成活動帶來成就感，會驅使參與者想要挑戰更難的以獲得更多成就感，此時才考慮從簡單的規則變成困難的規則，一個規則變成兩個以上的規則等等。

(四) 遊戲的團體動力

怎麼樣能讓遊戲進行時更好玩，並非只有在設計遊戲本身，再好玩的遊戲若沒有吸引人來玩，就會很可惜。因此首先最需要改變的就是活動帶領者本身的說話方式、帶法和反應上可以如何呈現遊戲效果，這效果是需要設計的，例如我會透過表情和動作來吸引注意力，讓人感到有趣；我也很常將生活時事放進遊戲中，讓遊戲有不一樣的韻味；我會設計一些笑點和驚喜點，讓參與者可以開心，也能覺得新鮮；我也允許自己犯錯，讓參與者來糾正我，從中他們也會覺得我與他們同在。

在團體帶領的過程中，其實不單只有講解規則和確認有沒有學會，可以鼓勵讀者加入一種技術「實況轉播」，就像是電玩、運動、重要節慶那種轉播方式，讓每個人彼此有了更多參與遊戲的連結，這也是團體有趣的地方，每個團體的實況都不同，每週有不一樣的表現和反應可播報，都能進行活用，會使整個團體的動力很活躍，例如：宣布有誰完成這一關遊戲的挑戰，給予參與者成就感；在遊戲進行中，點出容易在哪裡出錯，哪裡是有趣的，有什麼值得讚許的表現和精神，讓參與者彼此學習；完成遊戲後，訪問是怎麼辦到的，有什麼心得分享給大家，彼此互相交流成長。透過這樣的方式，大家就不是一個人在玩遊戲，而是一群人在玩遊戲，這樣遊戲才會更好玩。

若一個人可以完成的活動，為什麼要一群人來完成，那勢必是團體才能有的體驗，因此鼓勵讀者，試著在帶領團體時，去連結每一個人的關係和互動，建立認同感。例如在進行遊戲時，有些參與者比較快完成的，我就會邀請他幫助其他參與者，甚至彼此之間就會交流學習，因為教學與協助都是很好的認知學習；依照每個人能力不同，給予適合的角色和任務，讓大家分工合作，能力好的可以發放材料、能力較差可以幫忙收拾環境，找到每個人參與團體遊戲的模式很重要，這樣進行遊戲時，每個人都是隊友，彼此打氣加油，建立好的團體精神和態度。若能懂得團體動力的概念，不只是在認知遊戲，在其他輔療也會大大的加分，可以多思考團體可以怎麼幫助活動更好玩。

(五) 常用遊戲化設計機制

你聽過遊戲化這一詞嗎？這個概念廣泛活用在教學、活動、企業中，如同把在玩遊戲過程中好用的機制運用在生活上，例如：分組競賽、博弈和競標、積分獎勵、限時和抽獎等，將團體互動遊戲化，透過這些機制來炒熱氣氛，增加趣味性。

表 3-10　四種常見的互動遊戲化

互動遊戲化	說明	注意事項
分組競賽	學習競賽規則，切磋指教，戰略分享，各隊伍內產生分工合作，各隊伍彼此產生更多互動的可能	需要考慮隊伍間的實力分配，以及對活動進行是否了解，多了競賽規則，會增加認知負荷和學習時間
博弈與競標	強調機率和參與度，無論能力好壞，大家的運氣是一樣的，也都能選擇要加不加碼	過多這樣的設計，會讓參與者比較容易感到膩，甚至會覺得太靠運氣而感到不好玩
積分獎勵	學習怎麼樣累積分可以最快達到目標，同時透過有獎勵的方式激起大家的學習動機	理解該怎麼積分會是一個學習挑戰，而延後獎勵的方式，容易忘記為什麼被獎勵
限時和抽獎	強調緊張感和不確定性，這樣的方式會激起大家在短期間很專注，同時也會帶來一些驚喜感而感到有趣	運用太多限時，很容易讓注意力感到疲勞，精神太緊繃，安排太多驚喜有時候就變得不驚喜，就較難感到好玩

接下來，在活動內容設計上，也能透過簡單的機制帶來遊戲的感受，這跟認知設計的章節很有關連，但這邊更強調在呈現上、執行上選擇較容易的方式來做任何的活動設計。思考一下小孩子在玩遊戲時最常玩的規則是什麼，所以要介紹四個非常能活用的遊戲機制，也就是配對、組合、排序、線索，這也有助於設計其他輔療章節。

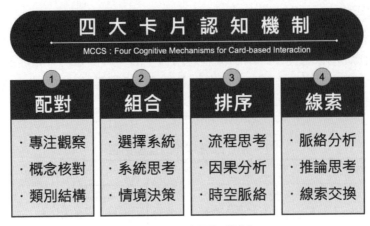

圖 3-8　四大認知機制

資料來源：卡簡單遊戲化工作坊

表 3-11　四種主要的遊戲機制

遊戲機制	內容說明	運用方式
配對	專注觀察，去做概念核對和分門別類，就像是一個蘿蔔一個坑，看出蘿蔔，並且知道放在哪裡	在道具上進行顏色、形狀、性質上的辨識和分類 進行芳香輔療活動時，確認是什麼味道，有什麼顏色；動物輔療活動時，確認動物的顏色、大小、什麼品種
組合	在一定的系統裡，可以去做思考和選擇，強調不同組合的可能性	在玩撲克牌時，請配出兩張加起來等於十的牌；我想要兩張紅色三張黑色 進行園藝輔療活動時，就可以詢問這些植物有哪些功能或怎麼吃，料理方法有哪些；在藝術輔療活動時，可以怎麼進行顏色的選擇和素材的運用去進行呈現
排序	在某可量化的概念，例如流程、因果和時空脈絡等，去進行順序排列，找出一個合理的邏輯	在整理教具時，知道每個教具照什麼順序收才比較好 進行音樂輔療活動時，依照時序進行演奏；在懷舊輔療活動時，知道歷史事件先後順序，歌手演員哪個年紀比較大

遊戲機制	內容說明	運用方式
線索	在所提供的資訊，去分析情境、進行推論思考，整理出一個最佳解答	就像是放一張早期的臺北車站舊照片，可以知道是臺北車站，給予一個畫面和故事，問問看發生了什麼事，有什麼想法，該怎麼做 例如進行日常生活照顧技巧時，就可以給相對應的器材和影片，去問這是什麼，有什麼想法，該怎麼完成

(六) 多元的遊戲，多元的體驗

　　遊戲也需要多元，認知是我們學習世界的方式，遊戲是我們參與世界的方法，而輔療是我們生活在世界中各種模樣的呈現。因為每個人都是如此的多元，個人所喜歡的、擅長的、可學會的都有所不同，有些活動可以持續參與一輩子，有些就像是過客，讓我們有機會體驗，因此在進行遊戲設計時，會非常鼓勵若有很喜歡的遊戲，就不斷讓參與者學習，重複遊玩都沒問題，甚至最終有可能成為一種興趣。同時也鼓勵另外一塊，沒那麼喜歡的遊戲，可以怎麼設計得好玩、變得好玩，若真的還是沒興趣，也沒關係，因為重點在於體驗和參與，有個不一樣的經驗和刺激，因此我想介紹幾個我在帶認知遊戲時，蠻常帶的主題，分享給大家，是大家未來可以持續精進和進修認知遊戲的選擇。

表 3-12　六種常見的遊戲種類

常見種類	內容說明	運用方式
手指操	最低成本也最方便的活動，只要有一雙手就可以帶領，從書籍和網路影片都很好入門學習	左手大拇指、右手大拇指，等等我說交換的時候，兩隻手交換 當我們唱到小雨傘的時候，幫我做出傘的動作
體智活動	1. 雙重任務，在進行運動時，也可以同時提供認知的任務，注意力需要完成兩個不同	1. 邊做動作邊數次數，或邊喊聲音 坐到站，當參與者答對一個蔬菜，才能坐下來 邊走路邊做連續加減法，例如 3+3，再加 3 或者 100 − 7 再減 7

常見種類	內容說明	運用方式
	指令或步驟 2. 合併任務是強調同時動作和認知結合的活動，其認知的判斷會影響動作的產生，例如團康、球類比賽	2. 剪刀石頭布，彼此猜拳，做出動作後判斷誰輸誰贏 一個指令一個動作，左手往前出掌，右手往上出拳，參與者是否做對方向和動作 圈圈叉叉，帶領者出題目，例如什麼動物是四隻腳的，是的話就雙手打圈，不是就打叉叉
動腦紙本	非常方便，可以因應人數較多的團體，並且容易同時進行和引導，可參考市面上小孩發展時會用到紙本動動腦，做調整或了解適合機制設計程參與者的紙本	圈圈看，找到正確圖樣把它圈起來，是否可以觀察細節 數數看，總共有幾個東西出現，用了什麼策略數 塗塗看，在指定空間進行塗顏色，完成一個圖案 連連看，點點連點點，從 1 連到最後一個數字，知道順序 走走看，從迷宮中走出來，知道怎麼回頭改變路徑 寫寫看，進行數字國字的描寫，嘗試運筆
教育教具	有各式各樣的教具，容易吸引參與者的注意力，會想要動手玩玩看	顏色積木、多彩冰棒棍、錢幣、骰子、連接方塊、幾何扣、串珠、六型六色、雪花片、鈕扣、七巧板等都可以透過前面所提八個認知面向和四個遊戲機制來設計活動
桌上遊戲	目前有不少小孩大人和老人在玩的桌上遊戲，可以是桌遊、手機、平板等，這些認知遊戲活動機制大都設計良好，但主要需考量成本和數量問題，大多手機和平板多以建議居家時家屬陪伴為主	常推薦可以運用七巧板、四色牌、撲克牌進行帶領，若有預算可運用，買桌遊可以參考以下常見遊戲：快手疊杯、德國心臟病、搶尾刀、醜娃娃、指環套套、鬼臉大王、豬朋狗友、瘋狂科學家、超級快手、瘋狂建築師、諾亞方舟、數字七吃九、跳跳棋、拉密等，並從零開始的認知規則教學和最小遊玩規則開始
多媒體	透過電視和投影機的方式進行遊戲教學和互動，將電腦中的簡報、影片、電玩遊戲做很好的呈現，容易讓整個團體一起參與，同時也能掌控活動進行的速度	可以設計一個簡報，上面可以是有各式各樣的主題，可以有配對、組合、排序和線索的題目設計 將前面所提及的認知遊戲放大清晰的投影在螢幕，以利於教學與互動 合適的影片和遊戲，參與者做回答和決定，帶領者負責操作設備

三、結論

期許讀者透過前面的章節的學習，可以運用在自己各項的活動中，前面提供了心法和用法，但不限於所舉的例子上，因為生活中處處都跟認知有關，大小事情都需要動腦；同時生活處處都是遊戲，需要不斷體驗、投入和參與，而目的是希望讓每一位失智症患者都能動到腦並且過得快樂，這就是這章節傳達的重點。

鼓勵讀者，書中提到的關鍵字和大觀念都是很值得持續進修和學習的，因為我們的成長也會持續讓我們在帶認知遊戲輔療有更多可能和面向，讓這一切都能有助於失智症患者，並且思考與生活的關係與連結，持續讓每個活動對於讀者、個案、照顧者和家屬有所意義，筆者認為這就是很成功認知遊戲輔療的實踐者，保持彈性與創意，相信這章節會是讀者帶活動非常活用的輔療之一。以下提供四個認知輔療活動方案，期許讀者也能做出屬於自己的活動方案，青出於藍。

認知遊戲輔療活動方案 —— 手腳動起來

單元名稱	手腳動起來	活動時間	50 分鐘
活動地點	室內室外都可以，需要椅子並且兩兩彼此空間足夠	活動人數	15 人
適用對象	中度到重度失智症		
活動目標	透過簡單的動作，去進行問題上的回答跟反應，訓練執行功能的表現，進而提升指令理解力，幫助生活		
事前準備	確認帶領者的聲音是否可以讓所有對象聽到 對象是否可以做出動作		
活動內容與流程			
時間	活動步驟	器材（教具）	備註
15 分鐘	動作模仿秀 面對參與者做動作，請做出跟你一樣的動作，並且引導參與者做成功	無	

20 分鐘	發號指令（注意力版）： 讓動作與指令搭配，例如喊一代表舉右手、喊到二代表舉左手，遊戲過程中喊到幾，就做對應動作 發號指令（記憶力版）： 同上，相對進行動作編碼，雙手摸頭是一、雙手抱胸是二、雙手摸肚是三、雙手摸大腿是四，出數字請參與者做動作、也能做動作來猜數字	無	
15 分鐘	圈圈叉叉動起來： 教導參與者雙手圍圈叫做正確、雙手打叉是錯誤。開始先定義題目，例如何者是動物？哪些需要用電？哪個可以吃？讓參與者去比出正確答案	無	
	難度：簡單		**難度：困難**
應用變化	動作等待和引導時間變長提示詞取代號碼，如頭、胸、肚、肩，來帶活動開放式問題，讓圈圈叉叉自由做答，例如：你喜歡吃飯嗎？		動作複雜度提升 動作與號碼編出五組以上 圈圈叉叉可以生活知識判斷題
注意事項	留意不是為了考倒參與者，而是建立對動作熟悉度和願意嘗試的心		
評值回饋	1. 參與者做的動作有沒有越來越像帶領者 2. 是否可以建立默契，知道指令跟動作的關係越來越多 3. 可以回應的題目越來越複雜，需要思考得更多		

認知遊戲輔療活動方案──撲克牌大家樂

單元名稱	撲克牌大家樂	活動時間	60 分鐘
活動地點	室內空間，需有桌椅	活動人數	15 人
適用對象	輕度到中度失智症		
活動目標	使用隨手可得的道具，去學習簡易規則，並且可以進行遊玩		
事前準備	一人一副撲克牌		

\multicolumn{4}{c}{活動內容與流程}
時間	活動步驟	器材（教具）	備註
20 分鐘	配對式玩法： 第一關進行花色分類、第二關進行數字人頭分類，確認對撲克牌基本要素的認識，第三關找到我所指定的牌，第四關指定同顏色同數字配對成一組，總共配成二十六組	撲克牌	
20 分鐘	組合式玩法： 幫我兩張數字牌加起來等於十，可以有混色，進階可以到三張加總起來等於某數字	撲克牌	
20 分鐘	排序式玩法： 請在桌面排出整齊一到十三並且同花色一排，接續可以出不一樣的花色跟序列讓長輩對應排	撲克牌	
應用變化	\multicolumn{2}{c}{難度：簡單}	\multicolumn{1}{c}{難度：困難}	
	可以只分顏色，或者只分數字不分人頭和字母。我出一個數字牌，找一個數字加起來等於十。提供投影畫面參考或者先示範一牌花色的一到十三做示範	可以改成抽鬼牌或者記憶翻翻看的玩法 可以改成撿紅點的玩法 可以改成接龍的玩法	
注意事項	\multicolumn{3}{l}{重點在於讓參與者建立成就感，學習認識撲克牌是動腦教具，參與者怕是賭博，需要思考怎麼化解，例如：沒有錢哪來的賭博之類的}		
評值回饋	\multicolumn{3}{l}{1. 在分類的速度有沒有變快，複雜度可不可以提升 2. 在組合上是不是可以想到更多可能，適應各種組合規定 3. 排序上是否有找到策略可以更快，例如先分顏色再排數字}		

認知遊戲輔療活動方案——餐具動動腦

單元名稱	餐具動動腦	活動時間	60 分鐘
活動地點	室內空間，需要桌椅	活動人數	12 人
適用對象	輕度到中度失智症		
活動目標	\multicolumn{3}{l}{使用餐具是非常重要的生活能力，透過認知與遊戲化的概念，可以動動腦，並且提升相關操作能力}		

事前準備	一人一雙筷子、一人一把多色橡皮筋、一人三個透明塑膠杯（畫四種刻度）、一人三個紙碗、一人一個湯匙、一人一袋綜合豆子（紅豆、綠豆、花豆、大薏仁、黑豆、黃豆）

活動內容與流程			
時間	活動步驟	器材（教具）	備註
20 分鐘	挑菜遊戲： 讓參與者模擬挑菜，一開始先透過精細動作手指的部分，將橡皮筋進行顏色分類，接續說出指定數目的橡皮筋，請參與者分成一堆堆，接下來可以換成筷子進行一樣的規則	筷子、橡皮筋、紙碗	
20 分鐘	倒水遊戲： 紙碗有足夠的水，讓參與者把水倒進杯子倒回紙碗，確認是否有理解，後續可以要求每個杯子倒到指定刻度，然後可以指定每個杯子刻度，進行遊戲帶動，最後可以加入湯匙增加趣味	透明塑膠杯、紙碗、湯匙	
20 分鐘	勺豆遊戲： 紙碗裡面裝滿豆子，請參與者先用手抓出指定顏色數目的豆子，然後再使用湯匙進行豆子分類、最後可以使用筷子作為最後一關	湯匙、綜合豆子、兩個紙碗、筷子	

應用變化	難度：簡單		難度：困難	
	可以減少操作的數量和種類 遊戲以反覆練習為主		可以將器具做改變，改為較重或較難用的器具 可以將材料改成其他道具，例如珠珠比較滑的、冰棒棍比較難夾的	

注意事項	強調體驗感，有操作有動腦，注意參與者會不會誤認為可以吃，要反覆確認不可以吃這件事

評值回饋	1. 進行分類時有沒有變快，複雜度可不可以提升 2. 慢慢學會運用每一個器具，並且找到比較好的操作方式 3. 適應的題目是否多元，效率是否可以提升

認知遊戲輔療活動方案──生活到處是樂趣

單元名稱	生活到處是樂趣	活動時間	50 分鐘
活動地點	室內空間，需要桌椅，對長輩熟悉度較高時可以結合逛商店行程	活動人數	12 人
適用對象	輕度認知障礙到中度失智症		
活動目標	透過現實導向療法的精神，在課堂中找到可以問答和討論的題目，彼此分享聊天，增進互動		
事前準備	白板、白板筆或者改為簡報投影、每人一張份雜誌或報紙或大賣場商錄		

活動內容與流程			
時間	活動步驟	器材（教具）	備註
15 分鐘	當我們在這裡： 讓參與者彼此自我介紹，彼此產生連結，多問開放式的問題，並且將名字依序寫在白板上，第二階段去問問每個長輩，誰誰的名字，練習從白板找到他的名字，可以不斷引導跟提示	白板、白板筆	
15 分鐘	觀察動動腦： 透過教室裡各種線索，詢問各種人事時地物，鼓勵各種策略和方法，並且可以彼此分享，例如現在是早上還是下午？幾點幾分？我們教室裡有多少人？男生女生各為多少？說說看你穿了什麼顏色衣服和褲子？教室裡面有什麼？門口在哪個方向，那書櫃又在哪個方向？		
20 分鐘	生活觀察王： 給參與者紙本資料，讓他們可以嘗試唸出相關文字，若沒有辦法唸出文字，也可以請他們找到指定的圖片，觀察裡面的細節和資訊，例如雜誌上這個人長的怎麼樣？報紙這格發生了什麼事？大賣場商品型錄這個牛奶賣多少錢？你喜歡哪一個衛生紙品牌？	雜誌或報紙或大賣場商品型錄	

應用變化	難度：簡單	難度：困難
	提供選項，讓參與者可以二選一 提供更多圖像化資訊	增加問題的難度與深度 可以有彼此出題的設計安排
注意事項	若參與者不願意講話，避免給予過度壓力，可以選擇用其他方式做答即可注意題目難度，讓參與者彼此討論模仿做答也都很好	
評值回饋	1. 是否可以觀察的細節越來越不明顯 2. 題目是否可以越來越抽象，需要更多推理和歸納 3. 除了回答出答案以外，可以延伸出有關題目的想法，能跟大家分享	

參考文獻

王永福（福哥）（2022）。*遊戲化教學的技術*。商周出版。

李佳達、劉劭穎、黃禮宏（2022）。*全球人才搶著學！密涅瓦的思考習慣訓練*。究竟。

陳皓嬿（2022）。*健腦工程：預防失智的12堂大腦建築課*。聯合報—健康事業部。

楊田林（2020）。*遊戲人生：善用遊戲・活化教育，玩出新高度*。商周出版。

鄭凱文（2021）。卡簡單遊戲化工作坊：遊戲目標即是學習目標。

Chou, Yu-kai（2017）。*遊戲化實戰全書：遊戲化大師教你把工作、教學、健身、行銷、產品設計……變遊戲，越好玩就越有吸引力！*（王鼎鈞譯）。商業周刊。

第四章　懷舊療法

徐靜萍

第一節　緣起：陪伴長者生命歷程的懷舊療法活動

懷舊，是懷誰的舊？在寫此篇章時，想先拋出這個議題給讀者們思考。筆者擔任護理師迄今近 30 年經歷，前職在輔導會板橋榮譽國民之家（以下簡稱板家）擔任公職護理師（長照失智照護 25 年），並擔任失智教研專區（以下簡稱專區）規劃及管理，兼任堂長 6 年。曾以「結合非藥物活動與高齡智慧科技之人性化失智照護模式」（Person-Centered Dementia Care Model with Utilization of Non-Pharmacological Activities and Gerontechnology）帶領該專區於 2018 年、2019 年及 2020 年連續 3 年榮獲財團法人國家生技醫療產業策進會「SNQ 國家品質獎」認證，深獲各界肯定。曾有一位外賓來到專區參訪，問說：「貴專區營造懷舊環境，為何沒有常見的簑衣及斗笠呢？」當時，腦海中浮現了這個疑問？「懷舊，是懷誰的舊？為誰懷舊呢？」

在板家專區懷舊環境營造，其中一項為「懷舊軍營房」，2018 年與國防部合作成立。該專區長者大多是榮譽國民（以下簡稱榮民），懷舊軍營房裡海、陸、空及憲兵軍常服，S 腰帶、水壺、鋼盔、軍床、臉盆、水杯、蚊帳、軍被及軍毯等一應俱全，彷彿回到軍中生活一般，長者們看著任何一樣軍需品都能說出一段感人故事，著上了軍裝就能唱出陸、海及空軍軍歌，這就是永遠的不老戰士！舉例來說，萬伯伯看到軍服官階上的星星，馬上就認出並大聲說：「這是將軍服。」當場開心地合不攏嘴並穿上拍照，直說著：**「我一輩子都沒有機會穿，我終於穿上將軍的軍服了！真的太好了。」**拍照後還要筆者記得傳照片給他的兒子看。懷舊軍營房帶給了這群曾叱吒沙場老英雄們滿滿的快樂回憶，雖然他們因疾病導致記憶力減退、認知退化，忘記了許多事，但是「風雲起，山河動……」以及國

歌、軍歌等卻永遠深烙在心中未曾忘懷。

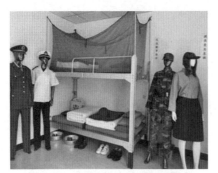

照片一：板橋榮家懷舊軍營房

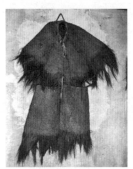

照片二：蓑衣

　　但是，那懷舊軍營房活動是否就適合所有的榮民伯伯呢？楊伯伯曾分享：「10 幾歲跟著國軍打仗來臺，獨身沒有結婚，再也沒見過父母，打過韓戰，**當兵當了一輩子，才不想再穿軍服呢！**」這是誰的「舊」？又是誰想「懷」？懷舊活動適用所有人，但「懷舊類型與內容」則因人而異。對楊伯伯來說，當兵帶給他的是心痛及辛苦的生命經驗，而非能開心放鬆的懷舊活動。年長又失智的他，怎麼會想主動及再次經歷這樣活動呢？但若身為了解失智長者生命歷程且具備懷舊活動技巧之帶領活動者，或許就能透過個別性之懷舊活動，陪伴該長者「流過淚，不害怕；哭過就放下，講過就釋懷；做過懷舊，沒有遺憾；不害怕分離。」所有的傷痛及難過都會過去，所有疤痕也都會結痂。在居家、社區（據點及日照中心）及長照機構沉悶及規律的生活中，若輔以懷舊活動豐富長者生活之策略，則更能提升健康老化及延緩認知退化。一般而言，照顧者較重視老人生理照護（如進食、沐浴及排泄等），而較常忽略心理及社會方面需求。高齡健康促進很強調社會參與，透過懷舊活動能重整過往的生命經驗，增進成員間社交互動並與他人聯繫，提升社會功能，對心理、社會功能方面有積極及正面結果。

　　所以，身為帶領活動者要辦理懷舊療法時必須先思考，懷舊活動真正意義為何？有時，照顧者常陷入迷思，農夫長者就用蓑衣及斗笠，榮民長者就用軍營房及軍服，這樣的「懷舊」或許只是帶領活動者自以為是的

懷舊活動。每位失智長者會因個性、人格特質、身處環境、生活工作背景、家庭情形、心理狀況及疾病影響，其所表現失智症之行為精神症狀（behavioral and psychological symptoms of dementia，以下簡稱 BPSD）皆有所不同，所以一百個失智長者有一百種照護模式，懷舊活動也無法全體一致適用，需事前評估。在帶領活動時，需先從了解失智長者生命史開始。因為長者就算失智了，但每位都是獨立個體，有自己的成長背景及喜好。帶領活動者需透過真正的陪伴及傾聽，深入了解失智長者的生命歷程（生命史），歷經這樣的事前準備過程，輔以「照顧」、「陪伴」與「引導」的真意，才能真正找出對失智長者來說有幫助及又能讓他開心參與的懷舊活動。

此外，懷舊治療在現今非藥物治療中，亦被稱為懷舊療法、懷舊輔療（輔導治療）及懷舊活動等。本章在此依帶領活動者之專業性區分成二類：
1. 第一類，若由專業醫事人員（如：職能治療師、護理師等）或經懷舊治療培訓帶領者，稱之為懷舊治療。
2. 另一類為帶領活動者（如家屬、照服員及居服員等照顧者），則建議稱之為懷舊療法或懷舊活動。以下章節皆統稱為懷舊療法。

第二節　懷舊療法概論

一、前言

失智症治療可概分為藥物與非藥物治療。然而藥物治療效果有限且部分長者會產生藥物副作用，故除藥物治療之外，非藥物治療被認為是失智照護中安全、非侵入性且副作用較低的照護方法，包含：藉由無障礙及支持性環境的調整（提供熟悉的、穩定的及有安全感的環境）、溝通方式訓練（communication training）及導入各類活動與安排。透過多元化失智症非藥物（nonpharmacological）治療，維持長者功能性狀態、獨立性能力、日常生活活動之能力（activity of daily living, ADL）及帶有賦能、減緩認知退化及改善行為與精神症狀（BPSD）問題，藉此提升失智長者之生活品質與社會參與。非藥物治療的使用時機，不論是否有使用失智症藥物治

療，都應該持續進行非藥物治療，並融入日常生活，以符合比利時 23+1
（每天生活 23 小時、照顧 1 小時）「尊嚴照顧」的全人精神。可放在日常
生活中隨時應用，亦可在失智症藥物治療前及藥物治療後。失智症非藥物
治療有非常多分類，本文下一節將詳細說明懷舊療法。

二、懷舊療法之定義

懷舊來自英文 reminiscence，又稱爲追憶往事、追憶、懷舊，意指
the act of remembering events and experiences from the past（《英國劍橋辭
典》——回憶過去的事件和經歷的行爲）。懷舊一詞在國內《教育部重
編國語辭典修訂本》（2021）中文定義爲：念舊、懷念往昔。《文選·班
固·西都賦》：「願賓攄懷舊之蓄念，發思古之幽情。」《文選·潘岳·
懷舊賦·序》：「不歷嵩丘之山者，九年于茲矣。今而經焉，慨然懷舊
而賦之。」懷舊治療（reminiscence therapy, RT），亦稱緬懷治療。最早
可追溯到 Butler（1963）提出的人生回顧（life review）：對老年回憶的解
讀，認爲懷舊是協助老人在意識中藉由回憶或體驗過去生活片段，或由參
與特別安排的活動，達到自我了解、降低失落感與增進社會化的目標。
Burnside（1990）將懷舊（reminiscence）定義爲「回憶過去生活經驗的一
個過程」，鼓勵並肯定長者，藉此提升幸福感、人際互動關係與肯定自我
的存在，在身體與心理得到改善進而延緩病情。

英國著名失智症懷舊治療法專家 Errollyn Bruce（1999）認爲：「懷舊
是回想並分享個人人生經驗的過程。」表示懷舊治療源於心理社會學，目
的在於提升自信心、身心愉悅，並促進人際互動溝通能力及社會化等功
能。透過懷舊活動可鼓勵與支持長者，讓其分享自己的人生經歷，帶給他
們喜悅亦能享受這個過程。亦提到懷舊活動對長者的影響，可分爲兩部
分：第一爲個人功能——包含自身的精神狀況、改善溝通能力與維持原本
能力等；第二爲社會互動功能——包含人際及社交互動能力、自我肯定與
降低孤獨感，提升幸福能力等。

Cappeliez 等（2005）針對各種形式的懷舊活動對老年人生活滿意度
和精神困擾的研究顯示，回想過去並填補刺激的空洞，可有效降低精神疾
病困擾，並提升生活滿意度。失智長者可藉懷舊「回憶過去事件、感覺及

想法」重拾自我認同。很重要的是，在懷舊的過程中失智長者是被接納及支持的。賴錦玉與莫靜敏（2002）認為懷舊的價值是整合人生、從分享中肯定自己、帶來良好感受、協助面對困難、擴展社交網絡以及增進友誼。「懷舊」是引發長者過去經歷提取記憶的認知歷程，屬於內在自發的神經刺激的一種，透過懷舊可以形成腦內心的神經元突觸的強度，有機會降低或避免因老化或疾病所造成的神經元退化（Asok et al., 2019），也是實務上或社會心理療法中常見及熟知的照護方法之一。「懷舊」活動提供了透過思想而進行神經刺激與大腦鍛鍊的機會，而進行懷舊活動主要包含兩項重要元素：回憶與互動。而如何有效實施懷舊，則應需使懷舊的內容可引發長者的興趣與注意力、喚醒內在心智過程，進而願意與他人互動。

　　所以懷舊是為一種過程，即個人對過去經驗的思考行動，體驗過去的生活片段或參與特別活動，協助長者整合自己的一生，藉以促進自我了解，對心理的適應具有某個程度的重要意義。在 Erikson 人類發展階段中，最後一階段為自我統整相對於失望。長者透過懷舊活動，有能力去發現生命中的快樂和意義，此將決定個人是否獲得自我統整或是失望，故被許多人當作懷舊療法效用的基準。

三、懷舊療法之目的

　　1960 年代末期，懷舊治療開始被應用。懷舊療法目的是鼓勵有組織的回顧、討論與分享，過去發生及具特別意義事件的事物與經歷（無論是正向或負向的）的回憶，過程中針對不同懷舊主題搭配引導物討論以協助長者由鮮活的往事中找到自我，提升自尊及自我價值感，促進生活滿意度、人際互動與社會化，改善情緒以降低疏離與孤獨感並緩解 BPSD。幫助長者適應或補償已失去或正要失去的事物。從心理觀點而言，生命回顧是人生重要的調適過程，以促進對生命整合與適應；從認知理論觀點而言，失智長者較無法記起新近發生的事，長期記憶相對保存較佳，較能憶起兒時或早期歲月的情景，故懷舊療法較能引起興趣，促進參與活動的動機及提高語言表達及溝通技巧，進而提升生活滿意度與品質，並視其為有意義的經驗進行檢視，獲得人生滿足感及自我肯定。

四、懷舊療法之分類

毛慧芬（2011）將懷舊治療內容分為「生命回顧」（life review）及「一般性懷舊」（general reminiscence）二種治療型態。「生命回顧」常以一對一方式進行，內容包含傾聽長者生命經歷以及令其痛苦悲傷的部分，緬懷過去並製作生命故事。「一般性懷舊」大多以團體模式進行，藉由討論特定話題（如兒時遊戲等）或輔以具體過去物件（過去工具等）回憶刺激，使團體成員分享經驗與想法，達到趣味與人互動，參與懷舊療法的目的。

「生命回顧」：每位失智長者雖然現在很多事不記得，很多人不認得，但是他們的人生就是空白的嗎？非也，每個人都有其生命史，充滿人生經驗。舉例來說：李伯伯熱愛唱老歌，雖然罹患中度失智症但仍在榮家歌唱比賽榮獲冠軍；劉伯伯下象棋超厲害連大學生都甘拜下風，代表其早期的經歷仍牢記在心中。而身為帶領活動者應該要了解長者的生命故事，知道其生活背景，若有發生精神行為症狀時，探討是否與其生命歷程有關聯性？進而調整照護模式加入懷舊療法，減輕其相關症狀。

案例一：88 歲張伯伯有日夜顛倒、夜間到處遊走行為，失智照護團隊透過深入了解伯伯生命歷程，與家屬共同製作「生命故事書」，發現他曾任職 30 多年警察工作，研判伯伯可能因以前夜班工作特性及性質（需開警車四處巡邏），故在專區晚上常不睡覺到處巡房，並把別房室伯伯叫醒（盤查？），進而導致 BPSD 情形。團隊以同理心照護伯伯，白天邀請他參加體適能活動輔以懷舊活動，晚上透過傾聽及陪伴佐以醫師開立藥物輔助，終於讓伯伯獲得長久以來的好眠。張伯伯的家屬看見照護團隊的耐心與用心相當感動，特別寫感謝函給板家。

案例二：李伯伯當過多年海軍的艦長及商船船長，團隊也曾為李伯伯製作專屬生命故事書（李船長的漂泊歲月），風流倜儻的李伯伯終身未娶，資助姪子至美國唸書後在美國國家航空暨太空總署（NASA）擔任工程師及出書。為其辦理個別性懷舊活動，從食衣住行各面向回顧早期海上生活，其姪子也曾蒞家探視。後續更為多位伯伯及阿姨們製作專屬自己的生命故事書，努力替其找回過去留下珍貴回憶，並提供更好的照護品質。

案例三：透過懷舊活動順應長者配合演出，陪伴演生活（我們都是好演員），成為生命的陪伴者。失智長者都是獨立個體，都有其個別性及

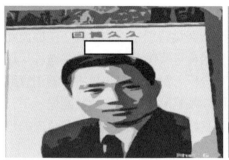
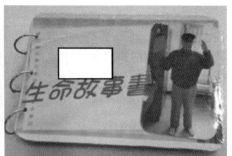

照片三：（案例一）張伯伯生命故事
　　　書──辛苦 30 年警察生活

照片四：（案例二）李伯伯生命故事
　　　書──船長的漂泊歲月

特殊性。帶領活動者都需了解長者的特性及個性，擁有家人的溫情，彼此關心、呵護及照顧，「適性的生活照顧」是重要的個別化及人性化照顧原則。劉伯伯剛入住時（曾抗拒入住機構），照顧團隊透過家屬了解其生命歷程（劉伯伯當了 40 幾年守衛工作），故與家屬一起「角色扮演」。由家屬告知是至榮家上班當守衛，由堂長（筆者）支付薪資 30,000 元（玩具鈔由家屬提供）給伯伯，之後劉伯伯開心地將薪水交給兒子當作家用金，代表對家庭仍有貢獻，團隊陪伴劉伯伯扮演生活，協助早日生活適應，之後也順利適應了機構生活，並藉此提升自我價值及成就感。由此可見，懷舊療法隨時能夠運用在生活及照顧各方面且具有正向效應。

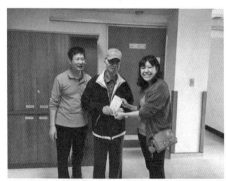
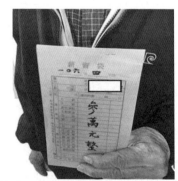

照片五：（案例三）堂長付薪水給伯伯　　照片六：（案例三）領薪水會交給兒子

　　以上，三個案例都是個別性懷舊活動──「生命回顧」，是指帶領活動者依長者個別需要，安排會談或陪同參與具特別意義的活動，由回憶和經驗中來達到懷舊目標。個別性的懷舊治療可經由非結構活動之過程，讓長者隨意訴說過去的經歷或感覺，自我分析、釐清與重複思考，讓潛意識中的感覺加以澄清，亦可藉由自傳、照片及黏貼簿等來喚醒其記憶。不一定需特定的主題，故帶領活動者需具有良好傾聽技巧，且正向及負向的感覺皆可被接受。

　　個別性懷舊活動優點在於一對一的面談，有助於長者和帶領活動者信任關係之建立。需要事先預做準備，對於某些中度至重度認知障礙或個性內向者較爲有益。另外，在活動過程中要緩慢進行不可催促，否則會增加焦慮或煩躁不安。故在治療前或進行中，都必須評估焦慮情形，並隨時預防焦慮程度的升高。當長者一旦出現情緒反應時，帶領活動者應發揮同理心（易地而處、換位思考，更注重與長者的溝通），以支持立場協助長者抒發情緒再鼓勵分享。

　　而團體性懷舊活動，是指透過其他人的生活經驗分享，長者能重新再檢驗他們的過去，藉由結構性活動，可促進成員間的互動、眼對眼的接觸、觸摸及微笑，以達到全體治療的效果。活動進行時可能包含痛苦及快樂的經驗，但藉由彼此的分享，可以將痛苦降到最低。此外，活動中最有價值的結果爲友情及社交互動的增加，甚至透過成功的活動帶領而得到知己，這對長者心理的健康是很重要的。帶領活動者可依活動目標，決定懷舊過程的架構。整個活動所需要的時間，可從簡單會談到多週團體聚會。另有專家指出，懷舊活動可改善帶領活動者與失智者的溝通，運用失智者仍存留能力，特別是遠程記憶、社交互動能力以及正向反應的能力，失智長者可藉懷舊活動重拾自我認同。

　　對於結構式團體懷舊活動，帶領活動者自身需對帶領技巧非常熟悉，特定主題必須選好，較不具有威脅與敏感性。最好能與過去經驗有關連，因此要對長者過去生活經驗及心理、社會、文化背景有基本了解。可事先準備引導物或鼓勵展示個別擁有的錄音帶、照片、雜誌及紀念冊，以製造能幫助團體回憶與主題相關事件及氣氛，縮短長者間彼此的距離；也可以即興引導應景的題目，如：農曆年的年景等，以刺激長者的回憶與互動。

要隨時面對及解決突然發生問題之心理準備，如引導的主題為戰爭或天災所帶來沉重的傷痛就必須適當的處理，且在設計活動時應具有彈性和創意，以引起長者的興趣。此外，讓每個長者皆有機會參與回憶是很重要的。在團體中有些長者需經過鼓勵才開口分享其回憶事件，所以好幾次的活動可能是必需的，而隨著活動的進行，有時會出現一些沉寂，可能是部分長者陷入往事回憶中，亦有可能是反應較延遲需一段時間重整。帶領活動者要有耐心，對每位長者尊重、支持與鼓勵，以及活動的持續性都是影響成效的先決條件。綜上所述，無論是個別性或團體懷舊治療方式，兩者運用的時機雖有不同，但皆以降低疏離與孤立感，增加社會適應、提升自尊、減輕憂鬱及促進生活滿意度為主要目標。

　　吳麗芬（2001）也指出懷舊治療與人生回顧是經常被用在老年人照護的兩種懷舊活動，也是維持老年人身心健康及生活品質的重要措施。許多人將懷舊治療與人生回顧視為同一件事，但實際上兩者的目標不同，理論基礎也不相同。懷舊治療是源於心理社會學，目標在增進社會化、舒適感、愉悅感、促進溝通技巧及自信心、改善人際關係及得到資料；人生回顧則是源於心理分析學，目標在人生的統整。當選擇採用懷舊治療或人生回顧的懷舊活動時，首先要釐清治療目標，然後才能逐步執行這兩種有益於長者的懷舊活動。

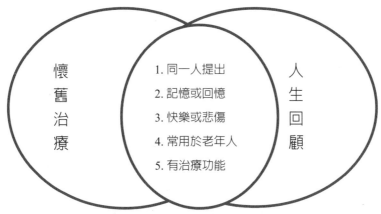

懷舊治療

1. 同一人提出
2. 記憶或回憶
3. 快樂或悲傷
4. 常用於老年人
5. 有治療功能

人生回顧

圖 4-1　懷舊治療與人生回顧

資料來源：吳麗芬（2001），懷舊治療與人生回顧，護理雜誌，48(1)，83-88。

五、懷舊療法之益處及目標

　　Masatoshi Takeda 等（2012）在研究中將各式非藥物活動之種類（包含認知訓練、認知復健、認知刺激治療、多感官刺激療法、現實導向療法、懷舊療法、確認療法、身體活動、光照療法、音樂治療、芳香療法、動物輔助療法，以非藥物治療三項指標來研究其產生之照護成效：(1)ADL（日常生活功能）；(2)BPSD（行為精神症狀）及 (3)cognition（認知功能）。從下表 4-1 可得出懷舊療法：對 BPSD（行為精神症狀）和 cognition（認知功能）有（+）顯著改善。

表 4-1　非藥物治療照護成效指標

治療	ADL （日常生活功能）	BPSD （行為精神症狀）	cognition （認知功能）
認知訓練	+	+	+
認知復健	+	+	+
認知刺激治療	+	+	+
多感官刺激療法	+	+	+
現實導向療法	+	+	+
懷舊治療（療法）	-	+	+
確認療法	-	+	+
身體活動	+	+	+
光照療法	-	+	+
音樂治療	-	+	+
芳香療法	-	+	+
動物輔助療法	-	+	-

資料來源：Masatoshi Takeda et al. (2012). Non-pharmacological intervention for dementia patients. *Psychiatry and Clinical Neurosciences, 66(1)*, 1-7.

　　除此之外，也有很多學者經由研究來探討懷舊治療（療法）成效，Bohlmeijer（2003）透過分享回憶早期人生經驗，連結個案認知功能長處，

改善溝通能力並提升談話自信並有效緩解憂鬱症狀。當人們被另一個能夠了解他的人傾聽時，才能讓他開放、傾聽自己真實的心聲，進而讓其能夠拓展另一層嶄新的人生經驗，在態度上也會轉變成更能夠照料及接受他人（Rogers, 1980）。

依照臨床實務經驗，建議將目標放在失智長者能獲得：

1. 享受懷舊團體：喜歡參加活動，團體過程中能投入及享受。
2. 自我價值感提升：能感受到自己被肯定，覺得是有價值的人。
3. 表達增加：表達內容及自發性增加，增加語言及情緒的表達。
4. 社交互動增加：長者與家屬（或帶領活動者）的互動增加。
5. 生命意義提升：覺得參加活動有意思（有趣味）或覺得人生有意義，有滿足感。
6. 延緩功能的退化：雖然目標這麼多，但「只要有一點小小的進步都是值得開心的」。帶領活動者需要學習去欣賞長者些微的進步。

　　上述是懷舊活動團體的目標，可供參考。帶領活動者需要再和夥伴們共同討論，訂出該團體之目標及每位長者之個別目標。

第三節　懷舊療法之環境營造

一、懷舊環境設計

　　懷舊環境設計首先需考量長者的生活背景，以曾有之生活經驗為佳。如紅磚牆壁紙、斗笠、客家及原住民文物等皆可；亦或板家失智專區九成入住長者為退伍軍人之背景，故規劃設計 3 樓懷舊軍營房及 2 樓健康走廊懷舊環境設計（第六節說明）。由此可知，懷舊環境並非一成不變及千篇一律，亦非只是張貼許多懷舊照片或布置懷舊物品。懷舊元素搭配必須有整體的考量，需要深入了解長者生命史而進行規劃設計。過多、複雜的照片或物品，反而令失智長者混亂不舒服。有時，簡單的兩三個元素即可收到很好的效果。規劃時宜先考量情境的選擇，如懷舊客廳、餐廳、農舍或者柑仔店。其他收集到的懷舊物品，不宜全部擺出來，應視需要做懷舊空間或懷舊角之布置，或者在懷舊活動中才拿出來作為引導物。在活動過程

中可搭配古早音樂，更有助於營造整體懷舊氣氛。進行談話性或個別性懷舊團體時，需要不受干擾、舒適、安全、長者熟悉的懷舊環境。可和長者一起為此空間取名字，如懷舊閣、老地方等。除了居家、社區或機構所做的懷舊環境設計，也可多利用政府機構及民俗中心等，如宜蘭國立傳統藝術中心、各縣市客家文化中心及主題公園、各縣市眷村博物館、原住民主題館及主題公園（凱達格蘭文化館）、黑松博物館、台北故事館、各地懷舊餐廳及老街，都可以讓我們學習懷舊情境的營造。

懷舊環境營造可包含幾項元素：環境布置與物件（可將自然環境融入）、懷舊照片／圖片、與主題搭配的空間、搭配不同時代的音樂及不受干擾的環境。並非所有失智長輩都喜歡懷舊風格的環境，曾有 90 多歲的失智長者分享：「過去實在是太苦了，看到古早物品讓我不想進來。」原來服務失智長者，不能侷限於過去的觀念，要多方了解長者的需求及人生經歷，才能做到適合之懷舊環境設計。

二、懷舊療法座位安排

懷舊座位安排需依每位參與長者的特性考量，包含當天情緒、生理徵象等因素。在環境的準備上，空間需寬敞明亮，保持安靜、溫暖與舒適，以適應長者退化的視力與聽力。

1. 可將座位排成圓形，使其每位成員皆能看到彼此的表情和動作，亦可依照不同活動規劃，有不同之座位安排。
2. 將聽力、視力較弱或較需要協助長者坐在協助者旁。
3. 將表達能力好的長者座位平均分散到整個團體位置。
4. 需常上廁所的長者安排靠近廁所的位置。
5. 會遊走的長者安排背對門口的位置。
6. 帶領活動者坐在面對門口的位置。由於門口有較多人出入的機會，較易令長者分心，且帶領者面對門口較能控制干擾因素。
7. 適當光線令每位成員可以看清楚團體所有成員，但避免長者所坐的位置面對刺眼光線。

第四節　懷舊療法之媒材架構

一、懷舊引導物品準備

　　在懷舊過程需要藉著各種引導物幫忙長輩回想。人的記憶可藉由不同感官刺激來勾起回憶，對回想有很大幫助。懷舊物品依感官及認知刺激可分為以下幾種：

1. 視覺化物品：老照片、影片及物品，如童玩、古早味食物等。
2. 聽覺化物品：舊音樂、早期特定聲音，如小學放學歌、垃圾車音樂、叫賣聲；華視懷舊頻道、連環泡、五燈獎及群星會等。
3. 操作化及觸覺性物品：可摸到之實體，如紅龜粿的模子、竹筒飯、包子及水餃等。
4. 嗅覺化物品：具味道實體物品，如杏仁茶、麵茶（香味）等。
5. 味覺化物品：可吃的食物，如棒棒糖、月餅及花生湯等。

　　藉由各種知覺刺激，協助失智長者回想，勾起串串記憶，如前述懷舊物品之準備，準備時需特別考量事項如下：

1. 安全、無尖銳、無毒性，尤其失智長者隨時要注意避免誤食。
2. 圖片色彩鮮明、不反光，大小尺寸適合，若為照片或文字，要考量長者視力因素，太小會導致參與度低。
3. 依據失智長者認知能力，提供適合之物品。
4. 食物注意有效期限，若為糯米製品活動，要事前評估參與長者吞嚥能力，以防產生嗆咳意外事件。
5. 引導物來源：可自行製作或依所需用物至文具店、玩具店、老街、柑仔店、雜貨店及二手貨店等採購。

二、懷舊療法主題的選擇

　　懷舊主題的選擇非常多元化，可以與成員討論後決定，帶領活動者也可依背景及前次內容來決定。較敏感性話題如政治、戰爭，可放在團體中期以後。主題不需要事先安排好十多次，可在每次團體後決定下週主題或依興趣彈性地安排。同一主題也可以談兩次到三次，如童玩、結婚、媳

婦經，不需要一次把一主題內的所有子題皆談完。依長者的興趣發展懷舊主題是重要的原則，若對該主題或物品沒有興趣則可視情況跳過，以有經驗、有興趣的為原則。亦可進行古今比較：衣服、交通工具、髮型、美容院（剪燙頭髮）、菜市場、超市及雜貨店、食物、錢幣、房子、衛浴生活各層面俯拾皆是懷舊題材。在懷舊活動選擇上，務必考量長者目標與對參與者的意義性、性別差異及對傳統文化之認同，以及是否對議題產生共鳴。

表 4-2　懷舊療法主題內容

歷史脈絡	生命經歷	工作經驗	喜好興趣	家庭	節慶習俗	懷舊物品
兩岸探親	童年往事	當兵	爬山	生活趣事	元宵節	古早味食物
民選總統	求學	遷徙	釣魚	育兒	中秋節	老歌
戒嚴	戀愛（相親）	職業（工作）	下棋	寵物	農曆春節（習俗）	名人（影歌星、政治人物）
823砲戰	訂婚	升職	旅遊	居住地	冬至	收藏品（大同寶寶）
十大建設	結婚（嫁妝）	退休	歌唱	活動	端午節	老照片
解嚴	生子生女	購屋（新房）	茶會	旅遊	重陽節	童玩遊戲
空襲	媳婦	戰爭	戲劇	就醫	軍人節	古早味零食
臺灣光復	公婆經	宗教	舞蹈	住院	清明節	交通工具

本表由筆者彙整

第五節　懷舊療法之帶領方式

一、懷舊療法準備

辦理團體懷舊活動需要事前詳加準備，共分以下五項詳加說明：

(一) 帶領活動者及團隊的準備

若帶領活動者為社區或長照機構居服員及照服員，建議先接受衛福部失智症照顧服務 20 小時訓練課程，對失智症及其照護有基本之認識。進一步需要接受懷舊治療培訓，親自帶領團體並接受有團體經驗者督導。可先安排培訓課程，讓可能參與之同仁了解懷舊活動的意義及懷舊對長者的助益。於培訓後務必與全體同仁分享課程內容，以利未來順利推展懷舊團體，事先討論需要團隊配合的事項，例如協助收集懷舊物品，並於活動前準備齊全。若為居家的家屬或看護人員則可利用家中物品及生活趣事隨時都可進行。

(二) 確定團體目標

必須共同討論懷舊團體的整體目標，因為目標不同，帶領方式也就不同。此目標的共識非常重要，避免由主管決定交代給部屬執行，必須依參與長者需求決定。除了團體目標之外，在決定參與團體長者後，需針對每位長者訂定個別目標，因為每位長者狀況不同需求不同。團體前準備特別注意到長者文化背景篩檢，因為基本上長者背景越相近，懷舊團體成效會越佳。

(三) 長者評估及資料收集

進行懷舊團體時，同組長者的功能程度、文化背景、使用語言越相近越有助團體的成效。但實務中需要考量因素很多，必須有所取捨及妥協。評估項目細分以下五種：

1. 語言

團體進行過程以使用一種語言為原則，同組長者若使用不同語言，將

影響團體互動及目標的達成。但在長者人數不足時，仍可接受兩種語言，帶領活動者便需於團體中協助翻譯，以利團體之進行。懷舊團體對語言表達及理解能力尚可之輕至中度失智者較有幫助，嚴重認知及溝通困難者較難從失智懷舊團體獲益。

2. 認知功能與失智程度

不同認知功能與失智程度在目標設定及活動設計都有所不同，活動帶領之技巧與速度也需隨之調整。一般而言，失智程度越嚴重團體人數應越少，引導速度也越慢，更多著重在感官活動刺激上。

3. 行為問題

依平時家屬及照顧者之觀察來評估長者參加的合適性。原則上只要不過於干擾團體的進行，都歡迎長者參加，因為參加懷舊活動可以降低行為問題的發生頻率。但當行為問題經團體討論及努力處理後，仍影響其他長者參與度時，則必須與家屬及長者個別討論。必要時改採個別化懷舊活動、參與其他較合適之團體或進一步就醫評估等。

4. 身體狀況

重聽者請協助配戴助聽器再參與團體；視力不佳者，則需佐以輔具；身體健康狀況以穩定者優先考慮。當天需檢視參與者情緒狀況判別是否適宜參與。

5. 資料收集

人生故事書（life story book）越了解過去人生經驗，越容易和長者建立信任關係以及引導懷舊過程。團體前請家屬協助填寫或經由詢問了解人生故事，同時也讓家屬了解長者即將參加懷舊團體，對可能產生之反應（如會較多提及往事等）預做準備。

(四) 紀錄表格的準備

1. 懷舊活動團體過程記錄

每一次團體結束後，需要記錄當次團體參與長者、主題、引導物及反應等，同時需討論互動、影響因素、後續追蹤事項及下回安排。清楚地記錄團體過程有助帶領活動者及照顧者的學習，以及團體成效的檢討。

2. 成效評估相關紀錄表格

如行為問題評量表、成員個別參與團體記錄表、憂鬱程度量表等，可依團體目標決定。

(五) 活動檢討紀錄與成效評估

在團體開始前即需考慮到成效評估。可分為量性與質性評估。量性評量如行為問題量表、憂鬱程度的評量及前後比較等。質性評量如觀察紀錄分析，過程詳細記錄個案之行為反應並分析。失智懷舊團體成效評估還可分為長者於團體內外的評估。另外，家屬的反應也是重要評估方向。

儘管活動之前已有萬全準備，但各種無法預期的狀況仍會發生。因此活動後仍需做好紀錄並檢討優缺點，才能讓下次活動更貼近參與長者的需求，詳盡的紀錄更可以讓其他帶領者很快地得到前人的智慧。所有活動參與者一起參與會後討論，內容包含帶領活動者、長者在團體中表現及活動設計相關問題。

二、懷舊療法執行原則

懷舊療法執行原則以配合參與長者為主，適時提出開放性問題（how 如何、when 何時、who 何人、what 何事、where 何地），若提出 why（為何）則需給予充分的時間讓長者回應，以下整理出原則提供參考：

表 4-3　懷舊療法執行原則

能做的事	避免的事
積極耐心的傾聽	催促長者快一點
主要著重愉悅的回憶	考驗長者的記憶力
接納、正向回應	否定、糾正個案所陳述的事實
尊重其信念及價值觀	過多的指導與糾正
無挫折感	個案可能對某些話題避而不談，例如：戰爭或天災等痛苦的回憶
活動簡單具重複性	活動複雜花俏
重點說明，一次一步驟	說明過多，一次訊息過多
個案說的多、做的多	個案說的少、做的少
等待反應，適度協助	急著幫忙個案
少說「不」	常說「不」
看到長者的能	看到長者的不能

此表由筆者彙整

三、懷舊療法執行方式

(一) 長者參與懷舊療法之協助方式

1. 帶領活動者可依長者**認知程度**區分為：
   (1) 鼓勵（分為言語鼓勵或行動鼓勵）
   (2) 間接口頭提示
   (3) 直接口頭提示
   (4) 透過姿勢動作提示
2. 活動進行之示範時，可依長者之**日常生活功能程度**區分為：
   (1) 直接示範
   (2) 肢體動作指引
   (3) 肢體動作協助
   (4) 完全他人協助
　　但仍請帶領活動者給予長者多些時間嘗試，不要倉促或立即直接給予協助，而用耐心及鼓勵態度引導長者參與活動。

(二) 懷舊療法執行流程

1. 時間：約 40～50 分鐘，每週進行 1～2 次，一期總共進行 8～12 次（視團隊情況調整）。

2. 參與人數：約 6～8 人（依長者狀況調整）。

3. 活動流程

   (1) 開場：自我介紹（入席、戴名牌，互相介紹認識姓名，哪裡人）、現實導向（日期、時間、地點等）。

   (2) 暖身活動：介紹活動名稱、主題、目的與引導物。

   (3) 主題進行：鼓勵長者分享及表達與主題相關的回憶與經驗，引導其他人對分享者正向回饋，並運用引導物勾起長者回憶，促進長者間互動和控制環境中干擾因素。

   (4) 回饋分享與結束：欣賞長者的分享及表達與讚美鼓勵，了解參與團體的感受，必須做個總結及回顧結果或過程中重要部分，現實導向並感謝參與，正向回饋及預告邀請下次活動時間。

(三) 懷舊療法執行種類

1. 依活動**辦理次數**：區分成常態／非常態：其中以常態較為常見；非常態：單次團體過程。

2. 依活動**辦理人數**：區分成團體／個別性懷舊活動。

   (1) 團體懷舊活動辦理方式：

     a. 時間：固定每週同個時間進行約 40～50 鐘，每星期 1～2 次。

     b. 地點：同一地點，最好採用木製圓桌，團體互動較佳。每次準備茶水（可用舊式家用茶壺及茶杯），營造自然社交互動氣氛。

     c. 人員：帶領活動者及協助者最好固定，有變動時一次以變動一位為原則。穿著固定懷舊衣服，加深長者印象及了解此團體之方向。

     d. 成員：約 6 至 8 位，失智及可表達的長輩。建議使用字體粗大的名牌、顏色對比清楚，容易看清楚對方名字，以利人際互動。

     e. 音樂：固定的開始及結束音樂，歌曲請準備原唱者的 CD，且需事先挑選歌曲，避免過於沉悶哀怨的歌。活動過程可利用重撥鍵（repeat），減少協助者撥放音樂之工作。結束音樂希望帶給長者

愉快心情，不管當次活動過程如何，回家時希望讓長者帶著快樂心情回家。

以上五項皆是幫助長者熟悉團體活動之方式，同時提供足夠線索令長者在此環境中很快知道要做什麼活動，進而增加長者的參與度。

(2) 個別性懷舊活動：辦理方式有彈性，視長者需要辦理，其他注意事項如上述。

(四) 懷舊帶領活動者條件

專業人員（職能治療師、護理師及社工師等）、照顧者（家屬、照服員及居服員等）任何人都有潛力引導懷舊療法，重要的是他／她：

1. 對懷舊活動有興趣。
2. 對長者過去人生經驗有興趣。
3. 願意傾聽長者述說。
4. 懂得欣賞讚美長者。
5. 願意學習團體帶領技巧。
6. 能自我覺察。

(五) 懷舊療法帶領團體重點

第一次團體：介紹團體、自我介紹／相互認識。

第二及之後團體：可參考本章第四節二、懷舊活動主題的選擇。

最後一次團體：團體過程中陸續回顧到最後一次則進行完整回顧，必須留意要平均提到每位長者的表現並予以肯定，同時感謝長者的分享及帶領活動者的學習與收獲。長者可能會出現一個反應「咦！我有做過這件事嗎？」此時帶領活動者切忌與長者爭辯，只要多提供線索、多說明當時狀況，幫助長者回想即可，也不必一直追問「這樣有沒有想起來？」「想起來了沒？」，挑戰長者記憶力而降低自尊及成就感。

(六) 懷舊療法帶領話題引導

許多帶領活動者在懷舊團體過程中，常常不知道下一句話要說什麼？如何引導才能令話題內容豐富有趣？以下內容可供參考：

1. 五種感官：視覺、聽覺、嗅覺、味覺、觸覺

(1) 視覺：「賣叭噗（涼圓、茱燕或肉粽）車子長什麼樣子？」

(2) 聽覺：「聽到什麼聲音之後，你就知道（修理紗窗）的車子來了？」此時可以撥放熟悉的音樂（修理紗窗紗門等）。

(3) 嗅覺：「蓋子打開時聞到什麼味道？」此時可以拿出引導物。如包子、饅頭。

(4) 味覺：「那時（肉粽或月餅）吃起來味道如何？」此時可以分享曾經享用食物之經驗。

(5) 觸覺：「那時的（春捲、年糕）摸起來感覺如何？」

2. 五 W：Where、When、Who、What、How 以相親經驗為例：

(1) Where 哪裡？：「第一次相親地點在哪裡？」

(2) When 何時？：「是你幾歲的時候？」誰介紹的？

(3) Who 誰？：「來和你相親的人是誰？」

(4) What 什麼？：「有帶什麼禮物或識別物嗎？」如拿一本書或一束花相見。

(5) How 如何？：「相親過程是如何安排？」「是如何打動你的心？」

　　由於「Why？為什麼」這一問句較易令人感覺被質詢，易引起防衛反應，因此儘量以上述問句來取代「為什麼」。還必須懂得鼓勵長者參與，過程中一步一步引導，既要細心觀察與適時協助，卻又要懂得協助必須不著痕跡、不可太過焦躁，同時間還要知道與失智長者應對方式，若遭遇有情緒反應時，該如何在第一時間以正確的方法來處理。要保持覺察力，眼觀四方耳聽八方，哪些長者有想表達的眼神及動作等，儘量每位都能分享等，這些零零總總相加後，才是懷舊活動執行的完整精神啊！

第六節　懷舊療法之實務案例分享

一、案例一：板橋榮家失智教研專區祥和堂懷舊空間設計

　　板橋榮譽國民之家（以下簡稱板家）1969 年 11 月 1 日成立，2013 年11 月 1 日組織改造更名為「國軍退除役官兵輔導委員會板橋榮譽國民之家」，該家規劃失智教研專區，收住中度失智長者 100 床，採單元照護模式（unit care），「以人為本」規劃失智友善照護環境。

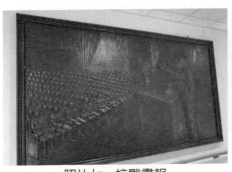 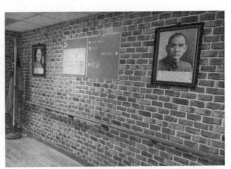

照片七：抗戰畫報　　　　　　　照片八：設置國父及蔣公遺囑遺像

　　「失智長者需要及喜歡什麼，就設計規劃什麼」，創新規劃滿足長者需求。與元智大學「老人福祉科技研究中心」產學合作，利用熟悉的生活與建築元素，以懷舊設計建置健康走廊，自主體驗非藥物活動應用互動科技，提供多功能感官刺激（提供視、聽、觸、味、嗅覺等五感體驗）與個人化懷舊活動。有助於舒緩及穩定失智長者情緒，連結以往記憶，緬懷生命歷程，進而減少 BPSD 及抗精神病藥物使用。「懷舊情境符合建構機制」——有助於促進失智長者對環境的熟悉性而增加認同感。全方位在公共空間提供懷舊情境之建置，提供長者自發性參與懷舊活動之運用。

　　第一區：懷想牆（懷舊）：串起生命歷程（視覺及認知刺激）——傳承榮民寶貴文化資產，配合具歷史意義照片；榮譽榜——保留珍貴的生命故事及獎狀。

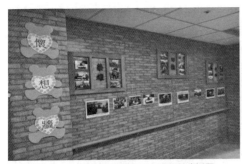 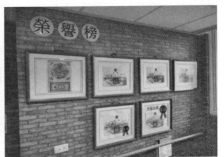

照片九：「榮民精神、回憶及榮耀」　　照片十：榮譽榜

　　第二區：軍旅生活時間廊：生命歷程規劃（重要事件相片）——配合

懷舊軍旅生活，勾起對於美好往日眾多回憶。放置空軍、海軍及陸軍等懷舊照片（航空母艦、飛機、坦克等）。點點滴滴都是生命軌跡，「懷舊就是融入生活」。在各出入口用紅磚牆、木材質或書櫃圖案，打造成「安全隱形門」，減少長者遊走及推撞玻璃門，導致意外事件產生。

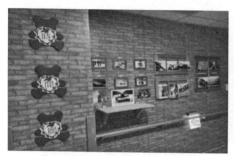
照片十一：軍旅生活時間廊

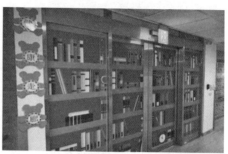
照片十二：懷舊設計──安全隱形門

　　第三區：板橋老戲院──懷舊電影街（視覺、聽覺及認知刺激）── 戲院售票口配合時代背景價目表「全票 30 元半票 8 元軍警學生優待票 6 元」、「娛樂不忘救國」、「含娛樂稅及大陸救濟金」都是以往朗朗上口的口號，看了會心一笑。古早電影牆海報有耳熟能詳「梁山伯及祝英台」及「李小龍」電影等。每週戲院亦會撥放與長者生活及時代背景相關且深受喜愛的「京劇欣賞」。

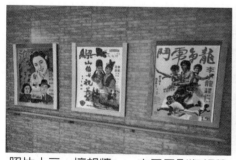
照片十三：懷想牆──古早電影海報牆

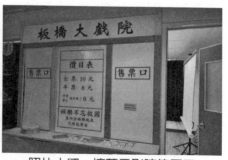
照片十四：懷舊電影院售票口

　　第四區：懷想牆（思念）群星會：（視覺、聽覺及認知刺激：音樂活動） ──懸掛 30 至 50 年代軍中情人（鄧麗君、帽子歌后鳳飛飛、歐陽菲

菲）等照片及播放懷念老歌。「懷舊音樂角」設計，搭配舒適靠背藤椅，行經該區駐足懷想。每週辦理卡拉 OK 活動，聽著優美歌聲，看著軍中情人倩影，彷彿回到以往燦爛時光。

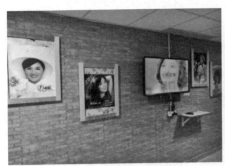 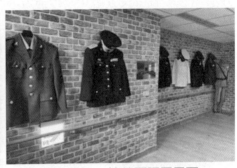

照片十五：懷舊群星會照片　　照片十六：懷舊軍服展示區

第五區：**懷舊軍服展示區：（視覺、觸覺及認知刺激）**——配合榮民生活歷練，搭配珍貴的抗戰時期軍服，藉由觸覺感官刺激，穿著軍服生活體驗，藉由重要事物的回憶，減少失智異常行為發生與憂鬱情緒產生。

第六區：**懷舊板橋火車快飛（沉浸式數位懷舊火車）**——失智長者常有遊走及因想回家而產生推撞門等行為精神症狀，而大部分長者是想回老家（如廣東、上海或北京的家）。板家特與元智大學、臺灣鐵路管理局及工研技術研究院共同合作創新規劃：板橋火車站及懷舊列車「數位懷舊沉浸式火車升級 2.0 版」，專區廊道內打造了擬真火車站及懷舊列車，透過設計感官體驗營造能勾起長者回憶的情景，加入觸發認知活動懷舊素材，整合火車行進時轟隆轟隆聲響與座椅搖晃體驗情境（透過管控台調整晃動力道、震動時段及間隔）等，配合長者需求「量身打造」思鄉列車。藉以有效勾起早期火車乘坐記憶、火車聲音刺激及窗外各地景致等懷舊活動，進而引發長者興趣與注意力及引發內在心智過程，減緩認知退化及思鄉而導致的情緒不穩，一解長者鄉愁。「八方鄉音控制（國語、廣東及山東口音）＋真實沉浸式動態火車座椅」，提供懷舊及安全娛樂的情緒抒發場所。彷彿身處懷舊火車前往長者想去及思念的老家，達到懷舊環境介入照護措施功能與個別性照護相結合，甚具療癒之效。

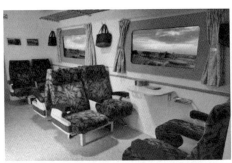

照片十七：板橋火車站及沉浸式懷舊列車

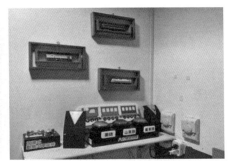

照片十八：八方鄉音控制系統

第七區：懷舊軍營房舍（當上將軍不是夢）──**再著軍裝唱軍歌**，協調國防部及各軍種司令部，提供各類型軍服及非管制性軍用品，讓失智長者重新穿上軍服懷舊，喚回生命歷程中珍貴軍旅生涯記憶。舉辦「不老戰士」懷舊活動，讓這群曾叱吒沙場的老英雄們，重溫身為軍人驕傲。失智長者也能實踐當上將軍的夢想喔！失智長者看到軍被，還會抱怨折的不標準，動手折起豆腐乾，看到我們讚嘆的表情，哈哈大笑開心不已。

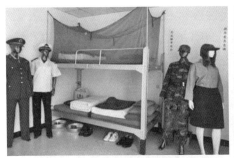

照片十九：懷舊軍營房

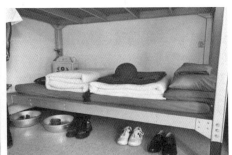

照片二十：各式軍需品

第八區：開心農場：懷舊種菜園地──2019 年與新北市環保局及行政院環保署合作「懷舊療癒及復健的祕密開心農場」，摘種可食用植物。很多長者過往都有種植經驗，提到園藝侃侃而談，藉由栽種澆水灌溉，提升長者成就感及喜悅。「自己菜園自己設計」打造天空農場。提供種植氛圍也能藉此曬曬日光浴，期能減少失智長者、日夜顛倒及黃昏症候群等異常精神行為。

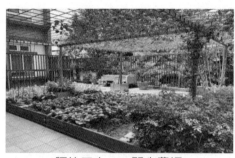 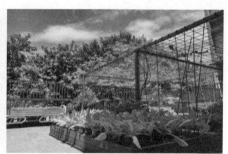

照片二十一：開心農場　　　　　　　照片二十二：懷舊種菜園地

　　板橋榮家失智專區建構「失智高齡友善及醫養合一」整合及懷舊照護環境，強調人性化失智照護核心價值，每位長者皆為獨特性之完整個體，客製化量身訂做最適合的個人照護模式。並於 2018、2019 及 2020 榮獲「SNQ 國家品質獎」肯定。

二、案例二：桃園榮家時光──逆齡咖啡館懷舊空間設計

　　桃園榮譽國民之家（以下簡稱桃家）1974 年 4 月 8 日成立，2013 年 11 月 1 日組織改造，更名為「國軍退除役官兵輔導委員會桃園榮譽國民之家」。一走進榮家大門穿過廣場後，印入眼簾的就是懷舊環境建置：右側忠誠公園（坦克戰車）、左側忠勇公園（戰機）、忠義公園（船錨）及中正紀念公園（觀音亭）。每每長者經過家區都能想起之前生命軌跡及人生故事。

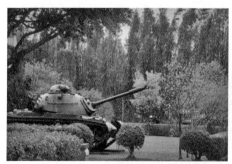 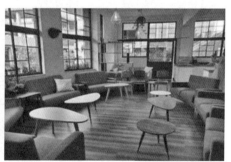

照片二十三：桃園榮家懷舊場域　　　照片二十四：時光・逆齡咖啡館

時光．逆齡咖啡館：一杯有生活溫度的咖啡（掛滿國旗咖啡屋）

　　長者歷經歲月洗禮的氣質，端起咖啡看著書報或凝視遠方，融入滿室生香咖啡氛圍，是榮家最美的風景。從荷蘭生命公寓、日本老人咖啡館，乃至臺灣近年來發展的長照咖啡站，桃家「時光．逆齡咖啡館」初心是用咖啡香改變長照機構把屎把尿的味道，結合文藝、時尚及創意，創造使長者「變年輕」的正向意義，走出長照機構樣版形象，讓長者喝咖啡的同時，將照顧從身心需求導向進展到重視及發現生命的尊嚴與美好。用悠閒愜意的咖啡意象，改變照顧老人弱勢刻版印象。懷舊不再是唯一，咖啡館是獨一無二時代潮流，讓咖啡成為暖流進入身體裡！長者的笑容與笑聲為生活帶來甜美，一舉手一投足都洋溢著快樂，生活是美好的。

　　長者們在抗日戰爭光復臺灣，兩岸對峙保衛臺灣，臺灣發展建設臺灣；時光荏苒，國家安全得到確保，他（她）們默默在社會各個角落，繼續貢獻己力，始終如一的柔軟、溫暖，默默守護著我們的家園。咖啡豆一生經歷淬鍊改變水質，成就香醇的咖啡；而榮民經歷戰亂，當臺灣穩定，這群退伍老兵也逐漸老去凋零。在桃家「時光．逆齡咖啡館」喝的不只是咖啡，更是對「榮民精神」感懷與思念！

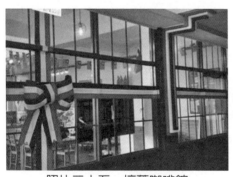
照片二十五：懷舊咖啡館

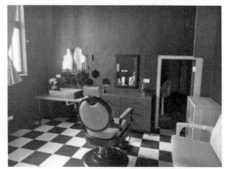
照片二十六：懷舊理髮廳

　　榮家另成立懷舊咖啡二館──「誠樸茶軒」，讓喜歡泡茶聊天的長者，也能細品茶的美好，並提供前來會客的家屬和長輩有團聚談心的溫馨空間，齊聚樂融融，享受生活不凡幸福。更設計「懷舊理髮廳」，在懷舊的氛圍下讓長者體會古早剃頭情懷。

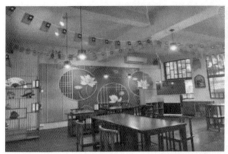

照片二十七：咖啡二館——誠樸茶軒

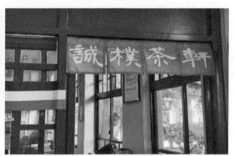

照片二十八：懷舊茶室

　　家區中正堂一樓，印入眼簾即是懷舊環境建置「國旗穹頂」——閃耀國旗光芒，迎向青天白日滿地紅意象的榮光走廊，提供愛國懷舊場域及休憩空間。保家衛國、不懼生死，這是傳承堅貞不朽「榮民精神」，表現出無所畏懼的愛國情操，向榮民長者及國家致敬。凝視著懷舊海報、戰役照片圖說文字，勾勒起過往的歲月。桃家將持續親善社區、資源共享，讓民眾前來時亦能藉由建築感受榮民精神，並戮力以「家庭化、社會化、智能化」為方針，打造長者的幸福家園。

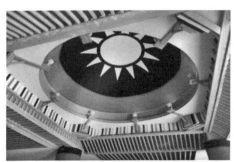

照片二十九：國旗穹頂

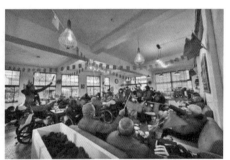

照片三十：國旗咖啡館

第七節　懷舊療法之實作活動方案

一、範例一：懷舊療法方案

單元名稱	不老戰士：感懷國父、蔣公暨軍服懷舊活動	活動時間	50 分鐘
活動地點	懷舊軍營房	活動人數	長者 6～8 人 照顧者 4 人 帶領者 1 人 協同帶領者 1 人
適用對象	中度失智長者		
活動目標	1. 增進情緒調適、抒發壓力、提升認知能力及專注度 2. 幫助長者透過回憶及軍旅生涯，找到人生價值與意義，恢復自身價值感 3. 長者亦能透過音樂節奏的刺激，引發懷想並放鬆情緒		
事前準備	1. **人及事**：需事前了解所有參與長者的軍旅生命故事（包含軍種及軍階，當兵年數、參加何種戰役等），工作同仁 1：2 人力比（帶領者 1 人、協同帶領者 1 人及照顧者 4 人）		
	2. **地**：懷舊環境建置（懷舊軍營房），獨立空間不受干擾 3. **物**：電腦、單槍投影機、資料庫（國父及蔣公等照片及影片）、歌曲準備（三軍軍歌、國歌、國旗歌、中華民國頌、梅花、夜襲、何日君再來）及相機、各式軍服、軍需品及小國旗等懷舊引導物品		

活動內容與流程			
時間	活動步驟	器材（教具）	備註
5 分鐘	**開場介紹**：歡迎詞，介紹自己並介紹活動目的，接著近身鼓勵，每位長者自我介紹	1. 加大字體的識別證 2. 長者名牌	（破冰活動）
2 分鐘	**現實導向**：今天是幾年幾月幾號，星期幾，天氣狀況，季節為何，最近的節日，寒暄	搭配現實導向板使用	
2 分鐘	**特別說明**：累了可以稍微休息，有身體不適及想上廁所，可找服務人員幫忙	廁所標示牌	廁所動線及安全需注意

5 分鐘	**暖身活動**：引導長者分享軍旅生活是何種軍種（海軍、陸軍、空軍及憲兵），以及之前記憶中軍中趣聞	搭配海、陸、空軍照片	事前需了解所有參與長輩生命經歷
15 分鐘	**主題活動 1：穿著懷舊軍服** (1) 長者在軍營房中自行找尋其喜歡及想穿的各式軍種及軍階軍服 (2) 不限制一定要穿原軍種軍服，讓長者也可嘗試不同軍種及軍階的軍服	搭配海、陸、空軍軍服及所有軍需品	（角色扮演）
5 分鐘	**主題活動 2：播放國父、蔣公照片及影片**，讓長者懷想及回憶	搭配國父、蔣公、郝柏村等照片影片	
10 分鐘	**主題活動 3：懷舊軍歌歌唱** 一起歡唱：國歌、國旗歌、中華民國頌、梅花、夜襲等	搭配大字幕的影片，方便長者觀看	需注意獨立活動場地，勿造成干擾
2 分鐘	**活動回顧**：統整長者的記憶與執行功能及社會互動，邀請及感謝長者分享自身經驗或對於穿軍服之感想，給予正向稱讚	搭配海、陸、空軍軍服及所有軍需品	需注意儘量邀請每位長輩
2 分鐘	**活動總結**：詢問今日活動是否有覺得身體舒暢及執行困難處。希望透過活動，讓大家調治情緒	搭配鄧麗君「何日君再來」輕音樂	
2 分鐘	**道別及團體照**：致謝、祝福，告知及邀請下禮拜繼續參與活動，拍團體照（參與全體人員）	拍攝設備	需注意邀請長輩下次活動時間

應用變化	難度：簡單		難度：困難	
	1. 長者分享軍旅生活需由帶領者從旁引導 2. 穿著軍服時由照顧者協助 3. 歌曲數量可適度調整		1. 長者可主動分享軍旅生活 2. 長者自主選擇及穿著軍服 3. 可請長者帶領成員一起唱 4. 歌曲數量可適度增加	
注意事項	需注意參與失智長輩之精神狀況、配合程度、動作技巧、社交互動、行為問題、認知理解，儘量讓每位長者都有回答機會			

	一精神狀況■警醒□穩定□嗜睡
	一配合程度■佳□尚可□欠佳□拒絕
	一動作技巧（上／下肢）■正常□受限□疼痛
	一社交互動■主動□被動□防禦□攻擊□拒絕
	一認知理解■完全□部分□關鍵字□無法理解 * □行為問題：
評值回饋	* 其他備註：（每位長者） 1. 跟著國歌及國旗歌一起大口哼唱，堅持一定要站著，舉手敬禮動作標準，參與度高 2. 每位皆有分享之前軍旅生活的軍種，軍階有些記不得 3. 跟著中華民國頌、梅花、夜襲等歌曲，也都朗朗上口 4. 尾曲以軍中情人「何日君再來」歌聲中畫下完美句點 5. 劉伯伯升官當陸軍少將捨不得脫下軍服。張伯伯（腦中風病史坐輪椅）堅持要站著唱軍歌，唱到中華民國頌時眼眶泛淚。蔡伯伯可跟大家分享各種勳章及勳表。譚奶奶開心分享活了大半輩子，第一次穿上有星星（將軍服），死了也沒關係
活動相片	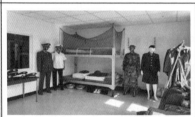 照片三十一：懷舊環境　　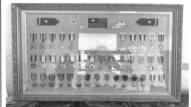 照片三十二：懷舊軍品 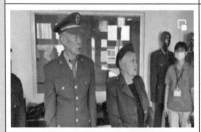 照片三十三：長者照片 1　　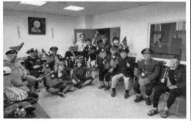 照片三十四：長者照片 2

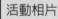

註：板橋榮家照片皆同意照片影像攝影者徐靜萍（被授權人），得使用授權相片影像於相關印刷出版品製作及光碟或數位化方式重製。請尊重著作權及肖像權，勿任意翻拍轉發（附授權書）。

附錄：依實際列出──如學習單、紀錄表、照片範例、作品等。

二、範例二：懷舊療法方案

單元名稱	名人與生活：懷舊群星會	活動時間	50 分鐘
活動地點	職能治療室 （多功能治療室）	活動人數	長者 6～8 人 照顧者 3 人 帶領者 1 人 協同帶領者 1 人
適用對象	中度失智長者		
活動目標	1. 改善專注度、穩定情緒、社交能力 2. 幫助長者透過生活與名人懷舊以往生活經歷 3. 長者亦能透過音樂節奏的刺激，引發懷想並放鬆情緒		
事前準備	1. **人及事**：需事前了解所有參與長者的以往生命經歷（包含年齡、教育程度及生活型態），工作同仁 1：2 人力比（帶領者 1 人、協同帶領者 1 人及照顧者 3 人） 2. **地**：懷舊環境建置（職能治療室），獨立空間不受干擾 3. **物**：電腦、單槍投影機、資料庫（懷舊牌組、名人卡牌組）、歌曲準備（懷舊老歌）及相機等懷舊引導物品		

活動內容與流程			
時間	活動步驟	器材（教具）	備註
5 分鐘	**開場介紹**：歡迎詞，介紹自己並介紹活動目的，接著近身鼓勵，每位長者自我介紹	1. 加大字體的識別證 2. 長者名牌	（破冰活動）
2 分鐘	**現實導向**：今天是幾年幾月幾號，星期幾，天氣狀況，季節為何，最近的節日，寒暄	搭配現實導向板使用	
2 分鐘	**特別說明**：累了可以稍微休息，有身體不適或想上廁所，可找服務人員幫忙	廁所標示牌	廁所動線及安全需注意
5 分鐘	**暖身活動**：先使用懷舊牌組引起長輩的興趣	（懷舊牌組、名人卡牌組）	事前需了解參與長輩生命經歷
10 分鐘	**主題活動 1**：**過去生活懷舊分享：懷舊日常物品**	古董電視機照片、隨身聽、伴唱帶等	搭配大字幕的影片及照片，方便長者觀看

10 分鐘	**主題活動 2：名人懷舊分享**—— 政治人物（國父、蔣公、蔣經國總統、民選及現任總統等）照片	各類政治人物照片	
10 分鐘	**主題活動 3：名人懷舊分享**—— 老明星（五燈獎、群星會、龍兄虎弟）影片	各類老明星影片及照片	需注意獨立活動場地，勿造成干擾
2 分鐘	**活動回顧**：統整長者的記憶與執行功能及社會互動，邀請及感謝長者分享自身經驗或對以往生活感想，給予正向稱讚		需注意儘量邀請每位長輩
2 分鐘	**活動總結**：詢問今日活動是否有覺得身體舒暢及執行困難處。希望透過活動，讓大家調冶情緒	搭配費玉清「晚安曲」輕音樂	
2 分鐘	**道別及團體照**：致謝、祝福，告知及邀請下禮拜繼續參與活動，拍團體照（參與全體人員）	拍攝設備	需注意邀請長輩下次活動時間

	難度：簡單	難度：困難
應用變化	1. 長者分享過往生活經歷，需由帶領者從旁引導 2. 選取照片可由照顧者協助 3. 名人懷舊數量可適度調整	1. 長者可主動分享過往生活 2. 長者自主選擇及選取照片 3. 可請長者帶領成員一起觀看影片及分享 4. 名人懷舊數量可適度增加
注意事項	需注意參與失智長輩之精神狀況、配合程度、動作技巧、社交互動、行為問題、認知理解，儘量讓每位長者都有回答機會	
評值回饋	—精神狀況■警醒□穩定□嗜睡 —配合程度■佳□尚可□欠佳□拒絕 —動作技巧（上／下肢）■正常□受限□疼痛 —社交互動■主動□被動□防禦□攻擊□拒絕 —認知理解■完全□部分□關鍵字□無法理解 * □行為問題： * 其他備註：（每位長者） 吳伯伯雖不太能口語表達，但可經鼓勵後可說出國父二字；劉伯伯看到孫中山先生圖卡直說老大並舉手敬禮，偶爾會協助把卡牌拿給張伯伯看；劉伯伯對於部分懷舊物品有看過；宗伯伯中途加入團體，對於鄧麗君不太熟悉；曾伯伯表示懷舊物品多有看過及用過，而朱伯伯表示政治人物在電視上有看到過	

活動相片	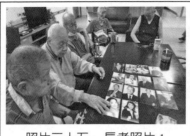 照片三十五　長者照片 1	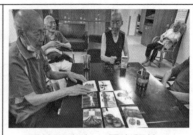 照片三十六　長者照片 2

註：板橋榮家照片皆同意照片影像攝影者徐靜萍（被授權人），得使用授權相片
　　影像於相關印刷出版品製作及光碟或數位化方式重製。請尊重著作權及肖像
　　權，勿任意翻拍轉發（附授權書）。

附錄：依實際列出——如學習單、紀錄表、照片範例、作品等。

三、範例三：懷舊療法方案

單元名稱	節慶懷舊：歡慶重陽	活動時間	50 分鐘
活動地點	職能治療室 （多功能治療室）	活動人數	長者 6～8 人 照顧者 3 人 帶領者 1 人 協同帶領者 1 人
適用對象	中度失智長者		
活動目標	1. 提升注意力、社交互動、手部肌耐力與自我認同 2. 促進感官刺激知覺（視、觸覺） 3. 長者亦能透過音樂節奏的刺激，引發懷想並放鬆情緒		
事前準備	1. **人及事**：需事前了解所有參與長者的以往生命經歷（包含年齡、教育程度及生活型態），工作同仁 1：2 人力比（帶領者 1 人、協同帶領者 1 人及照顧者 3 人） 2. **地**：懷舊環境建置（職能治療室），獨立空間不受干擾 3. **物**：電腦、單槍投影機、資料庫（重陽節慶懷舊圖片、彩色筆／色鉛筆、雙面膠）、歌曲準備（懷舊老歌）及相機等懷舊引導物品		

活動內容與流程			
時間	活動步驟	器材（教員）	備註
5 分鐘	**開場介紹**：歡迎詞，介紹自己並介紹活動目的，接著近身鼓勵，每位長者自我介紹	1. 加大字體的識別證 2. 長者名牌	（破冰活動）
2 分鐘	**現實導向**：今天是幾年幾月幾號，星期幾，天氣狀況，季節為何，最近的節日，寒暄	搭配現實導向板使用	
2 分鐘	**特別說明**：累了可以稍微休息，有身體不適及想上廁所，可找服務人員幫忙	廁所標示牌	廁所動線及安全需注意
5 分鐘	**暖身活動**：重陽節在農曆九月初九，二九相重，稱為重九；俗稱敬老節或登高節。國曆 10 月 14 日	重陽節慶懷舊圖片	搭配放大的照片，方便長者觀看
10 分鐘	**主題活動 1：介紹重陽節由來：人物、故事……**	重陽節慶懷舊圖片	搭配放大的照片，方便長者觀看
10 分鐘	**主題活動 2**：詢問大家有想到哪些重陽習俗呢？大陸的習俗？When、What、How……	重陽節慶懷舊圖片，搭配圖片介紹重陽習俗	需注意儘量邀請每位長輩
10 分鐘	**主題活動 3：畫菊創作**： —每人選一張自己喜歡的菊花圖—使用彩色筆著色—分享創作、吟詩	彩色筆／色鉛筆	需注意獨立活動場地，勿造成干擾
2 分鐘	**活動回顧**：統整長者的記憶與執行功能及社會互動，邀請及感謝長者分享自身經驗或對於重陽節之感想，給予正向稱讚	搭配：康喬「九月九的酒」音樂	需注意儘量邀請每位長輩
2 分鐘	**活動總結**：詢問今日活動是否有覺得身體舒暢及執行困難處。希望透過活動，讓大家調冶情緒	搭配：康喬「九月九的酒」音樂	
2 分鐘	**道別及團體照**：致謝、祝福，告知及邀請下禮拜繼續參與活動，拍團體照（參與全體人員）	拍攝設備	需注意邀請長輩下次活動時間

	難度：簡單	難度：困難
應用變化	1. 長者分享重陽節生活需由帶領者從旁引導 2. 畫菊創作由照顧者口頭協助亦或部分協助	1. 長者可主動分享重陽生活 2. 長者自主進行畫菊創作 3. 可請長者帶領成員一起唱 4. 創作數量可適度增加，或可多提供畫紙給予活動後創作
注意事項	需注意參與失智長輩之精神狀況、配合程度、動作技巧、社交互動、行為問題、認知理解，儘量讓每位長者都有回答機會	
評值回饋	—精神狀況■警醒□穩定□嗜睡 —配合程度■佳□尚可□欠佳□拒絕 —動作技巧（上／下肢）■正常□受限□疼痛 —社交互動■主動□被動□防禦□攻擊□拒絕 —認知理解■完全□部分□關鍵字□無法理解＊□行為問題： ＊其他備註：（每位長者） 董伯伯情緒穩定可配合著色，偶爾需要部分協助；陳伯伯需要協助方可配合著色；李伯伯、陳伯伯及張伯伯可獨立完成活動指令情緒愉悅；王伯伯多在旁觀看進行，需完全協助著色可自行寫上名字；王伯伯僅自行著色約一半部分；張伯伯在旁觀看團體進行；汪奶奶、譚奶奶給予圖紙找時間進行創作情緒愉悅	
活動相片	 照片三十七：長者照片 1	 照片三十八：長者照片 2

註：板橋榮家照片皆同意照片影像攝影者徐靜萍（被授權人），得使用授權相片影像於相關印刷出版品製作及光碟或數位化方式重製。請尊重著作權及肖像權，勿任意翻拍轉發（附授權書）。

附錄：依實際列出——如學習單、紀錄表、照片範例、作品等。

四、範例四：懷舊療法方案

單元名稱	懷舊：書法活動	活動時間	50 分鐘
活動地點	職能治療室 （多功能治療室）	活動人數	長者 6～8 人 照顧者 3 人 帶領者 1 人 協同帶領者 1 人
適用對象	中度失智長者		
活動目標	1. 提升注意力、社交互動、手部肌耐力與自我認同 2. 促進感官刺激知覺（視、觸覺） 3. 提升協調能力、專注度，增進情緒調適、抒發壓力		
事前準備	1. **人及事**：需事前了解所有參與長者以往書法撰寫的能力（包含年齡、教育程度及生活型態），工作同仁 1：2 人力比（帶領者 1 人、協同帶領者 1 人及照顧者 3 人） 2. **地**：懷舊環境建置（職能治療室），獨立空間不受干擾，最好有盥洗室（染汙時方便隨時清理） 3. **物**：書法用具、練習紙、椅子數張、長桌數張、資料庫（臨摹字帖圖片）、歌曲準備（懷舊老歌）及相機等懷舊引導物品		

活動內容與流程			
時間	活動步驟	器材（教具）	備註
5 分鐘	**開場介紹**：歡迎詞，介紹自己並介紹活動目的，接著近身鼓勵，每位長者自我介紹	1. 加大字體的識別證 2. 長者名牌	（破冰活動）
2 分鐘	**現實導向**：今天是幾年幾月幾號，星期幾，天氣狀況，季節為何，最近的節日，寒暄	搭配現實導向板使用	
2 分鐘	**特別說明**：累了可以稍微休息，有身體不適及想上廁所，可找服務人員幫忙	廁所標示牌	廁所動線及安全需注意
5 分鐘	**暖身活動**： 文房四寶——毛筆、墨、宣紙、硯台，它們是文人書房中必備的四件寶貝	文房四寶	準備實體物品實際說明

10 分鐘	**主題活動 1：臨摹模本──立志佳句及詩詞賞析** 楓橋夜泊（張繼） 月落烏啼霜滿天， 江楓漁火對愁眠。 姑蘇城外寒山寺， 夜半鐘聲到客船。	臨摹字帖圖片	搭配放大的字帖，方便長者觀看
10 分鐘	**主題活動 2：**透過中國歷史上著名的大書法家及其作品！進行賞析。例如：書聖及草聖等	「書聖」王羲之「楷書四大家」顏真卿、「草聖」張旭	需注意儘量邀請每位長輩，多鼓勵
10 分鐘	**主題活動 3：書法創作：** 每人選一張自己喜歡的圖─使用筆墨臨摹─分享創作及吟詩	書法用具、練習紙	需注意獨立活動場地，勿造成干擾
2 分鐘	**活動回顧：**統整長者的記憶與執行功能及社會互動，邀請及感謝長者分享自身經驗或對於寫書法之感想，給予正向稱讚	搭配：中國古典音樂（笛子及古箏等輕音樂）	需注意儘量邀請每位長輩
2 分鐘	**活動總結：**詢問今日活動是否有覺得身體舒暢及執行困難處。希望透過活動，讓大家調冶情緒	搭配：中國古典音樂（笛子及古箏等輕音樂）	
2 分鐘	**道別及團體照：**致謝、祝福，告知及邀請下禮拜繼續參與活動，拍團體照（參與全體人員）	拍攝設備	需注意邀請長輩下次活動時間

	難度：簡單	難度：困難
應用變化	1. 長者書寫及分享書法生活需由帶領者從旁引導 2. 筆墨臨摹創作由照顧者口頭協助或部分協助	1. 長者可主動書寫及分享書法生活 2. 長者自主進行筆墨臨摹創作 3. 可請長者帶領成員一起唱 4. 創作數量可適度增加，或可多提供畫紙給予活動後創作
注意事項	需注意參與失智長輩之精神狀況、配合程度、動作技巧、社交互動、行為問題、認知理解，儘量讓每位長者都有回答機會	

	─精神狀況■警醒□穩定□嗜睡 ─配合程度■佳□尚可□欠佳□拒絕 ─動作技巧（上／下肢）■正常□受限□疼痛 ─社交互動■主動□被動□防禦□攻擊□拒絕 ─認知理解■完全□部分□關鍵字□無法理解＊□行為問題：
評值回饋	＊其他備註：（每位長者） 李伯伯經多次鼓勵後便同意參與活動並在時間內完成一張佳句，速度稍慢但字體大小及下筆力量適中，會將手腕抬起控制力道，且將字體正確寫在九宮格中間，主動要求仔細欣賞其他成員之作品；江伯伯活動中能迅速理解活動規則，完成範本臨摹三張，正確對照文字順序，下筆力量適中，專注佳，經邀請能唸出一張佳句與大家分享；胡伯伯暖身活動時能回答文房四寶，需旁人在旁提醒對照文字順序，下筆力量適中，能將字正確寫在九宮格中間，能自行完成範本三張，對於剛剛完成的作品會忘記是自己寫的，經邀請能唸出一張佳句與大家分享等
活動相片	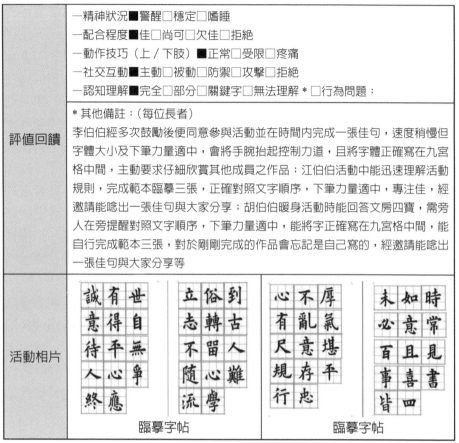 臨摹字帖　　　　　臨摹字帖

註：板橋榮家照片皆同意照片影像攝影者徐靜萍（被授權人），得使用授權相片影像於相關印刷出版品製作及光碟或數位化方式重製。請尊重著作權及肖像權，勿任意翻拍轉發（附授權書）。

附錄：依實際列出──如學習單、紀錄表、照片範例、作品等。

第八節　結論

一百個失智長者有一百種失智照護方式，失智照護不需管理，只需要專注地陪伴及守護記憶，透過貼心的觀察與信任互動，以及細緻的理解與同理才能做到，陪伴長者開心度過每一天！在筆者照顧過 200 多位失智長

者的臨床實務經驗中，有些長者 4～5 年間認知退化緩慢，每天都生活得很開心；有些長者生理合併認知快速退化，但不變的是遺失的記憶。生命的回顧是很多長者生活中一部分，常可聽到老人家說「想當年……」。對於失智長者來說，他們的記憶力因疾病而受損，但長期記憶相對較遲受到影響，因此他們大多記不得現在發生的事，但能記得許多過去的事。透過懷舊活動（回想），可以讓人覺得溫暖熟悉；藉由傾聽長者故事來安定他們的心情，加強他們與週遭人們社交互動，藉以維持腦部認知活動及表達能力以減緩退化，更重要的是增進愉悅之情緒。懷舊活動不但可以了解過去生活，帶領活動者可將長者定位爲「老師」，更可以從長者之經驗學習到許多人生與生活智慧，這符合帶領失智長者活動或生活安排原則──「有意義的活動」。懷舊活動即希望帶給長者活動意義性，以提升長者之自尊及增進參與之意願。總而言之，失智長者的生活照顧及懷舊活動帶領原則：「人」是活的，「心」是動的！

　　眞心期望在失智照顧中鼓勵帶領非藥物活動的同時，也能了解到這個過程並不簡單，需要花時間培訓有意願、有能力以及能正確執行辦理非藥物活動的帶領活動者（包含家屬、照服員、居服員及長照人員），每一步都有其專業養成，唯有培養這樣的專業，才能正確及有效益的辦理懷舊療法，這也是國家長照及失智照護水準提升重要的指標，而這樣的目標就是本章撰寫的重要目的。

參考文獻

毛慧芬（2011）。失智症的非藥物治療。載於鄧世雄、陳麗華（總策劃），*失智症整合照護（一版）*。華騰文化股份有限公司。

毛慧芬（2012）。失智症患者的非藥物治療（一）。*天主教失智老人基金會會訊，12*（42），9-12。

吳麗芬（2001）。懷舊治療與人生回顧。*護理雜誌，48*（1），83-88。

社團法人台灣失智症協會（2014）。我會永遠記得你──認識失智症。*社團法人台灣失智症協會失智症宣導教材系列手冊，1*（1），39-46。

陳政雄（2006）。老人住宅整體規劃理念。*台灣老年醫學雜誌，1*（3），122-139。

陳淑梅、郭倩琳、陳英戎、李來涼、李碧月、王淑芬（2016）。結構式團體懷舊療法於養護機構老人生活滿意度之改善成效。*護理雜誌，63*（4），70-79。

許庭榕、黃仲禹（2020）。失智症非藥物治療照護。*臨床醫學月刊，85*（2），81-87。

楊詠仁（2009）。*實用圖解失智症照護指引*（Dementia Care: A Practical Photographic Guide）。合記圖書出版社，102-138。

趙淑員、陳曉容、吳秋燕、劉杏元（2004）。懷舊治療於老人照護之應用。*長期照護雜誌，8*（2），213-222。

賴錦玉、莫靜敏（2002）。*懷緬之道：Roads we've travelled: A reminiscence handbook*（99-113頁）。香港復康會社區復康網絡。

Asok, A., Leroy, F., Rayman, J. B., & Kandel, E. R. (2019). Molecular mechanisms of the memory trace. *Trends Neurosci*, 42(1), 14-22.

Atchley, R. C. (1989). A continuity theory of normal aging. *The Gerontologist*, *29*(2), 183-190.

Bohlmeijer, E., Smit, F., & Cuijpers, P. (2003). Effects of reminiscence and life review on late-life depression: A meta-analysis. *International Journal of Geriatric Psychiatry*, *8*(12), 1088-1094.

Burnside, I. (1990). Reminiscence: An independent nursing intervention for elderly. *Issues in Mental Health Nursing*, *11*(1), 33-48.

Burnside, I., & Haight, B.(1994). Reminiscence and life review: Therapeutic interventions for older people. *Nurse Practitioner*, *19*(4), 55-61.

Butler, R. N. (1963). The life review: An interpretation of reminiscence in the aged. *Psychiatry*, *2*(26), 65-76.

Bruce, E., Hodgson, S., & Schweitzer, P. (1999). *Reminiscing with people with dementia: A handbook for carers*. Age Exchange.

Cappeliez, P., O'Rourke, N., & Charudhury, H. (2005). Functions of reminiscence and mental health in later life. *Aging Ment Health*, *9*(4), 295-

301.

Rogers, C. R. (1980). Experiences in communication. *A way of being* (pp. 5-26). Houghton Mifflin.

Takeda, M., Tanaka, T., Okochi, M., & Kazui, H. (2012). Non-pharmacological intervention for dementia patients. *Psychiatry and Clinical Neurosciences, 66*(1), 1-7.

第五章　失智症藝術活動設計

呂冠廷

　　什麼是藝術？開始之前，我想先與讀者釐清藝術的範疇，廣義來說，藝術（art）有不同的表現形式，繪畫、雕塑、歌唱、演奏、舞蹈、戲劇等等，都屬於藝術，但本章所描寫長照或醫療領域中的藝術活動，是指視覺藝術（visual art），像是線畫、顏料、剪貼、雕塑或手工藝等等。為避免混淆，本書沿用此說法，接下來不再強調「視覺」藝術，僅以藝術稱之。

　　2006 年 Cohen 博士率先提出創意樂齡（creative aging）的概念，旨在鼓勵高齡者們透過參與藝術文化等創意活動的機會，藉由創造力的行動，邁向活躍老化的實踐。國內亦然，臺灣邁入高齡化社會，越來越多人投入高齡藝術照護產業，在許多長照機構的櫥窗、牆壁上，都不難看見長者藝術創作的足跡。

　　在這樣的推波助瀾下，藝術於長期照護發展出許許多多的創新應用，像是有些醫院嘗試開立「社會處方簽」，鼓勵個案走出家門，走進美術館／博物館，參與藝文活動帶來健康促進和身心靈照護，並增加展館的多元互動性，促進社會連結、療育功能、文化促進與平權共融（Cohen, 2006；白等，2022）。

　　此外，藝術有著自古以來，深厚的文化底蘊，承載著人們生活經驗、喜好、記憶、宗教、社會與文化，是個人與集體想像的積累，幫助不同時空背景的個體能彼此交流，並引起共鳴。

　　若以「職能」看待藝術，是一種歷史悠久且陶冶身心的休閒活動，既重視傳統，又平易近人。藝術應用於助人工作時，往往不僅是生理上的幫助，更期望能提供全面身心靈的照護，帶來更深度的連結。目前在實務或研究上，都有足夠證據肯定藝術在失智照護的益處，筆者也相當樂見高齡藝術的推廣和普及。

　　失智藝術怎麼「伴」？如何用藝術陪伴失智個案，是許多長照人員關

心且感到困難的主題。失智症複雜的特性,除了細分不同亞型,還有合併慢性病、退化,以及因人而異的精神症狀,讓失智症疾病表現充滿多樣性。加上每個人的生命故事、經驗、習慣、偏好都不一樣,自然藝術創作的表現也不同。藝術重視主觀經驗,筆者建議即使活動是針對失智個案設計,但不管個案創作什麼,不必馬上以過多的症狀或病理詮釋,不管失智症或一般人,在藝術裡,我們都是「人」,任何人都有表達自己的權利。

筆者相當重視「藝術創傷」的概念,帶領成年人創作時會發現,很多人對藝術很陌生,早已沒有創作習慣,甚至抗拒和排斥創作,這是因為曾經在藝術受到挫折,總是批評自己,擔心自己畫得醜、畫得不像,若以心理創傷的角度思考,此現象稱為「藝術創傷」。藝術創傷與失智症無關,並非指失智者認知影響創作而挫折的情況,更多時候是來自生長背景、教育、社會、環境文化等因素,使成年人無法再像孩子一樣享受藝術的純粹和樂趣。

筆者認為另一個困難點是「陪伴技巧」,如果你認為藝術不該只是模版、勞作,要有更多自發性創作的話,帶領者需要更多自我覺察,以及包容和接納未知的能力,保有彈性空間,才有機會促進個案天馬行空的創作。要做到這一步,的確不大容易,導致許多長照人員對於藝術望之卻步,只敢選擇高結構性活動,像是著色畫、材料包等等,但太多框架的藝術活動,也讓藝術變得不那麼藝術了。

所以,帶領失智個案創作藝術,並不只是講解媒材或步驟教學而已,應考量失智症的疾病特性及藝術創傷,挑選合適媒材和主題,並以人為本量身訂製藝術活動。

筆者為長照職能治療師,同時也是藝術治療師,期能將我過去於不同場域帶領失智藝術團體的經驗,部分參自另一本著作(呂、吳,2021),針對失智族群藝術活動進行深入淺出的整理,幫助讀者對於帶領失智藝術活動有基本的能力與知識。

第一節　藝術治療與藝術活動之差異

　　首先必須說明，本章節最後提供之團體方案，若在專業人士操作下，具有理論基礎、計畫撰寫、篩選、目標、評估時，像是透過藝術進行五感刺激、認知訓練、手部功能訓練、人際互動、情緒紓壓，可稱之藝術活動、治療性目的活動或者是輔助治療，但不可稱爲藝術治療（art therapy）。

　　爲什麼呢？首先，在失智照護領域，失智症非藥物治療（non-pharmacological intervention）中的「藝術」活動，經常被簡單稱之爲藝術治療，這是爲了區分「藥物」以及「非藥物治療」，與藝術治療師執行的「藝術治療」不可混爲一談，是許多人容易誤解的地方。而在專業上，藝術治療有其特定的背景和養成，使用目標也可能有所不同，故於開頭先提醒讀者，保護讀者在使用上避免爭議。

　　藝術治療是結合創造性藝術表達與心理治療的助人專業（可參台灣藝術治療學會網站），其並不僅是一種技術，且具有完整理論系統、歷史沿革和不同學派取向的專業。需要透過完整的學習，高度的彈性，依據不同狀況來調整，得由認證的藝術治療師（art therapist）執行，不能從活動教案照本宣科就稱爲藝術治療。

　　另一個需要提醒的原因是，助人工作非常重視「不傷害原則」，筆者過去在實務現場觀察到某些現象，像是在不安全的環境下（次數過短、不夠信任、開放空間、過度勉強個案），卻要求個案揭露隱私。藝術具有心理催化的特性，帶領人若未有足夠訓練，或是個案有太多情緒卻沒辦法被好好承接或保護時，反而會帶來危險或二次創傷。

　　藝術治療有一本著作叫做《以畫爲鏡》（Moon, 2009/2011），這個比喻相當傳神，藝術治療師 Bruce Moon 比喻人投入創作時，藝術會像鏡子般映照某部分的自己，筆者非常認同，即便是抗拒、敷衍的創作，也是反映著個案當下的眞實。爲此，筆者認爲創作必須被嚴謹的看待，不能因爲失智個案記憶不佳就沒關係，個案願意分享、揭露隱私，過程都必須是足夠安全且支持的，安全感跟信任感是一切的基礎，不能勉強或要求個案

表達，特別是還沒準備好的情況下。

況且，在陪伴失智個案創作時，本來就不一定得「治療」什麼，很多時候，光是安全友善的氣氛，能安於當下專注創作，就有很多助益了。反而個案有創作動機時，更能接受創作帶給自己的力量，讓療癒自然的發生。

撰寫本章節的初衷，除了希望長照工作者及照顧者有能力帶領藝術活動外，更希望能在不傷害原則下，謹慎發揮藝術的力量。藝術在大部分情況下都有益無害，鼓勵大家多加善用，陪伴個案畫想畫的，說想說的，透過創作帶來自我價值、社會連結、支持性的陪伴和鼓勵。但不鼓勵非藝術治療師聲稱是藝術治療，為減少疑慮，特別於此說明。

第二節　藝術對失智症的益處

失智症非藥物治療非常多種，每種做法都有其優勢和特點色（詳細介紹請見本書其他章節）。若以職能平衡、健康促進的角度來看，提供失智個案多元的生活型態，每日搭配不同活動，足夠且豐富的刺激，採雞尾酒療法，我想是多數人同意的理想方式。即使筆者是藝術治療師，也是這樣看待藝術活動，藝術是很好的方法，但不是唯一的選擇。若能每週進行一到兩次的藝術活動，的確能對失智個案帶來許多好處。

從實證角度來看，藝術對於健康福祉提升累積了許多證據。世界衛生組織於 2019 年報告（https://www.who.int/initiatives/arts-and-health），依據一篇大型的文獻回顧（Fancourt & Finn, 2019），肯定藝術在預防與健康促進、疾病處置的正面效益。而藝術除了動動手、動動腦的復健效果外，更被歸類具創造性的職能活動（Creek & Lougher, 2008/2009），其自發性和開放性的優點，鼓勵人們發揮想像力、好奇心和創意，從而促進人的心理健康。

以預防及延緩失能觀點，過去許多研究指出，藝術有助於認知儲備，促進大腦彈性，長期接受藝術像是舞蹈、音樂、繪畫的人，有更好的視覺空間、執行功能和記憶力、學習力，降低得到失智症的風險。而在疾病照護方面，即使得了失智症，仍然有藝術創作的能力。學者指出，輕度失智

症者有分辨深淺、比例、運用顏色以及畫出細節的能力；而中度失智症，大部分仍有能力表現顏色、形狀與圖形；若能引起動機，重度失智症也能塗鴉及隨機使用顏色。藝術對於失智症個案的精神行為症狀（BPSD）有許多幫助，像是穩定情緒、愉悅感、保持正向、專注，並且改善憂鬱情緒。而在陪伴創作的過程中，失智症者建立起成功經驗，找到掌控感和自我價值感，帶來自信和尊嚴，並能幫助重新燃起生命的活力，看見存在的意義價值，減少孤獨感和提升生活品質等效益（Chancellor et al., 2014; Hattori et al., 2011; Stewart, 2004; Lee et al., 2019; Wald, 2003）。

　　藝術不僅針對個案，對於周邊支持系統，像是照顧者、家屬，甚至照護機構，都有不同的幫助。研究指出在長照機構帶領藝術活動，能幫助個案與照顧者有更多的互動和情感交流，提升照顧者自我效能。照顧者看見個案的潛能，更能同理個案的價值觀和尊嚴，進而更正向地看待個案行為，雙方建立起互動關係的正向循環，減少照顧耗竭，提升照護品質（黃、郭，2018；黃，2018；Fritsch et al., 2009）。

　　學者 Schneider（2018）提出藝術應用於失智照顧有以下好處，包括：
1. 藝術能主動創作或被動欣賞，且長者大多喜歡藝術。
2. 藝術多感官的特性，即使認知受損仍然能使用藝術。
3. 取得和操作門檻低，無論過去有無經驗，都能在當下體驗藝術。
4. 照顧者也能在參與、陪伴、享受樂趣中，獲得許多益處。
5. 藝術能從中幫助個案或家屬，看見其內在力量。
6. 藝術是無害的，並促進社會功能。
7. 藝術具有感染力，不僅個案，社區、機構都可接受到藝術的孕育。

　　綜上所述，藝術門檻低、方便取得、容易操作，任何人都可善加應用；藝術重視創造性與表達性，幫助失智個案看見自我價值，找到生命的活力；藝術能幫助失智個案抒發情感，表達需求，穩定情緒；藝術重視人文關懷，尊重個體的不同生命樣貌；藝術超越語言、文化和時空，透過意象的共鳴共感，用「創作」帶來陪伴與支持的功能。

第三節　失智藝術活動媒材

要帶好藝術活動，熟悉媒材絕對是必要的條件，但放眼望去，媒材千百種，根本認識不完，更別說要分門別類了。究竟，與失智者進行藝術活動時，該如何挑選媒材，有哪些考量和理論依據，以下分類將以筆者臨床經驗與藝術治療理論作為理論基礎。

一、基本分類方式

首先，筆者以工作時常見媒材取得方式來說起：

1. 一般媒材：文具店可以買到的，像蠟筆、圖畫紙、剪刀、膠水、輕黏土等等，大部分活動所需的材料，都屬一般媒材，較方便取得。
2. 特殊媒材：有些媒材需要到美術社才買的到，且大多市區才有，取得較不方便些，故稱之「特殊媒材」。舉例來說：流動畫所需要的畫布、壓克力顏料、助流劑等就需要跑一趟美術社，可以透過 Google 地圖查詢鄰近美術社，或是利用網路購物。如果方便的話，筆者建議到店家購買，有問題可以詢問店員。
3. 環保媒材：利用不要的環保回收物來創作，像是舊報紙、舊雜誌、紙箱、紙盒、蛋盒、水果保護套，將日常用品用在藝術創作時，往往可以帶來創意、驚喜，或是意想不到的效果，並且經濟實惠又具環保意識，稱之為「環保媒材」。
4. 自然媒材：有些媒材取之於大自然，像是樹葉、樹枝、石頭、泥土等等，可在不破壞生態或違法情況下適當採集或購買。自然媒材具有特別的質地，透過創作體會自然之美，並帶來豐富的五感饗宴。有些個案表示在創作中感到與大自然連結，或是有個案分享，彷彿回到小時候玩耍的感覺。大多數人對自然媒材感到親近，並透過大自然的象徵隱喻，帶來不同層次的啟發。

二、懷舊─新鮮考量

若以媒材的懷舊─新鮮來區分，歷史悠久的傳統媒材，油畫、水

墨等，適合用於懷舊治療，但也容易有既定方式（像是臨摹梅蘭竹菊等等）；而新鮮媒材則是現下流行的媒材，像流動畫、羊毛氈、熱縮片、浮水畫等等，讓人感到嘗鮮、有趣，激發創意和動機。

　　無論是哪一種，帶領者皆需事先練習且熟悉，確保能協助個案創作時遇到的各種狀況。此外，當然也有與時俱進，推陳出新的科技媒材，像是數位相機、電腦繪圖，到現在的雷射雕刻、3D 列印、VR 虛擬實境、AI 製圖等等，都是未來可能會應用的藝術媒材。

　　另外，透過一些方法，也能讓傳統媒材帶來新的體驗。一種是藝術遊戲、打破框架的方式（於第四節進一步描述），試著營造出有趣、實驗的氛圍，讓無論過去是否有經驗的成員都能有新的刺激，並降低成員間技巧落差的影響。另一種做法則是複合媒材，透過幾種不同性質的媒材組合，帶給成員新的感受經驗，都是筆者常用的方法。

三、文化適用考量

　　如本章開頭所說，藝術是歷史悠久的人文活動，「文化適配度」是重要考量之一，採用熟悉的文化作爲媒材，像是春聯、天燈、書法、皮影戲、原住民編織、客家花布，應用在節慶、懷舊題材時，容易引起共鳴，或是連結過去經驗。而外國媒材，像是補夢網、上帝之眼，則看重學習異國文化的趣味，也可藉機介紹背後由來和多元文化意涵。文化是個大熔爐，即便是類似媒材也會發展成不同的特色，像是各國的圖騰、面具、雕塑、人偶等等。

　　大部分筆者會挑選個案熟悉的文化，偶爾穿插有趣的異國文化，沒有標準做法，像是用不織布和襪子、或者用厚紙板和雙腳釘製作戲偶，雖有別於傳統布袋戲、皮影戲，但仍是受歡迎的創作題材。客家文化有客家花布，生活在日治時代的高齡者，則可能會需要日式花紋的布料，所以準備媒材時，儘量蒐集成員資訊，納入不同文化考量爲佳。

　　但仍需提醒，爲避免文化誤用，帶領者需具備「文化敏感度」，包括地方、宗教、性別、種族、文化等議題。像是筆者過去曾在偏鄉帶領手作娃娃，用心的準備五彩繽紛的布料，卻沒注意到原住民傳統服飾是黑的，導致黑色布料不夠的窘境。另外，筆者曾經聽說有人讓基督徒畫佛像，導

致個案有不舒服或不尊敬的感受，這些都是缺乏文化敏感度的深刻例子。

四、物理特性考量

用物理特性挑選媒材，是很常見的方式，但這部分較複雜，有許多層面可探討，重點不只在媒材的「物理」特性，還有背後可能會帶給個案的「感知」和「心理」特性。筆者將其分成視覺空間、材質特性、操作方式、流動性四個面向來進行介紹，但是，基於不同個體的複雜性，分類方式僅當作參考，更考驗著帶領者對媒材的熟悉度，與個案實際操作的親身體會：

(一) 視覺空間

簡單來說，就是「平面」或「立體」媒材。大部分在畫紙上創作屬於平面媒材；而黏土、手工藝等，則屬於立體媒材。立體媒材因有不同的創作和觀看視角，在視覺空間上有更多變化，在設計活動時可以結合應用。舉例來說：請個案將心裡話寫在盒子裡面，或是創作面具的背面，或是在團體互動中，將作品疊起來、擺放、移動等等，透過視覺空間移動的討論，延伸背後的象徵性意涵。

(二) 材質特性

材質是以「觸覺」為主要考量，以布料為例，有些高齡者皮膚較薄或較敏感，因此選用布料活動需要從柔軟的材質開始，像是絲巾；還有玩顏料蓋手印時，有些個案覺得很好玩，但有些個案則覺得太敏感，因此，從手指膏開始，或準備手套備用，允許個案用自己的步調體驗，其他還有軟硬、黏性，是否方便操作等等，都是需考量的重點。至於怎樣的材料最適合，沒有通則，需尊重不同的個人差異，像是有人對絲巾愛不釋手，也有人表示沒興趣。另外，花朵、樹葉、泥土、樹枝等「自然媒材」，具有特別的質感，其五感容易喚起個案親近的感受，自然的開啟創作，像是將樹葉、石頭排列在圖畫紙上，或是將泥土混合顏料等等，都是很好的方式。

(三) 操作特性

操作大多是以「動覺」為考量，像是編織、敲打、雕塑等等，這些活

動不只有視覺與觸覺，更強調動作、身體、位置、力道在創作中所扮演的角色。舉例來說，用小張紙作畫時，大部分仰賴手眼協調、小肌肉，但如果在全開紙上創作，個案可以有更多伸展肢體的機會，甚至搭配鼓聲、音樂，讓個案自然大展身手，變成像是舞蹈般的創作。

動覺對於失智藝術活動之所以重要，因為個案普遍年長，開始有視力、靈巧度的退化，對精細創作容易感到吃力和挫折，這時若能調整畫紙大小，便能動用更多肢體，帶給個案更多元的表達渠道。另外，力道也能幫助情緒抒發，像是甩、丟、捏、敲、打等等，在適當的安全保護下，讓個案可以透過身體盡情釋放。

另外，動的對比，則是靜的應用。筆者常結合正念（mindfulness）技巧，透過呼吸覺察、肢體伸展，感知自身狀態，透過藝術將這些感受表達出來；或是利用編織操作的重複性，像是刺繡時的一上一下、毛線纏繞的一圈一圈，這種簡單、重複、立即回饋的方式，或是寫毛筆、插花等需要「緩慢」的媒材，來進行正念的練習，幫助個案專注於當下、安定、緩和情緒。

(四) 流動性

一般來說，流動性媒材大多指的是顏料類（水彩、廣告顏料、壓克力顏料），而非流動性媒材大多是畫筆類（蠟筆、色鉛筆、彩色筆），較「流動」的媒材特性，通常較軟、較溼、易延展、易弄髒、較不好控制。

目前市面上媒材種類多元，沒辦法整理成表格或數據，帶領者得親身體驗，實際操作來感受差異。例如：粉蠟筆比蠟筆軟，容易上色、疊色；陶土比紙黏土軟，容易延展，塑型；宣紙和圖畫紙比起來，容易暈開。因此，相較之下，粉蠟筆、陶土、宣紙，與另一種相比屬於較流動的媒材，想當然，水彩又比粉蠟筆更具流動性。

流動性的考量，在《藝術治療工作坊：媒材應用與創作指引》（吳、徐，2016）中有提到媒材量度變數（media dimensions variables, MDV）的概念。通常媒材流動性越高，越容易引起個案情感流動。相反的，若流動性越低，則阻抗性越高，越容易喚起個案的認知經驗，在創作中協助掌控自我，理性表達。

　　舉例來說，當我們希望與個案討論重要的回憶，以蠟筆、色鉛筆等來表達那扇門、那棵樹，比起流動畫，更容易幫助個案勾勒記憶中的場景，但這並不代表得寫實，通常是寫「意」，慢慢引導個案透過色彩、比例、大小、深淺等方式表達內在感受。相反的，當我們希望個案去表達情緒時，像是憤怒、憂傷，透過流動性媒材，更能催化出情緒，隨著創作慢慢產生視覺意象，透過創作發洩、探索、調節、平衡、緩解情緒等狀態。

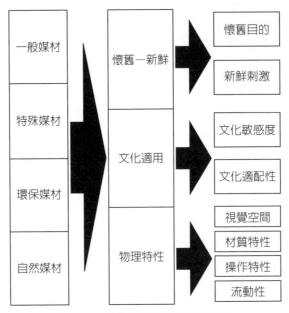

圖 5-1　失智藝術活動常用媒材

五、由下而上的設計原則

　　何謂由「下」而「上」呢？主要借鏡表達性治療連續系統（expressive therapies continuum, ETC），由 Lusebrink 和 Kagin 藝術治療師用來解釋藝術創作時大腦心智訊息處理，融合發展心理學和神經科學的理論架構。本書雖不是藝術治療教科書，但與失智個案工作時，筆者常以此理論為理論依據，故概略介紹，若想多了解 ETC，可研讀中文翻譯書籍《表達性治

療連續系統：應用藝術於治療中的理論》（Hinz, 1980/2018）。

　　ECT 理論架構中區分成三個層級，階層有上下之分，反映大腦的不同功能，最下層的為動覺／感覺層級（kinesthetic/sensory）、中層為感知／情感層級（perceptual/affective）和最上層的認知／象徵層級（symbolic/cognitive），此外還有第四個層級：創造性層級（creative），此層級可能出現在任何一個層級，扮演貫串和整合的功能。

　　為了幫助大家更理解「由下往上」之意，簡單說明每個層級的意義：

(一) 動覺／感覺層級

　　大腦最早開始發展的層級，類似嬰兒的感覺—動作階段（sensorimotor stage），肢體動作的力道、節奏，或是觸覺、嗅覺、本體覺、視覺等感官回饋，重度失智個案經常仰賴這樣的層級創作，像是敲打、搓揉黏土、塗抹顏料、重複排列、反覆摺紙等等。此層級通常為身體最直接的反應，除了有舒壓、宣洩的作用，對於認知功能較佳者，也有降低防衛、促進覺察等幫助。

(二) 感知／情感層級

　　此層級中，感知代表大腦的視知覺處理，情感則是創作時的情緒反應。在此階層創作的個案，可能會出現個人經驗的物件或構圖，或是表現出不同的情緒張力。大部分輕度以及某些中度失智個案仍具有這樣的能力，能夠畫出愛吃的食物，表達心情，人、事、物等等。特別提醒的是，這時候並不一定要失智個案「說」清楚，創作本身即是一種表達，不回答或簡短分享都沒有關係。本層級目標為將內在情感外化成圖像，或是將外在圖像投射至內在，提供表達與感受的機會。

(三) 認知／象徵層級

　　在此階層中，認知的邏輯處理，或是象徵的抽象隱喻，都屬大腦較高層級的運作功能。個案在創作中得以看見或處理複雜資訊，像是生命故事、早年創傷，探索生命意義、價值、靈性觀等等，並能進行反思、體會。以筆者過去陪伴失智者的經驗，輕微認知受損、輕度失智，甚至少數

的中度失智個案，仍有機會在創作中經驗到此層級。

在此層級，有幾種常見目標，其一為敘事觀點（narrative），像是創作自己的生命故事，故鄉、童年、家庭、工作，透過藝術連結過去，進而統整自己，並從優勢觀點出發，幫助個案找到內在資源。筆者曾經陪伴一位童養媳奶奶創作，前面幾次，總是透露對原生家庭的怨懟，但漸漸地透過創作，奶奶發現即使難以原諒，也早已兒孫滿堂，慢慢放下原生家庭的傷，轉化成新的生命意義。

而象徵更是藝術一大特色，藝術創作並不一定要立即有現實考量，即使不以潛意識的角度，停留在象徵也能幫助跳脫思考，看見不同的面向，對於複雜難解的存在議題（如：生老病死），或是思考僵化的個案，可以幫助帶來新的見解。例如受疾病所苦的個案，創作鳳凰和彩虹，看見自己重生和雨過天晴的未來。

(四) 創造性層級

創造性層級可能出現在任何層級，並具有整合的功能。與失智個案一起創作時，若能帶給個案創造性的成長，更難能可貴。許多人常常會誤解失智個案沒有創造力，但其實創造力與失智不一定有關，筆者的實務經驗中就看見非常多具有創造力的失智個案。創造性層級運作時，個案會十分投入，在高度專注、愉悅的體驗中，我們會說是進入了心流（flow state）狀態。

創造性代表著大腦的心智彈性以及部分的人格特質，像是接受新事物的態度、好奇心，並與挫折忍受度和復原力有關，創造力可以培養，透過親近藝術喚醒沈睡已久的創造力。

通常在這個層級會慢慢減少指導，個案能夠自發性創作，我們只需從旁支持，確保個案有能力完成他想表達的意象就好。即便最後作品跟原先的主題無關，或哪怕只是塗鴉都沒關係，比起勉強個案，強迫個案交差了事，把握個案具有創造力的時刻，更有機會給個案帶來成就感。

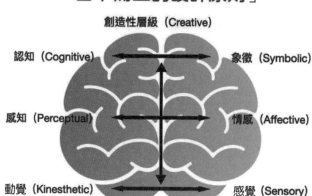

圖 5-2　表達性治療連續系統

　　回到主題，讀者對 ETC 理論有初步認識，就更容易理解「由下而上」的設計了。舉一個相反例子，若陪伴失智個案創作時，從上往下，也就是從認知／象徵層級開始時（舉例：畫出眼前的花瓶），可能會遇到下列狀況：

1. 困難將活動分級，容易帶給個案挑戰，挫折。
2. 認知為失智者弱勢功能，由上層出發會傾向結構、高步驟化的帶領。
3. 容易看重目的成果，而不是過程導向。
4. 若團體成員異質性高，能力有落差時，帶領上會更加困難。

　　那由下而上呢？筆者以我常用的陶土活動作為舉例：

1. 首先，從動覺／感覺層級出發，我們不必馬上捏出造型，從感官開始，給予足夠的時間接觸媒材，緩慢地，用身體不同部位感受陶土，溫度、水分，聞聞味道，接著用手捏、戳、壓，用手掌拍、揉，甚至用整個身體壓，熟悉之後。再提供工具練習雕塑，個案較能對材料有基本熟悉和掌握，且比較放鬆，開啟個案的玩心。

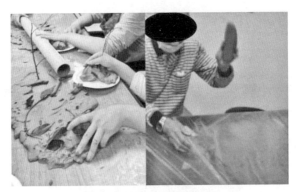

圖 5-3　動覺／感覺層級

2. 接著進入感知／情感層級，延續上個環節，並加入共創遊戲，或用團
   體動力來引導創作，例如：一起把陶土滾成長條狀，一起做出萬里長
   城！或是用滾筒一起把陶土鋪平，來鋪一塊地，再來蓋一座花園／遊
   樂園！這時候，個案有先前的經驗堆疊，再去延伸，並且在安全、輕
   鬆的團體氣氛中，容易有更多自己的選擇、嘗試，和創意。

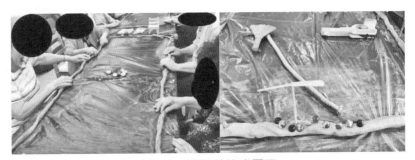

圖 5-4　感知／情感層級

3. 進入認知／象徵層級是自然發生的，隨著時間，有些人連結起某個回
   憶，有些人享受創作的天馬行空，都是很好的。此時，即使個案還停
   留較低的層級，也沒關係，讓不同經驗、背景、認知程度的人都能以
   自己的步調參與，是讓個案有安全感的關鍵。但要記得，團體到尾聲
   時，有些人會創作到忘我，需提早提醒時間，才不會有匆匆喊卡的感
   受。

　　最後，不管結果如何，帶領者確認成員進度，並營造「欣賞」的氣氛，筆者認爲這是藝術相當重要的特色，在欣賞別人的過程中，也練習自我欣賞，自我肯定。我會用的指導語是「分享你今天最喜歡的部分」，或是「挑一個你最喜歡的作品，當下一位分享者」等等。

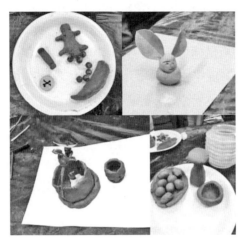

圖 5-5　認知／象徵層級

　　上述就是筆者常用的「由下而上」活動範例。你會發現，重度失智或是容易焦慮的個案，可以只在第一個層級創作，有些人可以慢慢進入到第二個層級，即使最終只有少數成員進入到第三個層級也沒關係。由下而上的優點就是在異質性高的失智團體中，能撐起足夠包容的空間。

　　或許這樣的帶領方式容易讓新手藝術帶領者感到挑戰，需要適時的後退、觀察，信任成員，與協同帶領者合作，補位支援等等都需要經驗的累積。但隨著越來越上手後，較能同理接納個案的表現，掌握個案正在哪個層級，甚至活動的時間規劃。最後，你會發現每個個案都有能力創作獨一無二的作品，且作品更加投注情感，連結意義。

　　總結「由下而上」的優點：

1. 讓不同功能的成員更能一起友善創作。
2. 符合失智症其疾病特性。

3. 容易營造不強調技巧、重視過程的氣氛。

4. 減少模版式的操作，看見每件獨一無二的作品。

5. 創造力在不同層級都可能發生，此方式適合所有成員的創造性表達。

第四節　藝術創傷：適合團體初期的活動

照理來說，藝術是適合所有人的，對吧？

我們都希望個案能享受藝術帶來的幫助，理想上是如此，但在實務現場上卻往往是這樣的景象：

「長輩都說自己不會畫畫！沒有藝術天分！寧願做運動！」

「長輩要畫畫就壓力很大啊！該怎麼舒壓？」

過去經驗以及許多長照夥伴給我的回饋，帶領藝術活動最困難的地方在於個案對藝術的陌生、抗拒、害怕，常常會說腦袋一片空白，有時甚至生氣，起身走人。

「我沒讀過書，不要叫我畫畫！」「畫這個要做什麼！有什麼用嗎？」即使費盡千辛萬苦，個案終於願意創作，對自己的作品也不滿意，不只沒有提升自信，反而更多的是自我批評「我沒有天分，沒有藝術細胞」、「我畫得不像，我畫得很醜」。接下來，介紹另一個很重要，卻也很常被忽視的概念──藝術創傷。

生命中難免會遇到大大小小的創傷，我們試著以創傷的角度來思考，如果一個人創作時總是被嘲笑、被批評、被輕視，並帶給心理很大的影響，這就是一種「藝術創傷」。甚至，不只是周圍的人，整個環境文化都有可能帶來藝術創傷，像是高齡者生長的時空背景，無論是戰後刻苦的生活，或是經濟起飛的年代，藝術經常被許多人視為不實用、浪費時間的活動，隨著年紀增長，對藝術不只創傷，還很疏離。

以這個角度，我想更能同理年長者們對藝術的不適應吧。加上帶領團體時，每個人對藝術的經驗都很不同，筆者曾經遇過團體中同時有美術系畢業的長者和非常抗拒繪畫的長者，要讓兩位好好地坐在一起創作，更是難上加難。

　　爲了帶好藝術團體，帶領者必須要正視藝術創傷的影響，但是，修復創傷是困難的，這不是短短幾次就可達成的目標，可以試著分成兩個面向來進行：

1. 向「外」：透過活動調整、善用策略等方式，減少個案因藝術創傷帶來的焦慮，以及技巧落差帶來的影響，或是透過有趣的藝術遊戲，幫助成員放鬆心情，一步步重新親近藝術。

2. 向「內」：也就是自我覺察。不只是個案，帶領者更需要自我覺察，藝術創傷如何影響帶領者本身藝術的美醜、好壞、評斷，也會間接影響你工作時的陪伴品質。因此，從理解自己開始，聽見內在批評的聲音，對於帶領藝術活動有所幫助。

一、向外：活動調整、善用策略

　　試想，若失智個案第一次參加藝術活動，你拿出空白圖畫紙和蠟筆說「今天想畫什麼都可以，在畫紙上自由創作～用藝術來舒壓吧！」個案看著白茫茫的圖畫紙……這樣會舒壓嗎？還是反而讓人壓力更大呢？

　　即使我們知道藝術很好，期待個案可以自由創作，但這是非常理想的狀況，實際在臨床上面對大部分是對藝術陌生的個案，甚至對創作排斥和抗拒，所以筆者不建議一開始就進行低結構的活動，團體初期，反而按部就班，規則明確，更能幫助個案穩定安全的環境下，發展自己的創意。

　　結構帶來安全感，但一體兩面的是，作品較爲模版，若結構過高時，過程中少了點個人空間，與藝術難有更深的連結。也許幾次之後，成員逐漸與藝術建立關係，團體氣氛較安全了，便可以逐步調整結構，從一開始的高結構，到半結構，甚至低結構，個案從自由創作中，經驗到自己有所選擇，透過創作帶給自己更多的掌控感和連結感。

　　試試看，用精心設計的活動與環境調整來緩解焦慮吧！營造一個沒有對錯、不比較、互相欣賞的「氛圍」，不急於一時，透過一次又一次，一致的態度，讓個案感受到創作友善，才能有機會回到像孩子般來享受藝術。

　　以下提出幾種適合團體初期，避免藝術創傷的活動建議：

(一) 不怕失敗的活動

在團體初期，為了降低個案的焦慮，或是吸引個案願意前來，可以用「不怕失敗」的活動開始，不怕失敗的類型像是：操作簡單，不太需要技巧，失敗可以重來，容易呈現美感的活動，吸管吹顏料就是很好的例子。口腔很有力的個案，一吹顏料就像煙花般綻放；而力氣不夠或沒自信的個案，小心翼翼的吹，顏料吹成一條彎彎的河流，大部分情況都可以帶來有趣且具有美感的效果。

其他像是棉紙渲染、浮水畫、剪窗花、樹葉拓印等，也都是類似的概念，適合在初期帶給個案新鮮感、美感、親近藝術且建立自信。

(二) 藝術的遊戲

為什麼小時候總覺得藝術很有趣，長大以後卻反而覺得很無聊呢？某部分是因為我們失去了玩的能力。玩心或稱玩性（playfulness）是心智重要的功能，與創造力有關，也與彈性、復原力有關，我們希望透過遊戲開啟個案玩耍的感覺，即使遇到困難也會變成一場有趣的冒險。

這邊指的遊戲並不需要太複雜的規則，而是更簡單、更直覺的遊戲，就像小孩子並不需要特別指導就會自己玩起來，有時是自己發明的遊戲，有時拿條繩子追逐或拿個紙箱就可以玩一整天。帶領藝術活動，很多人覺得需要有明確主題，但主題卻往往代表框架，指向認知思考，而遊戲的方式不太強調主題和目的。

比起問個案「想」畫什麼，不如引導個案「玩」些什麼，在設計遊戲的時候，如同由下而上的概念，先透過動作、肢體、感官、節奏暖身，接著透過非常簡單的遊戲來啟動「第一步」。舉例來說：用蠟筆在全開畫紙上散步、追逐，或是跟著音樂節奏敲打，或是毛線沾顏料跳彩帶舞等等，都是具有遊戲性的做法。

(三) 不拿畫筆的活動

藝術創傷的個案常說「我畫得不像。」既然這個不像來自於追求寫實，那團體初期，不如就減少畫筆使用吧！像是常見的剪貼和拼貼都很適合。

只需要剪刀、膠水，各種紙材就可以拿來剪貼，雜誌、報紙、型錄、色紙有各自不同的效果，舉例來說：超市型錄很多的生鮮食材，適合拿來

創作與食物相關的主題；家具型錄則適合布置家；色紙則可以剪窗花和色塊；報紙雜誌更是五花八門，除了圖片還有文字可以運用。

　　拼貼將各種看似無關的素材排列組合，排版、拼湊，不僅投射內心想像，還是一種重新建構的過程，並產生有趣、特別或衝突的美感。

(四) 打破框架的活動

　　打破框架，簡單來說，就是「用不常見的方式」體驗媒材，跳脫常規的原則。此時，不管過去是美術老師，或從沒拿過畫筆的個案，都會帶來嶄新的經驗，減緩成員過度聚焦於技巧，美醜的比較心態，並兼具樂趣和創意。

　　舉例來說，該如何使用蠟筆來打破框架呢？單純以活動設計來看，可以改變蠟筆的「操作」方式。舉例來說，閉眼睛畫、非慣用手畫、一筆畫到底等，都是可行的方式。水彩顏料的話，用手指塗抹、潑灑等方式體驗，幫助個案願意大膽嘗試，從邁出第一步後，開始踏上創作之旅。

　　另外一種做法是，從「由下往上」的五感體驗進行，像是花點時間，以和緩、不帶目的性的方式接觸、搓揉、用身體和牛皮紙互動，發出來的聲音可以當作樂器，進行一段時間後，牛皮紙攤開來產生的自然皺摺，請長者依照上面的紋理來上色，皺摺會引起每個人不同的想像，是種特別的方式。

　　需要提醒的是，太創新、特別的做法，帶領者一定要先嘗試過，並大致設想可能會遇到的情況，才有辦法在面對團體時，有足夠餘裕處理個案的突發狀況，以免弄巧成拙，反而帶給團體成員更多焦慮。

二、向內：自我覺察，好奇欣賞，創作友善

(一) 自我覺察：認識自己的藝術價值觀

　　「自我覺察」是筆者認為相當重要但常被忽視的練習，一位藝術帶領者，不能只從理性方面學習，也要從感性方面著手，像是透過藝術創作經驗來認識自己的感受，對於帶領活動的品質有所幫助。

　　舉例來說，若某位帶領者告訴成員「藝術沒有標準答案，沒有美醜之分」，但自己在創作時，卻總是嫌棄自己的作品，覺得自己畫得不好看，這

樣內外不一致的矛盾，可能會使帶領者實際帶領時過度干預而不自知。

筆者曾經遇過個案在團體中畫了一朵花，不過距離結束還久，畫紙仍有許多留白，協助的志工好心邀請個案多畫一點，即使個案回答「我喜歡素素的就好了。」但在志工強烈建議下，甚至插手「加工」，畫紙多了些雲朵、太陽、草地，但都不是個案的意見。最後，作品完成，個案卻沒有滿意的感受，還說「這不是我畫的。」

上述情境是否似曾相似呢？

當然，每位個案狀況不同，並沒有標準做法，有時筆者也會試著邀請個案多畫一點，但會先聆聽個案想法，並尊重個案決定。剛剛的例子中，陪伴者並沒有尊重個案意見，無形中評價了個案的創作，個案的作品甚至被強行改變，不僅少了成就感，也失去藝術表達的初衷。

這就是為什麼要鼓勵讀者自我覺察了，理解自己如何看待藝術，藝術創傷是否影響你的審美觀、價值觀，甚至是你介入的界線拿捏，從認識自己開始，以免讓你的求好心切，帶來反效果。

(二) 好奇欣賞：用心多於用腦，聆聽多於分析

許多人有一種迷思，認為用藝術療癒個案，必須得看懂個案作品，分析作品背後的涵義，這其實有很大的偏誤，一方面通常沒有如此戲劇性的功效，另一方面，隨意評斷別人的作品更是有風險的。

曾經有個案用黏土創作了一隻帶來好運的青鳥，但因為沒有捏出腳的部分，大家看到都誇獎「好可愛的企鵝喔！」讓個案不知所措，最後甚至想把作品改成企鵝。原本充滿象徵意義的青鳥，卻因為別人武斷的解釋而放棄，多可惜啊！創作者才是作品的主人，帶領者如果能先問、先聽，而不回應，像是「我好喜歡你的創作，這是什麼動物？可以跟我們介紹嗎？」就更加合適。

帶著好奇與關注的心，不武斷詮釋，不隨意干涉，這就是「用心多於用腦，聆聽多於分析」的用意，比起「分析」個案作品，我們更看重的是過程中的「陪伴」。

(三) 創作友善：守護個案的創作殿堂

我想大家都希望個案可以好好投入在整個創作過程吧，筆者也相當同

意，假設藝術活動是一趟朝聖之旅，創作時就是進入了一座神聖殿堂，因此，安全的環境，充裕的時間，不被外人干擾，就像是在守護這座殿堂。

安全感能透過外在環境提供，像是整體環境帶給成員的感覺，是否吵鬧、凌亂，柔和的燈光、氣味，並減少不必要的外人干擾，有時放點幫助放鬆的背景音樂，減少成員干涉彼此，都能幫助帶來安全感。

除了環境外，充裕的時間也很重要，經常看見有些長照藝術活動的時間過短，不是沒充分暖身，就是草草結束，讓個案有倉促的感覺。充裕時間才能幫助失智熟悉媒材，堆疊經驗，也比較能放鬆心情。

最後，安全感最重要的還是人，人與人之間的關係、信任，影響著團體安全與否，以團體動力學來說，成員之間若是彼此理解、支持、凝聚的狀態，本身就帶有某種療癒性。

夠安全，才敢冒險。

安全的環境、充裕的時間、信任的關係，是創作遇到困難時的港灣，營造「創作友善」的無障礙環境，不只生理無障礙，心理也無障礙，即使挫折在所難免，但個案若持續在支持鼓舞的環境中，慢慢能感到自己是有創作能力的。

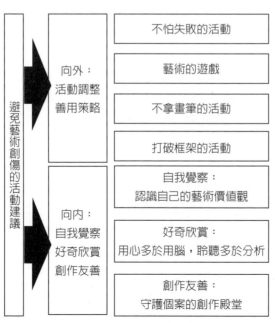

圖 5-6　避免藝術創傷的活動建議

第五節　活動架構介紹與範例

接下來，進入較實務的活動設計層面，分成活動架構、活動目標、活動流程，並於最後提供三個教案範例。

一、活動架構

在設計活動之前，必須先確定團體架構，比較重要的資訊包括：
1. 時間：頻率（每週幾次）、時數、次數、是否恰逢節日或大型活動等等。
2. 成員：人數、年紀、性別、醫療史、宗教、教育程度、過去藝術經驗，或其他重要可提供之資訊。
3. 環境：空間、桌椅、投影設備、當地特色與文化等等。
4. 人力：協同帶領者、志工、家屬、實習生等人數。

以上資訊盡可能事先蒐集，有助於活動設計，但因失智個案經常是被動安排加入團體，故「活動目標」和「活動主題」還需綜合評估單位需求，像是個案能力、過去經驗、單位期待、行政需求（攝／錄影、成果展覽、隱私權益、是否能彈性調整等等）在眾多衡量下，進行來回溝通，帶領者必須確認自己能提供專業品質的底線，設定合理目標，並替個案權益把關。

人數很重要，筆者與新的合作單位接洽時，也常常因對方不理解藝術活動適合的人數，希望我們可以跟體能活動一樣帶領 20～30 人以上，或者為鼓勵大家參與，先舉辦體驗課程，導致常常有人數太多的情況，附上理想的人數建議：
1. 失智／失能者藝術團體
   (1) 理想：6～8 人，搭配 1 位協助者。
   (2) 至多：10～12 人，搭配 1 位協助者。
2. 一般長者藝術團體
   (1) 理想：10～12 人，搭配 1 位協助者。
   (2) 至多：14～16 人，搭配 1 位協助者。

　　有時，雖然要維護品質，但並無法總是照理想狀況執行（像是經費、計畫、出資者期待等現實考量）筆者建議溝通時，首要明白你們是同盟關係，在互相理解，合作協力下，找到平衡點，是很重要的過程。

　　一般而言，空間越隱密、人數越少時，容易營造安全感，活動較精緻，有較好的團體品質。但即使無法有理想的活動架構，仍可設定在目前人力環境條件下能做到的目標、深入程度的拿捏，都是專業帶領者必須要有的能力。

　　不僅人數多寡影響著品質，有時還有個案類型複雜，合併其他疾病等因素，建議可先與單位確認活動內容能否有彈性調整的空間。舉例像是筆者曾原本要帶領縫紉活動，但發現招募了許多中風或視力不佳的成員，所以臨時詢問單位能否更改成其他主題。

二、活動目標

　　確認完活動架構後，接著是確定「活動目標」，並依據目標來選擇活動主題，筆者以過去經驗，整理出常見的活動目標，分成六大類說明：

1. 舒壓目標：簡單、低挫折的藝術活動，透過結構、最大協助與充裕的時間，營造輕鬆的氛圍，幫助緩解壓力和焦慮，像是療癒娃娃、手作小物等。適合體驗工作坊、團體初期、照顧者紓壓團體等時機。

2. 創意目標：特別看重藝術的趣味和天馬行空，雖有教學、故事、引導等方式鋪陳主題，但保留一定的空間讓個案自由發揮，不重視成敗、更強調創作過程，個案在嘗試的過程中，發揮創意和認知彈性。

3. 懷舊目標：將藝術結合懷舊治療，像是美食、故鄉、習俗、節慶等主題，引導成員編織共同年代的回憶，分享寶貴經驗，緬懷過去時光，促進成員交流等目的。

4. 敘事目標：與懷舊一樣重視過去，但鼓勵用創作統整個人的生命故事；另一種方式是透過象徵故事，像是神話、傳說、歷史等題材，帶入個人生命經驗和價值觀等探討。

5. 表達目標：透過藝術降低語言帶來的門檻（例：失語症、失智症），幫助個案表達較抽象、難以言喻的想法或情緒，可能會透過塗鴉、肢

體、雕塑、音樂、圖卡等多元管道進行。

6. 人際目標：不僅用於個人創作，也用於社會互動，像是共同創作、大型
壁畫、輪流繪畫等方式，達到彼此陪伴、支持與交流。

　　除上述目標外，還有許多筆者沒寫到的目標，請讀者保持彈性，依照
個案需求、工作經驗或不同書籍進行參考制定。

三、活動流程

　　一般常見團體活動流程為「暖身活動」→「主要活動」→「結束活
動」，但因為藝術重視創作過程以及作品呈現的特性，且觀看作品具有欣
賞、反思等重要功能，為免帶領者忽略觀看作品的環節，筆者將活動分成
四個流程「暖身活動」→「主要活動（藝術創作）」→「作品觀看（反思
討論）」→「結束活動（祝福儀式）」，並於以下一一說明。

(一) 暖身活動

　　暖身活動基本上是為了主要活動準備，包括打招呼、活動肢體、提神
醒腦、放鬆心情、前情提要等等，提醒成員「準備開始囉！」此外，藝術
活動還有一個更重要的目的，就是除了暖「身」，也要暖「心」，這個心
包含了心情，還有玩心、好奇心。

　　舉例來說，若活動暖身只有「關節伸展操」，雖然具有活動肢體的作
用，但與接下來的創作目的沒有太大關連，有點可惜，若整體時間不長，
反而還壓縮到藝術創作的時間。暖身活動的設計方向，跟上述避免藝術創
傷的方式有些雷同，筆者提出三個建議方向：

1. 暖身跟主活動有關（暖主題／暖媒材）。
2. 加入遊戲和趣味性（暖關係／暖心情）。
3. 打破框架或實驗性（暖好奇心／暖玩心）。

　　以第三節提到「由下而上」的陶土活動為例，假設創作媒材是陶土
的話，筆者的暖身就會用各種不同的方式來經驗陶土；如果媒材是水彩，
筆者可能會邀請成員畫上許多線條，並體驗乾、溼的不同；如果是剪紙活
動，筆者會請個案練習用剪刀剪不同的形體，從簡單／具體（例：直線、
鋸齒線、三角形、正方形）再到複雜（例：愛心、一朵雲）甚至到抽象

（例：剪你的心情），並用剪下的色紙玩合作排列圖形的遊戲，接著才進行主要活動。

另外，暖身時間也必須充足，建議要占整體活動的 1/4，也就是假設 90 分鐘的活動，暖身至少要 20 分鐘（僅筆者個人經驗，讀者依照狀況判斷，彈性調整），充分的時間，將有助於個案熟悉媒材，減少焦慮，開啟想像和願意嘗試的動機。

(二) 主要活動

主要活動就是每次最主要的創作，跟「活動主題」有關，時間同樣要盡可能充裕，建議至少占團體時間的一半（僅筆者個人經驗，讀者依照狀況判斷，彈性調整），並依據活動目的、成員偏好、團體動力、特殊節慶等狀況，設計適合的主題和媒材（可以參考前面第三節），筆者整理三個主要活動的設計原則：

1. 指令：高結構－低結構

活動結構代表著自由和彈性，像是步驟（多／少）和指導語（廣泛／聚焦）。一般而言，團體初期需要較高的結構，像畫樹時，先看看照片，聊聊樹木，再畫樹幹、樹根、樹枝、果實，一步步引導完成。但隨著團體進程，個案創作較有安全感時，可以給予較低結構，允許更多自由發揮的空間，像是直接請個案「畫一顆樹」或「如果我是一顆樹」當主題。

通常，在團體最後幾次，筆者會建議增加結構度，並引導回認知／現實層面，一方面較有控制感，另一方面幫助整理或反思歷程，為團體結束作準備，舉例來說，創作「心願樹」，並寫下祝福給自己。

但即使是高結構活動，對於失智個案仍不宜太多步驟，步驟是為了確保完成，而不是挑戰個案。舉例來說，若「摺紙船」發現太過困難，步驟太多時，不如就提供幾張船的圖片剪下來、或是選擇其他更簡單的方法來創作就好。

2. 主題：現實類－象徵類

接下來介紹現實類和象徵類主題的選擇，這必須考量成員的想像力，

也可以用來避免個案揭露太多隱私，這關乎成員彼此的信任感、安全感，以及帶領者的敏感度。

首先，現實類主題就是直接的描述，常見主題為「我的〇〇」，像是「我愛的美食」，大部分個案會創作喜歡或懷念的食物，算是較安全的一般性經驗，但也有可能個案會聯想到與家人的回憶而透露個人隱私。若是「我的重要他人」或是四道人生「道謝、道愛、道歉、道別」等主題時，則不建議非心理相關專業人員帶領，以免接不住個案喚起的情感或創傷。

藉由象徵類主題，可以不用這麼直接地討論個人故事，更多保留在藝術中就好，讓個案安全的投射內在狀態，是比較好的方式，大部分會選用一般性象徵，也就是大部分人都有的經驗，像是花、樹、路、河流、山、門、橋梁等等。

引導語很重要，幫助個案創作時有所依循，充滿詩意的主題，有時能幫助個案有更多的意象出現。筆者同樣舉畫樹為例，「畫一顆樹」較為中性，若帶領者加上不同的前後文，像是「記憶中的那棵樹」、「如果我是一棵樹」、「心願樹」，都會影響或暗示個案的創作意圖，涉及較多內在情感和隱私。

帶領者必須先確認本次團體目標究竟為何，現階段適合多深入，才去設計引導語，以確保個案創作的安全感。筆者建議帶領者缺乏足夠訓練或團體不夠安全時，先從一般性經驗開始，並且用中性或正向語句，避免個案揭露過多的隱私。

3. 互動：個人創作—團體共創

設計創作主題時，也可以加入人際互動元素，不一定得一人畫一張、一人做一件。有時兩人共畫、四人共畫，甚至讓全體成員做一件大型作品，都有不同的好處。善用團體共創，設計更多的互動和人際目標。

以下操作舉例有不同目的，讀者可依據團體需要斟酌選用。

(1)兩人共畫（例：玩輪流畫或你說我畫的遊戲）在團體初期或中期，透過互動形式交流，可以建立成員間的關係，因兩人分享時有較多的對話機會，也可以藉此培養信任感和表達、傾聽的能力。

(2)三到四個人共畫（例：一起用毛線排出一棵樹）過程可以評估成

員的社交互動和人際關係，彼此間也有較多討論，另一方面讓較認知較差或是被動的成員有機會先觀察模仿，不用馬上個人創作。

(3)大型共創（例：我們的社區、我們的花園等）在團體初期或結束期都很適合，在團體初期會用來凝聚成員或評估團體動力。而團體尾聲則是作爲象徵性的結束儀式，利用回顧、感謝、祝福、道別等主題，引導成員分享團體中的看見和收穫，並與一起參與的夥伴們感謝和道別。

人數反映著互動樣態，一人創作時較多自我探索，兩人創作多彼此對話，三人以上較多討論交流，團體創作就像是小型社會的縮影，成員在群體中主導或順從，個性隨和或容易爭執等不同特質，都可以是一種評估方式。並藉處理和協助解決團體中的問題，幫助成員認識自己，看見彼此不同，或從合作中帶來正向的感受。

(三) 作品觀看

在主要活動創作完成後，筆者建議保留一些時間，邀請成員好好的觀看（欣賞）作品，不用急著進入結束環節。因爲創作時成員可能很投入，並沒有辦法時間好好回顧整個過程，因此，觀看其實不僅是用眼睛看，也是邀請個案靜下心來反思，並多一個機會，用整體的角度感受自己的作品。

觀看時，確保成員能認眞看待並維持注意力，建議可以先收拾環境，桌面上保留作品就好。並且可以試著用特別的方式來欣賞作品，像是用紙膠帶將作品貼在牆上，或是將所有人的作品排成圓形，也可以邀請成員站起來，走一走，用不同的角度欣賞作品。

筆者常用的引導語是「幫作品取個名字」或是「想對作品說的一句話」，這樣個案在觀看的同時，也同時思考作品的意義是什麼。若是認知或語言表達較差的個案，可以用較簡單的指令，像是「看看作品你最喜歡的地方」，或是單純「好好欣賞它」也是可行的做法。

(四) 結束活動

團體的結束需要預留足夠時間緩衝，不管是提醒下次時間以及剩餘次數，或是本次團體回顧，確認成員感受，讓成員有心情上的收拾與轉換等等，都是很重要的目的。

團體結束的帶領，能幫助成員安定心情，並期待下次課程的到來。不需要太過制式，像輪流上台報告那樣，反而會有壓力。筆者建議可以採規律的做法，象徵性的結束儀式，讓個案有預期和儀式感，對於團體和個人都有正向幫助。

有些成員不習慣分享，彆扭，都沒關係，不勉強個案，只需要提供穩定的架構，順其自然，無論是說聲謝謝或表達心情都好，讓成員有機會練習開口，帶領者的慎重以待，成員是會感受到的。不只單次活動需要有結束儀式，整個帶狀團體的結束更需要提早做結束準備，透過結束儀式，讓成員珍惜這一期一會，好好的道別。

除了口頭分享外，藝術還有許多非口語，具創意的結束儀式，像是大家圍一圈，手拉手默念祝福，或是寫小紙條、蓋掌印等等，甚至只有拍張大合照，抽一張牌卡，都是可行的方式。

依循活動主軸設計暖身，創作，觀看，結束，彼此環環相扣，都很重要，帶領者不要草草了事，虎頭蛇尾，影響了前面寶貴的歷程，就很可惜了。

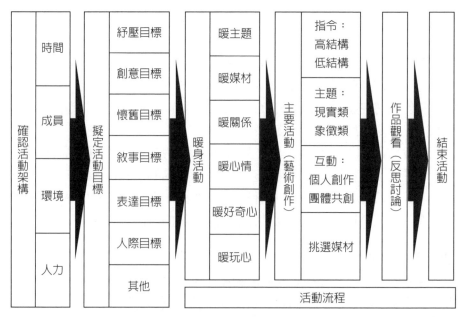

圖 5-7　失智藝術活動設計流程

第六節　結語

　　雖然筆者為藝術治療師，但藝術是屬於所有人的，只要帶著好的意圖，秉持不傷害原則，從個案權益出發，任何人都可以善用藝術，鼓勵大家儘量嘗試。

　　本章雖盡我所能說明原則，但礙於篇幅以及失智個案的複雜性，讀者在操作上可能仍會面臨許多困難，筆者建議可用來當作知識補充，並依據文末方案彈性操作體驗活動，有興趣或需長期帶領藝術的讀者，仍需持續鑽研進修和接受督導，才能更得心應手。

　　當然，如果在各種努力後個案仍然抗拒或不見成效，帶領者也得接受有些個案還沒準備好，不勉強個案，不急於一時，不以單次論成敗，適當「轉介」也是種專業能力，或許個案參加了其他有興趣的活動，像是音樂、舞蹈等創造性藝術，都有許多類似且很好的優點。也許在其他活動建立自信與成就感後，反而有機會再次回頭參與藝術活動，更能看見個案的進展。

　　守護每位失智者表達的權利，是很重要的，藝術能幫助個案穿越時空，打破想像與現實的界線，看見每個人的生命故事，以及背後的寶貴經驗、智慧與價值。

　　與失智個案工作時，我相當重視「優勢觀點」，善用個案感興趣的話題內容，融入到你的活動中，借力使力，你會發現我們看見的，除了「病」以外，更多的是眼前活生生的「人」。

　　最後，希望所有醫療人員、長照人員、照顧者，都能像逛美術館般「欣賞」失智個案的作品，藝術能感動人心，並且每個人都是藝術家，在創作中帶來理解和連結，讓療癒成為可能。

藝術活動方案（範例一）

單元名稱	動身體：舞動毛線畫	活動時間	90分鐘
活動地點	團體活動室	活動人數	建議6～8人，搭配1位有經驗的協助者

適用對象	輕度—中度失智症者
活動目標	1. 透過身體遊戲，提升身體律動的表達動機 2. 用感官—動作來創作，幫助放鬆並減少創作焦慮 3. 透過創作帶給個案愉悅、享受，並穩定情緒 4. 鼓勵個案表達、分享、互動，增進社交互動
事前準備	1. 事前與協助者告知活動流程、陪伴原則 2. 確認空間環境、隱私、桌椅、音響器材等設備 3. 事先調製好顏料，以及合適的音樂 4. 桌椅為 4～6 一桌，成員面對面

活動內容與流程		

時間	活動步驟	器材（教具）	備註
30 分鐘	**暖身活動** 1. 開場介紹，帶領者與成員打招呼，自我介紹，並說明今日活動主題和時間 2. 肢體伸展操，帶領成員感受肢體 3. 邀請成員一人想一個動作，請大家模仿跟著做做看 4. 接著進行自我介紹，帶領者拿出一球毛線先簡單介紹自己後，一手抓緊毛線末端，另一手用毛線球拋給其他成員，重複此動作，直到所有人都自我介紹完畢 5. 此時，成員彼此會被毛線牽連著，帶領者帶著大家一起拉動毛線，進行簡單的團體互動（把毛線舉高、拉緊、放鬆、左右搖擺等等） 6. 接著，帶領者將毛線平均剪成 60 公分左右（粗略估計）成員手中一人有一段毛線，請成員用五感來「玩」毛線，可以用指導語「跟毛線培養感情」，帶領者舉例用哪些方法認識毛線（撫摸、纏在手臂、往上丟、放頭頂、放桌上等等），接著邀請個案自由嘗試，過程中帶領者將成員做的嘗試講給大家聽，鼓勵其他成員也跟著試試看，拓展經驗和鼓舞嘗試動機	1. 一球毛線 2. 剪刀 3. 喇叭 4. 事先挑好音樂	

	7. 準備稍具節奏感的輕快音樂（無人聲），約 3 分鐘，帶領者先示範跟著音樂舞動毛線，接著請成員一人想一個動作，大家跟著模仿看看 8. 再用同一首音樂，請成員進行即興表演，可以個人表演，也可以分成小組進行，帶領者可試著激勵與鼓舞大家		
30 分鐘	**主要活動** 1. 發下 8K 圖畫紙，用杯子裝稀釋的顏料（約 5～6 色），將毛線泡入顏料杯中，留下線頭在外面 2. 帶領者引導成員用沾溼的毛線，在畫紙上留下痕跡，可以先示範，接著邀請成員自己練習，花點時間讓成員嘗試，累積經驗 3. 換新的紙，準備好音樂，鼓勵成員用一首歌的時間，用身體，一邊跳舞一邊畫畫 4. 用三首不同風格的音樂，重複操作，中間讓個案稍作休息	1. 8K 圖畫紙（每人 4～5 張） 2. 廣告顏料 3. 不要的飲料杯子洗淨 4. 喇叭 5. 事先挑好音樂	
15 分鐘	**觀看作品** 1. 讓成員休息一下，簡單整理環境，桌面只保留作品（包含練習，每個人有四張），若有時間可用吹風機把作品稍微吹乾 2. 邀請成員花點時間，欣賞自己完成的作品，並分享今天最滿意、或者最喜歡的地方 3. 將喜歡的作品，取個詩情畫意的名字，加上姓名、日期，可以用原子筆寫在背面，或者準備便條紙寫	1. 吹風機 2. 原子筆 3. 便條紙	
15 分鐘	**結束分享** 1. 將作品陳列在牆上，或者桌面，大家圍在一起 2. 邀請成員輪流介紹，第一位成員分享後，請成員挑一件別人的作品，並簡單分享喜歡的原因，當作下一位分享者，直到所有		

	人分享完畢（講多講少都可以，不勉強成員） 3. 邀請成員分享今天活動的心情感受，可以一人一句形容詞接力 4. 帶領大家感謝彼此，感謝自己，團體結束		
應用變化	**難度：簡單**	**難度：困難**	
	1. 操作動作時較多示範 2. 觀看作品時需旁人引導 3. 作品命名需較多協助 4. 口語分享時需較多引導	1. 可以自己操作動作 2. 可以自己欣賞作品 3. 可以自己替作品命名 4. 可以自己分享心情	
注意事項	1. 有些成員會擔心顏料弄髒衣服，可事先提醒準備不怕髒的衣服 2. 顏料請用水性顏料，方便清洗 3. 準備的音樂帶領者要先聽過，並至少體驗過一次創作		
評值回饋	精神狀況：□高亢□警醒□疲憊□嗜睡 參與度：□主動□引導下主動□被動□拒絕 認知理解：□完全□部分理解□關鍵字理解□無法理解 配合程度：□佳□引導下尚可□被動□拒絕 社交互動：□主動□被動□防禦□攻擊□拒絕 情緒表現：□愉悅□平穩□焦慮□低落□憤怒 行為問題：□遊走□干擾□攻擊□妄想□幻覺 媒材操作：□可獨自完成□需部分協助□需大量協助□無法操作 其他表現：		
照片範例			

藝術活動方案（範例二）

單元名稱	玩創意：色紙剪貼	活動時間	90 分鐘
活動地點	團體活動室	活動人數	建議 6～8 人，搭配 1 位有經驗的協助者
適用對象	輕度－中度失智症者		
活動目標	1. 透過幾何圖形排列，評估成員認知功能與認知刺激 2. 透過非指導性創作，鼓勵成員發揮創意 3. 透過互動遊戲帶來愉悅感及社交互動 4. 透過創作和分享，鼓勵成員案表達自己		
事前準備	1. 事前與協助者告知活動流程、陪伴原則 2. 確認空間環境、隱私、桌椅、音響器材等設備 3. 若購買綜合色紙，可先事先分配數量，用紙盤分裝，方便取用 4. 事先準備不同形狀的黑色紙張（約 A5 大小的圓形、正方形、三角形、長方形），用作暖身，可重複利用之教材 5. 事先準備不同形狀的色紙（將 10×10cm 色紙剪成不同形狀）隨機分配給個案，讓剪紙有困難的成員直接取用 6. 桌椅配置：4～6 人一桌，分組進行，桌面至少要有全開紙的大小		

活動內容與流程			
時間	活動步驟	器材（教具）	備註
35 分鐘	**暖身活動** 1. 帶領者與成員打招呼，自我介紹，並說明活動主題和時間 2. 事先準備名片紙，上面畫著各種形狀，邀請成員選一張喜歡的形狀，用奇異筆寫下希望被怎麼稱呼，輪流自我介紹 3. 將名片紙貼在胸口，並整理收拾桌面，每桌放一張全開白色書面紙，以及不同形狀的黑色紙張 4. 帶領者告知成員，等等要分組合作，請成員看看桌上有哪些形狀，並用簡單的聯想遊戲進行互動（例：圓形想到什麼？） 5. 接著帶領者會出題目，請小組成員一起合作完成。題目從簡單到困難，依照成員表現給予任務（例：簡單圍出框框、排成一	1. 事先準備的大黑色形狀紙 2. 全開白色書面紙 3. 喇叭音樂 4. 彩色奇異筆 5. 大免洗紙盤	本階段作為評估和遊戲，不強調對錯，以及不勉強或強迫成員操作

	條蛇、排萬里長城等等，可以慢慢增加難度，像是排房子、樹、花、愛心、人） 6. 每個步驟完成後，邀請成員看看自己的作品，也可以欣賞別桌的作品，可以簡單討論過程順利與否，儘量是輕鬆好玩的氣氛 7. 收拾全開白紙與黑色紙張，請成員稍作休息，喝水，上廁所 8. 發下色紙、膠水、剪刀，以及空的紙盤		
35 分鐘	**主要活動** 1. 接下來請成員練習剪紙，一樣從簡單到困難出題目（例：剪方形、圓形、三角形、長條狀、不規則形狀），剪完放到共用紙盤中，蒐集素材 2. 邀請成員自由黏貼，並播放輕鬆的音樂 3. 成員有困難時，不急著下手，可以陪著成員排看看，並鼓勵成員怎麼做都可以 4. 依照成員功能，提供形狀貼紙、圓點貼紙，讓成員更方便操作	1. 綜合色紙 2. 剪刀 3. 膠水 4. 喇叭音樂 5. 形狀貼紙	依據成員狀況，調整出題目的難度 貼紙事先準備，可以備而不用
10 分鐘	**觀看作品** 1. 稍作休息，整理環境，準備小塑膠袋，讓成員丟棄碎紙，桌面只保留作品 2. 邀請成員花點時間，欣賞自己的作品，並從作品中，挑選今天最滿意或者最喜歡的地方 3. 將作品取個詩情畫意的名字，加上姓名、日期，可以用原子筆寫在背面	1. 小塑膠袋或垃圾袋 2. 原子筆	
10 分鐘	**結束分享** 1. 將作品陳列在牆上，或者桌面，大家圍在一起 2. 邀請成員輪流分享，第一位由帶領者先指定，成員分享後，挑一件喜歡的他人作品作下一位分享者，並簡單分享喜歡的原因，直到所有人分享完畢（講多講少都可以，不勉強成員）		

	3. 邀請成員分享今天的心情感受，可以一人一句形容詞接力，或者僅讓自願者分享 4. 帶領大家感謝彼此，感謝自己，團體結束		
	難度：簡單		**難度：困難**
應用變化	1. 自我介紹時介紹稱呼即可 2. 暖身題目較簡單 3. 成員無法啟始創作，需要較多討論陪伴，視情況提供預先剪好的形狀，或者形狀貼紙		1. 自我介紹時除了稱呼也介紹挑選之形狀 2. 暖身題目較困難 3. 成員有自發性創作，功能較佳者可以鼓勵剪複雜圖形 4. 成員若提早完成，可以鼓勵剪些形狀放在紙盤中送給同桌夥伴
注意事項	1. 暖身時黑色紙張，不用黏膠水，故需提醒成員作品無法保存，可拍照留念 2. 形狀貼紙為文具商品，若找不到可以用別的方式替代（例如：圓點貼紙） 3. 主要活動時因結構較低，需練習友善引導，不強加，不詮釋作品		
評值回饋	精神狀況：□高亢□警醒□疲憊□嗜睡 參與度：□主動□引導下主動□被動□拒絕 認知理解：□完全□部分理解□關鍵字理解□無法理解 配合程度：□佳□引導下尚可□被動□拒絕 社交互動：□主動□被動□防禦□攻擊□拒絕 情緒表現：□愉悅□平穩□焦慮□低落□憤怒 行為問題：□遊走□干擾□攻擊□妄想□幻覺 媒材操作：□可獨自完成□需部分協助□需大量協助□無法操作 其他表現：		
照片範例			

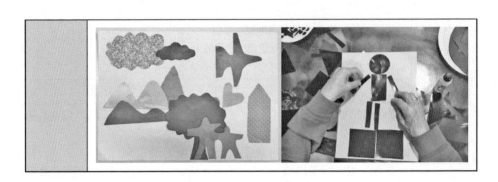

藝術活動方案（範例三）

單元名稱	說故事：報紙拼貼	活動時間	90 分鐘
活動地點	團體活動室	活動人數	建議 6～8 人，搭配 1 位有經驗的協助者
適用對象	輕度－中度失智症者		
活動目標	1. 透過報紙進行現實導向與認知刺激 2. 透過投射性拼貼，引導成員表達內在狀態 3. 透過寫下祝福轉化情緒，引導看見正向的一面 4. 透過彼此交流和祝福，促進社交人際連結		
事前準備	1. 事前與協助者告知活動流程、陪伴原則 2. 確認空間環境、隱私、桌椅、音響器材等設備 3. 需事先蒐集報紙（儘量多元，不要同一家報紙） 4. 完整的報紙可以回收再次利用，剪過的報紙可以丟棄，或拿來製作紙球或其他活動		
活動內容與流程			

時間	活動步驟	器材（教具）	備註
30 分鐘	**暖身活動** 1. 帶領者與成員打招呼開場，自我介紹，並說明活動主題和時間 2. 大家一起協助，將報紙揉成紙球，纏上膠帶，進行拋接遊戲，並一邊自我介紹 3. 發下報紙，請成員鋪滿整個桌面，可以接觸、觀看、揉捏、聞一聞，並討論報紙的作用，報紙帶給自己什麼感受	1. 大量報紙 2. 透明膠帶 3. 彩色筆	報紙越多越好，儘量鋪滿桌面

	4. 發下彩色筆，請成員隨意翻閱桌上的報紙，圈選最吸引你注意力的新聞圖片／標題文字，進行分享 5. 討論新聞背後的心情感受，並進行交流分享		
30 分鐘	**主要活動** 1. 帶領者先示範，將報紙上任何喜歡的圖／標題／文字剪下，排列在圖畫紙上 2. 另外提供色紙、彩色筆、貼紙，並示範手撕圖形等技巧，讓成員自由選擇應用 3. 將圖案重新拼湊組合、黏貼，成為一張拼貼作品	1. 剪刀 2. 膠水或口紅膠 3. 彩色筆 4. 綜合色紙 5. 各種貼紙 6. 4K 圖畫紙	依照成員狀態和需求提供材料，色紙、貼紙不一定會用到沒關係
15 分鐘	**觀看作品** 1. 請成員稍作休息，整理環境，準備小塑膠袋，讓成員丟棄碎紙，桌面只保留作品 2. 邀請成員花點時間，欣賞自己的作品。並輪流介紹（講多講少都可以，不勉強成員） 3. 將作品取個詩情畫意的名字，並用原子筆在背面寫上日期、姓名	1. 塑膠袋 2. 原子筆	
15 分鐘	**結束分享** 1. 將作品陳列在牆上，或者桌面，大家圍在一起 2. 邀請成員觀看別人的作品，有沒有特別印象或者有共鳴的地方？帶領成員進行彼此回饋交流 3. 發下書籤大小的信紙，寫下祝福，黏在作品上或旁邊（若成員較困難書寫，可以預先準備一些祝福字條，用挑選的方式進行） 4. 邀請成員將祝福讀出來，送給自己及大家 5. 帶領成員，感謝彼此，感謝自己，團體結束	1. 適合書寫短句的信紙 2. 事先印好的祝福字條 3. 原子筆 4. 膠水或口紅膠	

	難度：簡單	難度：困難
應用變化	1. 只進行剪貼，不用解釋原因 2. 可簡單分享參與活動的心情 3. 祝福語句可以事先印好提供 4. 只使用報紙剪貼來創作	1. 能夠從拼貼中，表明創作意圖 2. 可以具體說明創作細節 3. 自行撰寫祝福語句 4. 可以複合多種媒材創作
注意事項	1. 若成員不識字或閱讀困難，可協助找圖片給個案，或者事先蒐集不同雜誌／報紙圖片，另外裝在盒子裡，視成員狀況提供 2. 若個案有負面情緒時，給予時間抒發，不評價，團體後可個別關心成員，並視程度回報工作團隊知悉 3. 謹守不傷害原則，不勉強也不忽略個案情緒，尊重隱私 4. 善用優勢觀點，鼓勵將心情透過創作或寫字條給予祝福，透過創作轉化情緒 5. 報紙可以用雜誌替代，顏色較鮮明，且更多圖片，但雜誌仍需挑選類型，儘量多元，不要只有八卦雜誌（內容太多刺激圖片）	
評值回饋	精神狀況：□高亢□警醒□疲憊□嗜睡 參與度：□主動□引導下主動□被動□拒絕 認知理解：□完全□部分理解□關鍵字理解□無法理解 配合程度：□佳□引導下尚可□被動□拒絕 社交互動：□主動□被動□防禦□攻擊□拒絕 情緒表現：□愉悅□平穩□焦慮□低落□憤怒 行為問題：□遊走□干擾□攻擊□妄想□幻覺 媒材操作：□可獨自完成□需部分協助□需大量協助□無法操作 其他表現：	
照片範例		

參考文獻

台灣藝術治療學會（2014）。關於藝術治療。https://www.arttherapy.org.tw/arttherapy/tw/。

白明奇等（2022）。*藝術與高智*。成大出版社。

吳明富、呂冠廷（2021）。*人本存在：年長者與照顧者藝術治療*。洪葉文化。

吳明富、徐玫玲（2016）。*藝術治療工作坊：媒材應用與創作指引*。洪葉文化。

黃傳永、郭淑惠（2018）。藝術治療團體運用於失智長者之效果研究。*教育科學研究期刊*，卷63，期2，45-72。

黃文妤（2018）。*藝術治療團體運用於失智症長者與其照顧家屬之互動關係的影響*。未出版之碩士論文。臺北市立大學。

Cohen, G. (2006). Research on creativity and aging: The positive impact of the arts on health and illness. *Generations*, *30*(1), 7-15.

Chancellor, B., Duncan, A., & Chatterjee, A. (2014). Art therapy for Alzheimer's disease and other dementias. *Journal of Alzheimer's Disease*, *39*(1), 1-11.

Creek, J., & Lougher, L.（2009）。*職能治療與心理衛生*（潘瑷琬等譯）。合記圖書出版社。（原著出版於2008）

Fritsch, T., Kwak, J., Grant, S., Lang, J., Montgomery, R. R., & Basting, A. D. (2009). Impact of TimeSlips, a creative expression intervention program, on nursing home residents with dementia and their caregivers. *The Gerontologist*, *49*(1), 117-127.

Fancourt, D., & Finn, S. (2019). *What is the evidence on the role of the arts in improving health and well-being?* A scoping review. World Health Organization. Regional Office for Europe.

Hattori, H., Hattori, C., Hokao, C., Mizushima, K., & Mase, T. (2011). Controlled study on the cognitive and psychological effect of coloring and drawing in mild Alzheimer's disease patients. *Geriatrics & Gerontology International*, *11*(4), 431-437.

Hinz, L. D.（2018）。*表達性治療連續系統*（金傳珩譯）。洪葉文化。（原著出版於1980）

Lee, R., Wong, J., Shoon, W. L., Gandhi, M., Lei, F., Kua, E. H., ... & Mahendran, R. (2019). Art therapy for the prevention of cognitive decline. *The Arts in Psychotherapy*, *64*, 20-25.

Moon, B. L.（2011）。*以畫爲鏡：存在藝術治療*（丁凡譯）。張老師。（原著出版於2009）

Stewart, E. G. (2004). Art therapy and neuroscience blend: Working with patients who have dementia. *Art Therapy*, *21*(3), 148-155.

Schneider, J. (2018). The arts as a medium for care and self-care in dementia: Arguments and evidence. *International Journal of Environmental Research and Public Health*, *15*(6), 1151.

Wald, J. (2003). Clinical art therapy with older adults. *Handbook of art therapy*, 294-307.

第六章　園藝治療的應用

吳鴻順

第一節　前言

依據衛生福利部及內政部調查結果 2022 年 12 月底人口統計資料估算，臺灣 65 歲以上老人共 4,085,793 人，其中輕微認知障礙（MCI）有 735,023 人，占 17.99%；失智症有 307,931 人，占 7.54%（包括極輕度失智症 125,890 人，占 3.08%，輕度以上失智症有 182,041 人，占 4.46%）。65 歲以上的老人約每 13 人即有 1 位認知障礙者，而 80 歲以上的老人則約每 5 人即有 1 位認知障礙者（台灣失智症協會，2013）。

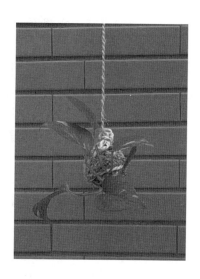

失智症（dementia）是一種疾病現象而不是正常的老化，而是一群症狀的組合（症候群），依《精神疾病診斷與統計手冊第五版》（2013 年），失智症更名為重度神經認知症（major neurocognitive disorder）。在其診斷標準中，認知功能要有至少一項以上功能退化，包括整體注意力、執行功能、學習能力、記憶力、語言功能、知覺動作功能或社會人際認知等。同時可能出現干擾行為、個性改變、妄想或幻覺等症狀，這些症狀的嚴重程度足以影響到日常活動獨立進行及人際關係與工作能力。

在失智症治療中，常以非藥物治療方式來增進認知功能及提升生活品質，從而降低照顧者照顧壓力，減低病患的藥物使用及副作用，在生活環境中營造適切且安全的環境，無障礙的支持等，加強對技巧學習專注力及記憶。在活動過程中以三個「R」為原則，第一個重複（repeat），配合

對象的教育程度及疾病進程，使用簡短易懂的字詞、放慢說話速度來與服務對象面對面溝通，當中若出現無法理解時，再用同樣的文字和冷靜平穩的語速再重複一次；第二個保證（reassure），讓服務對象感受到自己是被妥善照顧、有安全感的，且意願會受到尊重；第三個轉移（redirect）：對服務對象的精神行為症狀避免正面衝突與指責，宜採用分散注意力到其他活動與話題上；照顧者藉由以上之策略，適當地和服務對象互動陪伴，可顯著降低他們的躁動與焦慮。非藥物治療的種類繁多，包含以下多個策略：(1) 認知導向，如懷舊治療、現實導向療法、認知刺激治療等；(2) 感覺刺激，如芳香療法、光照治療、按摩／觸摸、音樂治療、多感官療法等；(3) 行為處理技巧；(4) 其他社會心理性介入，如運動、寵物治療、藝術治療、園藝治療等，透過以上這些非藥物治療策略，適當地運用在與服務對象的溝通與照護技巧、活動安排、環境改造與輔具協助上，促進或維持他們的日常生活功能，減緩退化的速度及照顧壓力，提升失智症患者及照顧者彼此的生活品質。

第二節　園藝治療簡史

在大自然中，人和植物的關係非常緊密，植物會透過人類的五感吸引著我們，這股能量使我們能將生活中的壓力與疲勞暫時得到喘息，並為我們提供足夠的空間來反思和恢復我們的注意力能力、創造成就感和放鬆。

早在 18 世紀初，已有記載對精神病患者施以園藝栽培訓練，隨後醫院相繼採用這種治療方式幫助精神病患者康復，及後 1812 年美國賓州大學精神病學專家班傑明・拉什（Benjamin Rush）博士率先記錄了在花園裡工作對患有精神疾病的人產生的正面影響。在 1940 年代和 50 年代，不再侷限於治療精神疾病，為住院退伍軍人的康復提供園藝療法活動。

園藝療法獲得了可信度，並被廣泛用於多元族群的診斷協助和治療選擇，更為提升健康促進、舒壓策略選項之一。園藝療法被認為是一種有益且有效的治療方式，被廣泛用於醫院、復健機構、養護機構、職業場所和社區據點／服務中心等場所。

第三節　什麼是園藝治療？

依據美國園藝治療協會（2023），園藝治療是利用植物或園藝活動以促進社會、教育、心理與生理的適應。採用園藝治療技術來幫助服務對象學習新技能或重新獲得失去的技能；園藝治療有助於提高記憶力、認知能力、任務發起能力、語言表達和社交能力、情緒穩定能力和自信心。在肢體復健中，可以增強大小肌肉群肌耐力，並提升肢體協調性、靈活性及平衡能力。在工作領域中，園藝治療環境有助於人們學習獨立工作、解決問題和遵循指示等。

園藝治療以人為本的專業，和其他專業（音樂治療、藝術治療）一樣，園藝治療服務於健康促進、職能治療、失智症、中風、智能不足、視障對象及慢性精神疾病之社區老人，可見服務對象族群多元，不限年齡，不限失能障別，利用人和植物與大自然連結，從小盆栽的各種種植，延伸到庭園設計，都是園藝治療的範疇，越來越多的實務和研究證明，園藝作為一種治療身體、精神、情感、老年人和社會障礙人士的方式具有獨特的價值，因為植物是非歧視性和非威脅性的，任何人都可以成功利用這種媒介，藉由園藝治療活動的過程調整生活型態，實踐自立生活，找回熟悉感，產生共鳴，降低活動參與的負向經驗，提升身心健康福祉、人與社區的互動與整合為目標。

在執行園藝治療活動前，治療師首先以會談、評量表或實務操作方式，評估服務對象的興趣、園藝經驗、現有能力及需求，因應評估結果和服務對象討論，訂定可行的短、中、長期目標，設計適合的園藝活動，安排時間執行及期間的評估、修正。

園藝植物作為媒介，治療師以三階段的機制給予改善服務對象的問題：

1. 互動（interaction），指服務對象在園藝環境中與他人的互動關係與情形，其中包含治療師 vs. 服務對象、服務對象 vs. 服務對象及服務對象 vs. 如工作人員、志工或社區民眾，促使服務對象得到情緒成長的機會及支持的力量。

2. 行為（action），是服務對象對植物培植與照顧的積極參與行為，促使服務對象得到生理、心理的效益。

3. 反應（reaction），是參與各種與人或與植物的互動行為後，服務對象產生的各種感知反應，透過觀察植物的成長與改變來了解生命週期的變化。

　　治療師按機制設計適合服務對象能力、符合服務對象需求之活動，協助他們們了解過程、增進觀察力、強化認知、促進五感（視覺、聽覺、嗅覺、味覺及獨覺）體驗、增加社交互動、專注投入活動執行、職能和職前訓練、培養照顧責任及日常活動作息休閒（澆水、除草等）控制能力，直至完成作品，分享活動的一切感受及欣賞自己和別人的作品，達到治療目標。園藝治療重視在具目的性的治療過程，引導參與者在過程中的動機、進展、分享、反思、回饋及修正，而不單著重在最終的園藝產品。

一、園藝治療基本特質

1. 參加者參與園藝相關的活動。
2. 參加者至少有一種確定的障礙、疾病或生活失能。
3. 活動由註冊園藝治療師協助進行。
4. 擬定參與者的復健治療方案或職業計畫。
5. 引導參與具治療元素的體驗式學習。
6. 學習及加強園藝知識與技巧，學習及加強與服務對象溝通知識。
7. 在各類的醫療護理、復健及養護機構中都可進行園藝治療計畫方案。

二、園藝治療理論架構

1. 注意力恢復理論（attention restoration theory, ART）

　　由美國環境心理學者 Rachel 和 Stephen Kaplan 提出，提倡接觸大自然和植物，可以有效幫助人從精神疲勞中恢復過來，重獲專注，人類注意力分為自主性注意力（voluntary attention）與非自主性注意力（involuntary attention）。自主性注意力，又稱直接注意力，需要刻意集中精神專注，在日常生活與工作上扮演重要的角色，但自主性注意力過度使用及壓力

下，易產生疲倦及疲乏的現象，導致注意力降低及易怒焦慮等徵狀。而非自主性注意力，又稱間接注意力，指不需刻意即被吸引而注意者，例如窗外美麗的花海等。

所以園藝治療活動是屬於有效恢復注意力的活動。注意力恢復理論包括四項元素：(1) 遠離日常生活（being away）：「一種遠離現實的生活體驗」；(2) 延展性（extent）：「在時間及空間的擴展，讓操作者延展感」；(3) 魅力性（fascination）：「可以讓操作者忘卻一些煩惱的安排」；以及 (4) 相容性（compatibility）：「操作者能與植物共融，建立彼此關係」。

2. 園藝治療的動力模型（CARE）

香港園藝治療協會會長馮婉儀女士所提出的理論，是從美國教育家 David A. Kolb 提倡的體驗式學習（experiential learning, EL），將學習分為四個階段：學員親身參與活動、觀察、反省與總結經驗，馮婉儀女士從 EL 理論得到啟發，提出「園藝治療的動力」模型。CARE 的四元素包括：(1) 串連（connection）：人→植物；(2) 活動（activity）：被動→主動參與；(3) 反思沉澱（reflection）：觸動→內化；(4) 經驗（experience）：轉化→實踐。

三、園藝治療服務模式

模式是由評估（assessment）、工序分析（task analysis）、修正（modification）組成，簡稱為 ATM 概念模式。首先評估服務對象，其次對園藝治療活動做工序分析，然後調整活動步驟，最後提供協助及改良式工具之修正。

1. 評估（assessment）

評估是有系統地蒐集相關資料，然後分析，確實地訂立目標及活動。透過與服務對象會談及量表評量以下情況：

(1) 認知能力：記憶力、定向感、辨別能力、專注力、理解能力、組織及使用工具能力。

(2)體能表現：關節活動度、大小肌肉群肌耐力、協調能力、肢體柔軟度及平衡能力。

(3)社交能力：語言表達能力、社交互動及表達及與夥伴合作能力。

(4)自控能力：挫折忍受度、情緒自控能力及問題行為表現。

(5)工作態度：園藝技術、工作動機及接受指導意願等。

另外一些相關的基本資料：年齡、性別、教育程度、文化背景、生活型態及家庭成員等。這些都和適齡適性的活動規劃有關，例如：在挖鬆泥土活動步驟中，需要工具使用的能力、大小肌肉的能力等。

此外，對園藝環境及園藝工具的亦需評估蒐集資料：

(1)園藝環境：舒適、安全、無害、就近性（盆架高或低）及便利性等，以多元或單一的感官刺激環境，配合服務對象的需求設計。

例如：輪椅使用者，盆栽需架高或桌子高度可讓輪椅移入，方便操作等考量。

(2)園藝工具：適切性（改良式工具選用）、數量、安全及便利性等。

例如：手部握力不足者，需加粗握柄或使用輕易的改良式工具完成。

2. 工序分析（task analysis）

將活動工序分成若干步驟，依服務對象的能力安排組合，部分協助、部分簡化，鼓勵他們參與。

例如：認知能力不佳的服務對象，在裁剪枝葉時無法確定長度時，可簡化工序，他們使用已裁剪適合的植物，或協助標誌枝葉的長度，鼓勵他們使用工具按明顯的標誌參與完成裁剪。

3. 修正（modification）

接服務對象能力評估結果，調整活動步驟、環境及工具的適合性，提供必要的協助，或改用改良式工具（人因設計工具），讓服務對象以省力、輕巧及舒適的方式參與，增加參與動機。

例如防滑手把、直角手把、架高植盆、彈力剪刀及萬用套工具等；亦有部分工具以個人化考量自製，保特瓶澆水器，方便握力不佳者使用。

四、園藝治療核心精神

是讓服務對象作為照顧者的身分去照顧及護理親手栽種的植物，透過植物的生命週期，從種子、秧苗、開花、收成到結果（種子），明白自己對植物的生命是有責任的。

五、園藝治療介入效益

園藝治療活動介入對生理層面、認知層面、情緒與心理層面、社會與行為層面等產生效益：

1. 生理層面包括：提升大小肌肉強度及身體協調能力、靜／動態平衡／敏捷性、工具操作能力、手眼協調。
2. 認知層面包括：改善學習專注力、持續度及記憶力，發展問題解決能力和理解能力。
3. 情緒與心理層面包括：正向思考改善情緒、反思能力、希望感及幸福感增加、孤獨感及憂鬱有顯著改善，增加個人自信心、自尊心提升、心理健康、舒解或減少生活焦慮及壓力、發揮創造力、對生命的期待，有提升生活質素，增加自我形象。
4. 社會與行為層面包括：社會支持、自我察覺及自主決定、改善社交技巧，透過分享經驗，學習合作的技巧，實踐彼此溝通，發展人際關係及互動合作。
5. 其他：活動中引導成員發揮創意，促進審美能力及自我表達能力。

六、園藝治療活動介入

治療師除需增進對植物特性及園藝治療技術知能，設計合宜且具效益的園藝治療活動外，還需要具備熱情，對生命的熱愛，願意分享所學，與參與者一起享受操作的樂趣，分享喜悅及歡樂，關懷及包容參與者的能力不足，協助及引導他們一起體驗人與植物的互動。

園藝活動介入設計宜考量植物的季節性、照顧難易度及環境等。在季節性考量方面，意義在於讓服務對象了解每一季節的植物、蔬果等，一起經歷萌芽期、學習等待及產生期待，花間結果觀賞期，成就及滿足感，了

解生命週期；第二材料方便取得、價格合適；照顧難易度考量方面，主要讓服務對象有成功的經驗及協助的層面多寡，避免產生挫折感；居住環境考量方面，個人空間與公共空間的使用分配，避免產生爭吵。

　　園藝治療活動對植物的選擇通則，園藝治療師陳彥睿（2010）建議：

1. 易栽易活：栽植容易，不用太常澆水或病蟲害防治較簡單，不要經常噴農藥。
2. 色彩鮮艷：花卉或觀賞樹木有特殊的色彩，開花節期配合活動時間。
3. 無毒少傷害：絕對不能採用有毒性或具傷害身體的植物，例如玫瑰、仙人掌等，若要使用，可用手套或工具去除枝莖上的刺。
4. 繁殖方便取材容易：採用在日常生活環境方便取得的材料。
5. 成果時間不能太久：時間拖太久會失去耐心及動機。
6. 容易開花或結果：時序一屆即可開花結果，避免需要冷藏、電（光）照、化學藥劑處理才可開花。
7. 有一定的觀賞期或享用期，讓被治療者確定能得著成就感。

　　在活動規劃前，建議先考量：

1. 了解服務對象的行動與認知能力。
2. 選擇費力且簡單的活動，目標容易達成，減低挫折感。
3. 提供正向情緒支持。
4. 活動時間不宜過長，提供適度休息時間。
5. 可能事先告知活動的目的和過程，如此可增加參與動機。
6. 活動應安排在一個舒適、安全且熟悉的環境中進行，減少不必要的干擾。
7. 座位安排的方面則是建議以半圓形或 U 字形來促進互動。

　　介入方式多以團體進行，對於個別需要者而言，也會採以一對一的方式、團體方式，採成員分組進行。

　　活動進行包括：相見歡成員彼此認識、引發動機暖身活動、主題活動執行、討論問題、回饋與成果發表。

　　暖身活動內容多以認識植物、植物與生活或十巧手等。

　　主題活動內容有：

1. 學習植物栽種過程：栽種、換盆、收成、扦插等。

2. 融入視覺、聽覺、觸覺、味覺及嗅覺的活動設計，例如組合盆栽或藝術擺盤或插花、戶外觀花海活動、花圃美化等以視覺為主設計；與植物有關的懷舊老歌、聽風吹竹子簌簌聲以聽覺為設計；以觸覺設計剝取種子、草頭娃理髮、押花、壓花卡片等；味覺設計則有泡茶、製造植物餐食；嗅覺設計有植物香包袋、香草植物嗅覺辨識。

3. 強調懷舊回憶，連結過去生活和植物的經驗，栽種、節慶、儀式、童玩及歌曲等。

4. 節慶活動，母親節、情人節、聖誕節、過年等。

5. 生命教育，利用植物週期，談如何面對生老病死。

6. 植物與健康促進功能，艾炙、薑粉泡腳等。

　　除團體活動外，園藝治療對失智症個案採取一對一方案執行道當活動規劃，重度失智症安排感官刺激，例如水果品嚐、戶外散步賞花等；中度失智症安排蔬果香草辨別、烹煮，認知能力較佳者，可安排組合盆栽，活動安排視個案適當調整，

　　至於活動強度及頻率，每週一次，每次介入約 2 小時，以 8～12 次做一單元。

參考文獻

台灣失智症協會（2013）。http://www.tada2002.org.tw/About/IsntDementia
陳彥睿、陳榮五（2010）。園藝治療活動設計。*臺中區農業改良場特刊*，*102*，112-114。
馮婉儀（2020）。*園藝治療與長者服務：種出身心好健康*。明報出版社。

失智長者園藝治療計畫方案

方案一：

說明：多肉觀賞植物容易照顧、品種及外型多樣化、可於小空間擺設、價格合宜及生命週期長等特性，從操作栽種層面提升至情感互動層面，建立心理小花園，過程中，可強化精細動作及促進認知功能，甚至到改善生活型態、問題行為及解決能力等，對長者身心健康都有正向支持。

單元名稱	迷你花園多肉盆栽	活動次別	1
活動日期		活動時間	60分鐘
服務對象	輕度失智長輩	參加者人數	12人
活動目標	強化精細動作 認知功能 社交互動 審美創意能力		
時間	活動內容與流程		
5分鐘	一、相見歡：自我介紹		
10分鐘	二、引發動機 介紹多肉植物種類及特性，曾否接觸過及多肉植物？經驗如何？		
30分鐘	三、活動執行 1. 介紹製作過程步驟 2. 分發（選用）材料 3. 示範及引導步驟 3-1. 盆器底盤填滿一層發泡煉石和一層培養土 3-2. 將植物植入盆器 3-3. 最上層鋪一層貝殼砂與顏色細砂 3-4. 最後放上造型動物、裝飾品		
15分鐘	四、討論問題與回饋 分享：參與活動感受、發表作品的創意主題與意涵		
備註	材料： 1. 盆器 2. 多肉植物 3. 培養土 4. 造型動物 5. 發泡煉石 6. 彩色細沙		

方案二：單元課程

目標：透過植物的生命週期，讓參與者認識生命的演化，類推至如何看待自己的生命歷程。

本單元從種子至結果開始設計，過程中的觀察及記錄，照顧及護理。

課程內容

1. 認識種子

    透過多感官刺激策略設計，觸覺→觸摸，視覺→大小／顏色，嗅覺→聞聞看，聽覺→放在瓶子內搖動例如：種子和食物（紅豆湯）、種子童玩（桃心木翅果、木棉花種子、鳳凰木豆莢及豆袋）等。

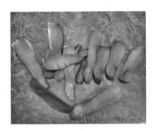

2. 種子紙製作

    結合藝術創作，建立創意設計，運用不同顏色／大小的種子，種子紙製作創意圖卡，和別人分享。

3. 種子萌發

    提供水分、泥土及花盆等，開始培育種子，等待萌芽，待萌芽後再執行分株及移盆。

4. 量測及記錄植物成長歷程，填寫紀錄表。

5. 澆水及護理

建立照顧概念及作息，強化自信心及成功經驗。

注意事項

引導活動進行，避免誤食或塞到鼻孔或耳朵。

單元課程

活動名稱：種子紙

單元名稱	種子紙製作	活動次別	2/5
活動日期	○○年○○月○○日	活動時間	60 分鐘
服務對象	輕度失智長輩	參加者人數	12 人
評估	1. 精細動作 2. 生活作息表 3. 活動滿意度		

活動目標	1. 引導認識植物與生活的關連 2. 培養主動參與生活及人際互動 3. 體驗植物的生命延續 4. 建立生活規律習慣 5. 提供多元感覺刺激及精細動作訓練 6. 延緩肢體退化、情緒舒緩及維持生活機能	
時間	**活動內容與流程**	
5 分鐘	一、相見歡：自我介紹	
10 分鐘	二、引發動機 1. 植物與生活 2. 利用再生紙製作卡片	
30 分鐘	三、活動執行 3. 簡單說明材料及製作方式 3-1 收使用過的紙張（不同顏色） 3-2 使用果汁機打成紙糊（預先備用） 3-3 用篩子取適量並擠壓水分，鋪至瓦楞板子上 3-4 撒上種子 3-5 待乾後剪裁 3-6 寫上祝福字詞	
15 分鐘	四、討論問題與回饋 分享：參與活動感受、發表作品的創意主題與寫卡片對象	
備註	材料： 1. 回收紙 2. 種子 3. 安全剪刀 4. 攪拌機 5. 紗網 6. 勺子 7. 毛巾	

方案三：

目標：透過照顧植物的責任與付出，讓參與者認識生命的演化，獲得自信
感。

課程內容

認識彩葉草

透過多感官刺激策略設計，觸覺→觸摸，視覺→大小／顏色，嗅覺→聞聞
看，提供動作經驗，增加小肌肉靈活度，減緩肌肉力量退化。

內容流程：

單元名稱	草木皆有情	活動次別	1
活動日期	○○年○○月○○日	活動時間	60 分鐘
服務對象	輕度失智長輩	參加者人數	12 人
評估	1. 精細動作 2. 生活作息表 3. 活動滿意度		
活動目標	1. 引導認識植物與生活的關連 2. 培養主動參與生活及人際互動 3. 體驗植物的生命延續 4. 建立生活規律習慣 5. 提供多元感覺刺激及精細動作訓練 6. 延緩肢體退化、情緒舒緩及維持生活機能		
時間	活動內容與流程		
5 分鐘	一、相見歡：自我介紹		
10 分鐘	二、引發動機 介紹植物與生活，認識彩葉草品種及特性，欣賞實體彩葉草及觸摸，增加多元的感覺輸入，曾否接觸過及彩葉草？經驗如何？		
30 分鐘	三、活動執行 1. 阡插步驟 1-1 彩葉草按已截的長度一段帶葉的莖節，以阡插的方式繁殖 1-2 將網紗放入盆器裡 1-3 備好盆器將培養土放入 1-4 確認培養土之溼度 1-5 將彩葉草帶葉的莖節從頂端截 10 公分作為阡插埋入土中輕輕壓平 1-6 利用剪刀栽剪葉子，減少水分蒸發速度 1-7 阡插完後澆水保溼 1-8 放置通風陰涼處 1-9 讓成員在盆上插上植物名牌和學員姓名及種植日期		
15 分鐘	四、討論問題與回饋 分享：參與活動感受及發表作品的主題		
備註	材料： 1. 報紙鋪在桌上 2. 彩葉草盆栽 3. 安全剪刀 4. 約 10 公分木棒子 5. 紗網 6. 5 吋盆器 7. 湯匙 8. 培養土 9. 澆水器（自製）10. 插牌		

第七章 創造幸福氣味言語的芳香療法

蔡憶雲

第一節　前言

　　根據國家發展委員會於 105 年提出之我國高齡化速度將超過歐美日等先進國家：預估將於 115 年成為超高齡社會（超過 20%）；由高齡社會轉為超高齡社會之時間僅 8 年。依據 105 年至 150 年推估結果，65 歲以上老年人口所占比率將由 13.2% 增加為 38.9%；老化指數將由 98.8 增加為 406.9（國發會高齡社會下公共服務趨勢與展望主題／105 年 3 月）。

　　人口老化對社會最大的衝擊是**醫療與長照**需求快速增加，造成社會福利負擔沉重，進而牽動整體產業興衰；其中最大的負面影響是阿茲海默氏症、老人失智、帕金森氏症患者大幅增加；尤其失智症伴隨著精神變化與行為改變，不僅病人辛苦，照顧者更承受了極大的壓力，容易心力交瘁，常成為隱形的病人，進而造成一整個家族的分崩離析。

　　囿於錯誤認知，普遍認為年老＝失智；但隨著研究的進展，我們逐漸了解有助於預防或延緩失智症的因子為何，可以防患於未然。失智並非單由老化造成；而是現代生活方式違背了人類身心靈的基本健康需求而致病；因而當我們了解原因就能有效延緩與預防老人失智。

　　芳香療法的精油在眾多的臨床實驗中，已證明對老人失智有預防作用；對已失智者也有提升認知程度、改善失智障礙、減少大腦退化帶來之各種老人精神疾病及肢體退化的效果。尤其透過**觸覺療法**──**按摩、中醫穴位、經絡**等等均有值得期待的效果。花精可作為輔助治療，針對患者、照顧者之情緒問題，給予協助及有效治療（蔡，2019）。

一、中醫失智之論述與治療

　　我國古代醫家對老年痴呆很早就有認識並有專論，《黃帝內經》就有

關於本病的部分病證及病機的論述。「痴呆」一詞最早見於《華佗神醫秘傳》，《針灸甲乙經》中稱爲「呆痴」。明‧張介賓在《景岳全書‧雜病論》立「**癲狂痴呆**」專論。認爲該病由情志因素所致，「*此其逆氣在心或肝膽二經，氣有不清而然*」；症狀則是「**千奇萬怪**」，脈象「**變易不常**」。

明代醫學家李時珍明確指出：「*腦爲元神之府*」。元，首要也，**元神**乃人體潛在的高級思維活動；所謂元神，即**中樞神經**所在，這種精神意識思維活動就是**腦神**；也就是說人的記憶力，都出於腦，腦神經衰退，記憶力也就轉弱。本病是**心腦功能衰退，腦髓不足**所致。並指出本病病位在心以及肝膽二經，（此三經，絡皆入腦隨深處，故與腦神有關）對預後中醫則認爲本病「*有可愈者，有不可愈者，都在乎胃氣元氣之強弱*」，這古老的思維與論點至今仍對臨床有指導意義。

西方醫學在 16 世紀後期，（歐洲禁止解剖死者，因黑死病大量人口死亡，欲知死因始獲教廷批准解剖人體）已有解剖人腦的實驗；但是對於大腦爲何物猶如瞎子摸象。直到 19 世紀才由皮埃爾‧弗盧龍（Flourens）試驗野鴿的腦部，證實腦部是人類生機所在，也是發揮神經作用的司令部。證明中醫所言腦是神經中樞，諸海皆屬於腦（中醫認爲，人體有**髓海、血海、氣海、水穀**四海，對應自然界的東南西北四海，彙聚體內的氣血精微物質，儲存正氣。）故而腦力不足，就會出現上述聽覺、嗅覺、視覺的神經衰弱，以及全身神經衰退、關節不利、睡眠不安；此說法指出腦與神經的關係，後世醫家都有相同的見解。總言之，本病的臨床表現紛繁多樣，總以漸進加重的**善忘前事、呆傻愚笨**以及**性情改變**爲其共有特徵。

中醫對老人痴呆的辯證論治、理法方藥皆備；更令人咋舌的是清代著名醫家王清任曾云：「*凡病左半身不遂者，其因多半在右；病右半身不遂者，其因在左。何哉？左半身經絡上頭面而往右行，右半身經絡上頭面從左行。*」照現代醫學說來講，左腦部分血管阻塞或破裂，那麼右手右腳就成爲半身不遂（右側偏癱）；反之，右腦血管阻塞或破裂，則左邊手足成爲半身不遂（左側偏癱）。王氏的理論遠遠早於現代醫學的發現，他所謂的經絡，**經爲血管，絡近似神經**；腦稱爲「**髓海**」；因爲脊髓骨中的液體，稱爲髓，每一節頸骨、脊骨，以及尾閭骨之間，左右皆有神經，通過髓液聯繫上達腦部，所以腦部即髓海，是神經中樞活動及功能的來源。

二、現代醫學自大腦生理學探究失智症原因

現代醫學雖然將老人失智症（dementia）的症型分為好幾種，導致的原因也相異；但是基本定義一般都指老年人腦力下降，尤其是**記憶力**和**判斷力**方面，是一種非正常的退化性腦部疾病；此亦與中醫看法相同。

在歐美日等先進國家將芳香療法導入至老人照護領域執行臨床護理已有十多年以上的歷史；其中又以日本投入的資源、實驗乃至社會保險、社會福利等等多有值得我們借鏡之處。日本正面臨人口老齡化加劇和老年痴呆症患者數量增加的雙重挑戰，日本是世界上被評估為預期壽命最高的國家，近年來老年痴呆症的發病率顯著增加。這已成為一個極大的社會問題，僅是阿茲海默症（AD）就約占痴呆症病例數的一半，意味著半數老人的喪失正常行動力，大大增加臥床的可能性；日本也把臥床後增加的歲數稱為**臥床長壽**，成為極沉重的社會負擔。

三、整體輔助醫療介入失智症之預防與改善

因此，失智症的預防醫學越發顯示其重要性；不僅是治療，目的更著重於預防老人罹患大腦病變、降低初老症（early aging symptoms）發生年齡。除了使用藥物之外，在數以萬計的論文中提及利用各種「非藥物」方法的補充替代醫學，並將之納入養老保險，成為一種治療老年痴呆症極具吸引力的替代方案。

原本進行這些芳香治療是為了補充老年患者的藥物治療和保健服務（如療養院、日間護理等）對改善失智症效果不足之處；從多年實施的結果發現，對於**情緒治療**與**認知能力**逆轉趨良有著極大的貢獻。

芳香療法是聯合國衛生組織 WHO 所承認的整體輔助醫學（holistic complementary medicine）系統項目之一，在上一世紀便已納入補充性替代醫學領域中；近年來，基於腦康復觀點的非藥物干預臨床實驗證實，從認知能力的提升、情緒、睡眠等方面觀察，芳香療法也能**預防老年痴呆症**，並成為最有效療法之一。在眾多的報告中顯示，除芳香療法外的非藥物治療，如：記憶訓練、音樂療法、回憶療法、寵物療法、園藝療法、花精療法等；也研究了其他自然療法和光學治療、量子醫學的可能性，使得非藥物療法的內容越發豐富，且能兼容並蓄、發揮相乘作用。

第二節　芳香療法應用於失智症

　　芳香療法是一種使用從芳香植物中萃取精油的自然療法；這些精油被證實具有藥理作用並影響大腦、思想和身體。一般獲准用於治療痴呆症的藥物對認知障礙或痛苦行為（行為和心理症狀，或挑戰行為）的療效有限，而這些行為通常也是護理人員最艱難的挑戰，甚至導致照顧者也發生焦慮、憂鬱、躁鬱、暴力等失常行為。

　　輔助療法，包括芳香療法，很受患者、從業者和患者家庭注目並廣泛使用，因為它們被認為不太可能引起副作用，而且患者不需採取任何回應，透過呼吸嗅聞便能發揮作用。因此，人們對芳香療法是否可以提供一種安全的方法來提升痴呆症患者的認知程度與行為能力越來越感興趣，這是一種非侵入性且人性化的療法，對患者身心靈都有裨益。此外，由於精油不需要侵入性給藥方式，因此芳香療法具有對病患最小化負擔和易於工作人員給藥的優點。

　　在老人照護機構執行芳香療法與芳療 SPA 不同；精準而言是屬於醫護芳療（medicare aromatherapy）[1] 的領域，執行者需要通過老人照護及芳療師專業訓練，充分熟悉老者與一般健康者的區別；執行護理則多半使用**吸入法**、**局部按摩法**（四肢為主）與**部分溫水浴**。目的則是以減少住民的不安、憂鬱、恐懼等等情緒問題，以及抗菌消炎（預防感染）、疼痛、失眠、浮腫、便祕、除臭（糞便護理後空氣中殘留之令人不快的臭味與藥味）以及其他種種疾患的緩和或消除。

---

[1] 醫護芳療（medicare aromatherapy）迄今並沒有明確的定義；也有人將臨床護理經驗稱為是在診所，亦即正式醫療機構所執行的臨床護理（clinical aromatherapy）。日本整合醫學專家的今西二郎醫師將之定義如下：「以疾病治療和緩和症狀為目的，在看護與護理領域使用的芳香療法。」（統合醫療／金芳堂，2008）

有實驗稱，精油的放鬆作用改善了痴呆症的外周症狀——煩躁和興奮，屬於失智症合併精神行為症狀（簡稱 BPSD）；並改善了睡眠障礙。在日本鳥取大學的一項研究中，當老年人保健設施的老年人接受 28 天的芳香療法時，輕度至中度失智症患者在檢查時，發現改善了他們的情緒障礙與睡眠狀態。這表明芳香療法也能有效改善認知功能，這是痴呆症的核心症狀。

消除臭味精油：檸檬＋木類精油（如：檸檬香茅、松針、茶樹、尤加利等）
睡眠障礙：薰衣草、快樂鼠尾草、香蜂草、甜橙、苦橙葉等。

一、認識適用失智照顧的植物精油

　　芳香療法是以使用精油作為主要工具來達到治療效果的方法；精油基本上是植物萃取物，通過蒸餾、壓榨、溶出植物的各個部分來捕獲產生香味的化合物。這些油具有不同程度的抗微生物活性，並被認為具有**抗病毒、殺線蟲、抗真菌、殺蟲**和**抗氧化**特性。精油所含物質多為植物的**生長激素**；也就是植物賴以生長的營養素，是一株植物的靈魂所在，它猶如人類的血液一般重要，是植物維繫生命所需。精油的特點是有**高度揮發與濃縮**的特性，精油的分子非常細小，所以極易穿透皮膚，滲入體內。精油的分子結構非常複雜，每種精油至少含有一百種以上的成分，例如：維生素、荷爾蒙、抗生物質、殺菌消毒物質等。

　　精油是有機物質，能和我們身體和諧共存與互動。芳香療法精油的成分作用有兩種定義；同一植物所萃取出的精油，一可用於治療身體的疾病，即是可以以生物分子學，分離和鑑定出精油的每一種**化學活性成分**的生理和藥理作用。二是利用精油的**震盪特質**（流動能量）來影響人的**精細體**（subtle body）、心靈（psyche），甚至靈魂；亦即**能量物理學**所測知的**粒子震盪**（particle motion）所產生的能量；屬於某種形式的**頻率治療法**（vibrational healing），常被用於輔助冥想、內在治療的方法（Davis, 1996）。

　　每一種精油都有其獨自的香味與治療特性。其所含的複雜成分，在人體內發生的相乘作用後產生出來的力量，是人工合成香精無法取代的，因此芳香療法堅持必須採用百分之百的純植物精油的原因即在此。

(一) 芳香療法的應用方式

　　一般而言精油作用於身體的機制主要是 (1) 經皮吸收 (2) 鼻腔吸收；香氣分子都能經由嗅覺系統傳導到大腦神經系統。經口的內服法，是被許

多專業芳香療法協會禁止的。

　　透過**吸入法**是芳香療法最直接的應用方式；精油中的氣味分子會從鼻腔兩側的嗅覺神經直接傳播到大腦，尤其會影響大腦的情緒中樞**杏仁核**。吸入的精油分子，也會藉由呼吸系統從氣管、支氣管進入肺部，在肺泡壓縮下結合血液中的氧氣一起進入心肺循環系統，再藉由心臟鼓動，被送進全身血液循環中，參與代謝過程，再與二氧化碳結合或是藉由肝腎代謝途徑，排出體外。精油吸入後，在 20～60 分鐘內可經由吐出的廢氣中檢測出來。

　　局部使用於按摩時，精油會被皮膚吸收。精油的分子很小，有些甚至比病毒細菌還小，且多半為**親脂性**，可以輕易穿過角質層，進入真皮層微血管、淋巴管，再藉由血液循行全身器官、組織。精油分子帶有**離子電**（正電、負電），會與細胞膜上的正負極兩兩相吸，而後穿透細胞膜進入細胞質中發揮作用；甚至通過**血腦屏障**，進入大腦血管產生影響。例如：**乳香和檀香**等精油中的化學分子倍半萜烯已證明能穿越血腦屏障發揮安定神經的效果。倍半萜烯（sesquiterpenes）能對位於細胞膜上神經神經傳導物質受體發生作用，使功能如雷達般的受體探知並吸附，尤其是甘胺酸、多巴胺及血清素受體。

(二) 精油在人體內的行進路徑

　　精油被細胞吸收進行機轉、吸收利用、代謝後，通過排汗、尿液以及糞便的方式將廢物和多餘的精油排出。按摩塗抹精油的部位可以促進血液循環並增加吸收，使其流向全身與之具親組織性的部位進行預期的調理；精油在塗抹於皮膚之前必須用基底油（base oil、foundation oil、carry oil）予以稀釋；老人因皮膚組織變薄、對刺激耐受力低，必須稀釋至 1% 方能用於皮膚按摩。

　　每種精油都有其獨特的特性和益處。例如：**真正薰衣草**以其鎮靜和放鬆的特性而聞名，對平衡中樞神經作用特佳，通常用於減輕焦慮和改善睡眠。**薄荷**因其清涼鎮痛、增大腦部氧氣量；通常用於緩解噁心和頭痛，並增加白日清醒時間。

預防與治療失智症之精油

1. 增強記憶：羅勒、檸檬、迷迭香、薑、葡萄柚、沉香醇百里香、荳蔻、黑胡椒、芫荽。
2. 痴呆失智：羅勒、迷迭香、荳蔻、薑、黑胡椒、玫瑰。

(三) 安全使用植物精油的注意事項

　　芳香療法所使用的精油是來自天然植物，生長與種植必須合乎各國有機農法的規定，有機認證精油還需經由專業協會（土壤協會、氣象局、水利局、農業局……）檢驗認證等等，這些基本標準使人誤以為精油的使用是安全無虞，沒有任何顧忌的。

　　合理安全使用精油，與我們日常攝取糖鹽一樣，是身體必要調味料；但是多量會造成傷害；如糖之於糖尿病患者的關係。精油代謝的管道主要為**肝腎**，過度使用會造成肝腎功能衰竭。不適合的精油應避免使用，含大量**醛類**的精油、長期使用，從肝臟代謝物中發現有毒性存在。長期大量使用茴香者，被發現肝組織有變色現象。側柏酮、麝香草酚、松節油高用量經口攝取，會危及肝臟。而有些無毒性的精油，如：薄荷家族中常見成分胡薄荷酮，因用量過大，從無毒性經肝臟代謝成為具有毒性。杜松之類對腎臟功能有助益的精油，低濃度使用可提高腎臟的過濾功能，但長期、大量使用，不論內服、外用，其所造成的代謝物質可歸類為毒物。

　　當有害菌引起人體生病時施用精油，細小的精油分子會附著在菌體上、穿過細胞壁、進入細胞內發揮精油的殺菌作用。精油對於人類及多細胞生物的全體細胞都有促進代謝、加強排泄的作用；但是沒有代謝能力的細菌，精油成分會直接抑制細菌的發育，導致死亡。至於對濾過性病毒，精油則會抑制病毒細菌表面的凸起蛋白質與宿主細胞表面的接收器結合，發揮抗濾過性病毒的作用。精油使用過度時，會影響細胞膜上離子穿透力、阻礙細胞內的酵素作用，導致細胞膜損傷。細胞壁內若是經常性處於高壓下，精油會對細胞壁、細胞膜造成嚴重的傷害，使得細胞內物質向外洩出、細胞死亡。

　　精油的生產並非單一提供芳香療法使用，順勢療法、香水業、食品添加劑都使用不同化學成分構造、等級的精油，或作為治療、或作為香味之用。所以選購、使用時一定要細細閱讀精油說明書、明辨其用途。

1. 精油是高度濃縮的產品，雖是來自植物藥草，但精油濃度是原生植物的 70～100 倍以上；可期待高效的藥理，也具有一定的安全性，使用前還是要明瞭其安全使用原則。精油不溶於水；如果是水基的，一定要稀釋或分散好。精油是極度濃縮的物質，在塗抹在皮膚上之前應該稀釋。一般人的建議濃度在 2～5%，老人為 1%。

2. 如果在日晒前使用，光毒性精油會導致皮膚晒傷和起水皰。例如；芸香科的**佛手柑、檸檬、甜橙、柑橘和葡萄柚**等都具有光毒性，以及**當歸根、生薑、黑胡椒**等會提高微血管活動、皮膚溫度因而升高。

3. 不要在眼睛附近或近黏膜部位使用精油。如果不慎入眼，請勿揉搓，應用大量生理食鹽水或清水沖洗乾淨。如果您感到任何異常，請立即諮詢專科醫生。

4. 如果您對精油或含有精油的產品出現皮膚敏感或過敏反應，請立即停止使用；並喝大量溫開水，藉由尿液排出體外。

5. 癲癇症：患有癲癇症或有癲癇發作風險的人應避免使用**鼠尾草、甜茴香、牛膝草、尤加利和迷迭香**等刺激性精油。還有**薰衣草和馬鬱蘭**等被視為是安全無虞的精油。

6. 高血壓患者避免使用會增加血液循環和腎上腺素的精油，例如；**迷迭香、薄荷、牛膝草、百里香、尤加利和鼠尾草**。

7. 低血壓患者避免使用高劑量的具有強烈鎮靜效果的精油，例如；**快樂鼠尾草、依蘭依蘭和薰衣草**。

8. 禁忌症：發炎、發燒、癌症病灶處不可按摩；刺激性精油只能按摩在足跟、濃度減半。

9. **精油不能替代適當的治療或醫療護理**。如果您正在接受治療，請在使用精油前諮詢您的保健醫生或專業人員。

第三節　關於嗅覺與記憶

普魯斯特效應（Proustian Effect）是指只要聞到曾經聞過的味道，就會開啟當時的記憶。這位法國小說家馬塞爾‧普魯斯特（Marcel Proust）曾寫道：「咬一口瑪德琳蛋糕，喝一口茶，就讓我重回兒時與姑姑一起度過週日早晨的童年記憶。」「溫熱的液體和碎屑一觸及我的味蕾，我的全身就一陣顫抖，我停下來，專注於正在發生的非凡變化。」

一、淺談大腦海馬迴與嗅覺記憶

不同於其他知覺，嗅覺區在大腦的位置並非是在大腦皮質層邊緣皮質上層；而是位於大腦深處；與杏仁核、海馬迴為鄰。杏仁核和海馬迴都屬於邊緣系統（limbic system）的皮質下中樞；除了影響情緒外，杏仁核與海馬迴共同控制學習和記憶，並能調節內臟的活動與影響情緒。其中的海馬迴與大腦短期記憶形成有關；例如學習所得之記憶與經驗。而嗅覺細胞接受氣味分子之後，先會將之儲存於海馬迴；氣味依據分子結構不同，有四十萬種之多，人類的嗅覺細胞能捕捉並分辨的僅有三千至一萬種。當我們遇到相同訊息的氣味分子，便會喚起海馬迴與記憶相連而產生情緒或對應行為。何以嗅覺細胞要處於杏仁核、海馬迴的旁邊？一來是位處大腦深處所得保護作用較大，再者是可隨時感知危險而採取行動；例如：我們熟睡時若發生火災，會啟動海馬迴所存記憶察覺危險，而使腎上腺素激增、激發肌肉的運動力、腦筋更清醒，立即採取逃跑行為。

嗅覺區和海馬迴區的神經元是以 40 Hz[2]（赫茲）的頻率同步活動，而視覺神經元被刺激時，也同樣有 40 Hz（赫茲）同步震盪的現象，若是其他知覺系統（聽覺、味覺、觸覺）同步共振時，便是所謂五感齊發，大腦

---

[2]　40Hz 伽瑪波；γ 波（gamma wave）。源自希臘字母當中的「γ 波」，係指頻率在 25Hz 至 100Hz 之間的腦電波，人在深度冥想時，大腦所形成的頻率多數是 40 Hz（赫茲）；可以讓人心靈安靜，釋放舒解身體壓力與痛感的快樂荷爾蒙：(1) 多巴胺（dopamine）；(2) 血清素（serotonin）；(3) 安多酚（endorphin）等等，使人感到開心與滿足，提振心情、防止憂鬱，有效抒壓、激發愉悅感。

會產生**共感覺**（synesthesia），是腦部功能產生直覺力或所謂第六感迸發的契機。人類的大腦皮質隨著進化過程越來越發達，若嗅覺失常則有可能身處危險而不自知。比起其他動物，人類的自保能力會隨著嗅覺退化而降低，隨之也會影響海馬迴的長期記憶與情緒反應。因此，排除其他因素，如感染病毒嗅覺失常之外，嗅覺退化被視為是老人痴呆的前期現象。

二、氣味分子的傳導與功能

氣味對人類非常重要，包括動物。對動物而言，它也與本能行為有關，和人類一樣，動物可以通過氣味檢測食物和發現危險。不論何者，要聞到氣味並傳導至大腦，都需要完整的嗅覺感受器系統。

氣味分子的結構是含有三～二十個碳分子的較小物質，種類繁多。氣味分子大多具有揮發性，因為它們漂浮在空氣中並經由呼吸作用到達鼻腔中的嗅覺感受器。氣味分子（化學物質）刺激嗅覺受體時，產生的信號會通過嗅細胞軸突、篩板進入嗅球。而後再經由嗅覺神經，一部分投射到顳葉、海馬體、杏仁核、下丘腦的嗅覺區。這些投射涉及情緒和氣味記憶；其他訊息則會改變丘腦中的纖維活動並投射到**眶回**（orbital gyrus；是大腦額葉底部的腦回，參與氣味感知。）

鼻腔的結構是特殊的嗅覺器官，鼻腔內的**嗅黏膜**含有基底細胞、輔助細胞（supporting cells；主要為提供營養、維持環境恆定、提供絕緣並具有參與信息傳遞的功能）和**嗅覺細胞**（直徑40～50微米），能感知氣味，人類約有四千萬個嗅覺細胞，嗅覺細胞的尖端有10到30根纖毛（100到150微米），纖毛具有氣味受體，通過接觸有氣味的物質產生嗅覺。嗅覺細胞末端是以絨毛活動方式捕捉高濃度的氣味分子，精油分子接觸到嗅覺纖毛，會引起嗅覺細胞興奮，並將刺激轉為神經脈衝訊息，經由嗅球、嗅束（olfactory tract）達到大腦邊緣系統，大腦邊緣系統中掌管記憶與學習的海馬迴、杏仁核就位於嗅覺區旁，能立刻接受訊息，予以分析精油分子結構，並將結果傳給位於下視丘的腦下垂體，腦下垂體依據接收的訊息，分泌激素使自律神經、內分泌系統發生改變，進而產生嗅覺所觸動的身心反應，最後再傳回大腦新皮質區，一一辨識精油的氣味。

誘發記憶、恢復嗅覺：羅勒、迷迭香。

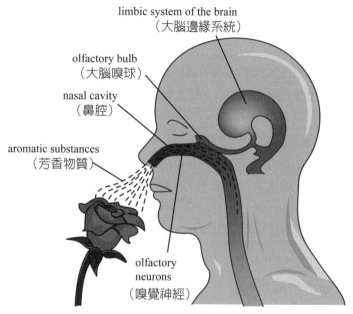

圖 7-1　嗅覺的傳導路線

三、芳香植物即是大腦的氣味語言

　　世界上沒有比氣味更容易記憶的事了！如前所述，氣味直接進入邊緣系統。邊緣系統的海馬迴體位於內側顳葉，分別位於左右大腦半球，負責掌管短期記憶、長期記憶，以及空間定位的作用。當嗅覺輸入的信息作用於海馬迴時便會隨之喚起記憶。海馬迴就像一個文件夾，可以封存記憶，當聞到與記憶相關的氣味會打開文件夾，同時喚起當時的記憶和情感。在阿茲海默症病患中，海馬迴會腫大，海馬迴往往是首先受到損傷的區域，除了老化之外，大腦缺氧（缺氧症）以及腦炎等也可導致海馬損傷。

　　眾人以為阿茲海默症中的失憶症；首先是來自海馬迴的損傷引起，而經科學研究是由**嗅覺障礙**引起的。嗅覺障礙漸次使海馬迴功能衰退、記

憶機能被破壞，擴大損傷範圍。嗅覺神經不同於其他大腦神經細胞；自1980年代迄今的研究顯示，有著極其強大的再生能力。自2000年開始就將芳香療法導入於阿茲海默症領域的研究與治療。發現該症與嗅覺及導入芳香療法的關連性如下：

導致阿茲海默症原因物質的堆積→嗅覺機能下降→引起海馬迴受損→導入芳香療法治療→嗅覺神經細胞再生→活化大腦細胞功能

該實驗針對老人護理機構住民77人（65人為嚴重阿茲海默症患者），在28天中使用芳香療法治療：每天日間給予參加者2滴**迷迭香**+1滴**檸檬**，以提高活化腦神經；夜晚給予**真正薰衣草**2滴 + **甜橙**1滴，施以**嗅吸法**使用。再針對其認知機能予以評估（GBS檢查），其中的阿茲海默症患者獲得的改善效果為40%，其他對照組為10%（神保太樹、浦上克哉，2008）。

四、芳香療法全面啟動左右腦功能改善與預防大腦疾病

大腦有兩側，稱為半球。左半球控制身體的右側，處理邏輯思維和語言功能。右半球控制身體的左側，處理我們的想像力、空間定位和直覺等事情。對大腦兩側的廣泛研究啟發了神經心理學家羅傑・斯佩里（Roger W. Sperry）發展他的**左腦 vs. 右腦**理論。斯佩里在1960年提出了左腦 vs. 右腦理論；他認為每個人的大腦的每一側控制著不同類型的思維，因此控制著不同的性格特徵。他認為有些人會平均地使用他們的大腦兩側，但大多數人傾向於以更多左腦或右腦的方式思考。他也對聯合左右腦神經訊息互相聯繫的**大腦裂腦**（或稱大腦縱裂；cerebral longitudinal fissure 是2014年才公布的人體解剖學名詞）研究創造極重大的貢獻。中央縱裂（medial longitudinal fissure），是大腦中線的明顯溝槽，將大腦分為左右大腦半球；縱裂中有**胼胝體**將兩半球連接起來。胼胝體是高等哺乳動物大腦中的一個重要白質帶，連接左右兩個大腦半球，也是大腦中最大的白質帶，其中約包含2～2.5億個神經纖維；大腦兩半球間的信息交換多數是透過胼胝體進行的。

　　大腦是一個高度複雜的器官，它不僅在思考方面而且在所有身體功能方面都發揮著重要作用。大腦是思想、感知和一切行為的指揮中心。大腦的兩側看起來非常相似，但它們處理信息的方式卻存在巨大差異。儘管風格截然不同，但大腦的兩半並不是各自獨立工作的，而是以神經纖維連接大腦的不同部分。如果腦損傷切斷了兩側之間的連接，可能仍然可以正常工作；但缺乏整合會造成一些異常。人腦可以不斷地自我重組，以適應變化，無論是身體上的還是通過生活經驗，都是為學習量身定做的。

(一) 左右腦分掌不同功能需攜手合作

　　左腦比右腦更善於表達、分析和秩序；有時被稱為**數字大腦**或是**理性腦**；也就是與理性邏輯有關的，擅長閱讀、寫作和計算。左腦的功能與邏輯、秩序、線性思維、數學、事實、文字思考……有關；而右腦更具**視覺性**和**直覺**，人們有時將其稱為**模擬大腦**；有更具創造性和組織性、更強的思維方式。與想像力、整體思維（整合訊息）、直覺、藝術、韻律、非語言暗示、感受可視化，甚至與做白日夢有關。

　　在日本作家內田和成的著作《**右腦思考**》中提及右腦最典型的思考模式，就是沒什麼根據的靈感乍現，所以通常假想或假說都會在這二者之間進行。最典型的例子就是在談話中一邊整理自己的思緒想法，一邊從別人那裡得到一些啟發；也就是說當自己的問題意識受到某種刺激或激發突然靈感乍現，當下就能建立假設性的想法。這並不屬於用左腦邏輯思考所作為的，而是典型的用右腦靈感所發出的結果。這必須靠中央縱裂成束的神經纖維將兩個半球連接在一起，形成一條信息高速公路。兩者雖然作用不同，但相互配合、相得益彰。無論執行邏輯功能還是創意功能，都會收到來自大腦兩側輸入的訊息。例如，人們將語言歸功於左腦，但右腦可以理解語境和語氣；左腦處理數學方程式，但右腦幫助進行比較和粗略估計。

　　根據位於伊利諾斯州芝加哥市的**阿茲海默症協會**（Alzheimer's Association）的說法，保持大腦敏銳的祕訣，是可以透過具有智力挑戰性的活動（例如學習新技能）保持大腦活躍，可能在短期和長期內對大腦健康都有好處。他們還表明，缺乏精神刺激可能會增加患阿茲海默氏症的機率。

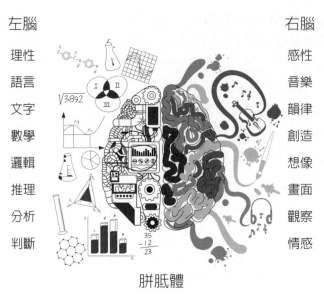

左腦

理性
語言
文字
數學
邏輯
推理
分析
判斷

右腦

感性
音樂
韻律
創造
想像
畫面
觀察
情感

胼胝體

圖 7-2　左右腦功能圖

(二) 精油可分左腦用、右腦用

在芳香療法中可針對左右鼻孔吸入不同精油，刺激左右腦功能以及大腦縱裂、延緩松果體鈣化等。我們自小所受的教育大部分都是開發左腦的課程；例如：超高速動演算機能（心算和數學）、超高速量記憶（速記、記憶力）知性、知識、理性、思考、判斷、推理、語言。而開發右腦的課程（美術、音樂、作文……）在升學主義之下，往往被犧牲了。而右腦不為人知的潛能也常被埋沒了；右腦的驚人功能在近幾年全腦開發教育中如獲寶藏般令人驚艷。這幾年的 COVID-19 疫情，將許多人困在家中、暫停了平日緊張的步伐，為打發時間開始自己平日興趣所在，卻沒時間進行的活動。我意外地發現我的學生有著繪畫、寫作、音樂……的才華，真是被現實生活所耽誤的潛能。

總結而言：左腦是意識腦，右腦是潛意識腦。左腦具有意識性的五感：視、聽、觸、嗅、味。而右腦具有另一種感覺體系，也就是潛意識性的五感：心靈感應、透視力、觸知力、預知力、意念力。

左腦用油以提高腦部血氧量、刺激細胞功能活化為主；如：羅勒、迷迭香。
右腦用油以安神鎮靜、適於冥想者為主；如：乳香、檀香。

第四節 芳香療法與失智症照顧

高齡者好發疾病常見的有失智症（阿滋海默症、血管型失智症）、腫瘤性疾病、心腦血管疾病、睡眠模式改變或失眠、便祕、皮膚病、疼痛等等；芳香療法是針對老人疾病非藥物療法的一種治療手段。

一、失智症

造成失智症的原因超過五十種以上，有些是可逆的，有些是漸進式的。依失智症的症狀分成中核症狀與周邊症狀兩大類，中核症狀起因於腦部壞損而引發的知能、認知功能障礙，現階段被認為仍無法治療；而周邊症狀則是因受到身體、環境、照顧方法等之影響所引發的症狀，依據國際老年精神醫學會（International Psychogeriatric Association, IPA）所訂定的BPSD（behavioral psychological symptom of dementia），這類的周邊症狀是可透過醫療與照護得到妥善的控制（中國國家衛生研究院電子報第125期，2005-11-16）。

嗅覺障礙被認為是早期阿滋海默症的一項指標，經由嗅覺治療所發揮的直接效果，對有失智症患者的溝通能力、嗅覺機能的改善，以及腦機能以外病症的改善都有良好的效果；例如：老年人常見因自體免疫力下降、皮膚防禦機能低下，因白癬菌感染造成嚴重的灰指甲、預防吞嚥能力退化等等。

在日本針對老人院 17 名阿滋海默症患者及 28 名認知機能障礙患者症以芳香局部浴（手足）的方式進行治療，在改善早期至中期失智症方面得到令人滿意的效果；例如：包含失憶症在內的各種認知功能皆有一定的改善效果。以動物實驗的標準進行測量，使用檸檬精油可以提升海馬迴的乙烯膽鹼（acetylchpline）總量（乙烯膽鹼的分泌不足已證實為帕金森氏症

的主要原因之一）。

　　至於重症者除了芳香浴之外，加入按摩、薰香等護理方式亦有令人稱奇的效果出現，具體的治療方法是於早晨以 1 滴檸檬、2 滴樟腦迷迭香，下午 1 滴甜橙、2 滴眞正薰衣草，混合基底油進行芳香按摩；嚴重認知障礙的患者則提高濃度爲 1.5 倍。失智症患者中，特別是阿茲海默症患者多有嗅覺障礙的問題，芳香療法對於緩和嗅覺障礙方面得到一致的確認。

　　眞正薰衣草的鎮靜作用對於失智症的周邊症狀，亦即 BPSD 的過度興奮、焦慮、睡眠障礙等現象被證實有效；眞正薰衣草所具有的鎮靜作用包含情感因素在內，不僅對患者本身控制情緒有效，也對家屬和護理人員有效（神保太樹等，2011）。另有研究報告顯示眞正薰衣草、迷迭香、羅馬洋甘菊對情緒焦慮具有療效（Burnett et al., 2004）

　　美國的資深臨床芳療師 Dr. Jane Buckle 建議用於失智症的精油則有天竺葵、眞正薰衣草、檀香、廣藿香、快樂鼠尾草、玫瑰、橘子、迷迭香、香蜂草、辣薄荷、由加利、薑、依蘭等（Buckle, 2014/2016）。

二、睡眠障礙

　　發生在老年人的睡眠障礙常見的有睡眠時間變短、淺眠、失眠、徹夜不眠等等。不論是否老人，睡眠障礙的原因可能來自身體感覺系統，例如：癢痛或呼吸困難等知覺，傳送刺激至覺醒中樞，抑制睡眠中樞的機能，使大腦皮質呈現興奮覺醒樣態，或是生理時鐘失調；壓力、情緒焦慮、恐懼感等的心理原因使大腦處於覺醒狀態；或是精神疾患、藥物或菸酒等嗜好品造成交感神經夜晚也過度亢奮，導致睡眠問題。

　　許多研究都指出眞正薰衣草用於治療睡眠的療效；期刊 *The Lancet* 指出使用眞正薰衣草取代安眠藥，睡眠時間可以與使用傳統安眠藥相同；而且對於有躁鬱現象的患者白天的不安或攻擊性行爲也有安撫作用。（Buckle, 2014/2016）有實驗指出吸入薰衣草精油 5、10、15 分鐘皆有提升副交感神經的活性，使身體持續處於放鬆的狀態（Duan et al., 2007）。

降低攻擊性：天竺葵、乳香、檀香、葡萄柚、雪松、岩蘭草、橙花、薰衣草、羅馬洋甘菊、安息香等。

放鬆徹底休息：薰衣草、天竺葵、橙花、檀香、花梨木、玫瑰、快樂鼠尾草、馬喬蘭、苦橙葉等。

在歐美早年的研究中就指出真正薰衣草是非常適合應用於老人護理的精油之一。相關的研究顯示，在狹葉薰衣草（lavender; L. angustifolia）精油中發現的化合物可增強老年人的睡眠，同時由於其對中樞神經系統可發揮抗焦慮作用而減少了焦慮感（Hudson, 1996）。

實際上，一些研究也發現，狹葉薰衣草（lavender）在影響 GABA 神經傳遞方面的作用與苯二氮平類（Benzodiazepines）藥物相似（Tisserand, 1988）。這些作用中有許多與芳樟醇（Linalool）的活性有關，芳樟醇是薰衣草中的主要化合物。實際上，研究表明，單獨的芳樟醇香氣是可以逆轉壓力的心理標記（Hoferl et al., 2006）。

不過有些老人並不喜歡薰衣草的味道，認為會使他們聯想到死亡，或回憶起過世的親友；針對這些老人，可以從**橙花、柑桔、香蜂草、苦橙葉、馬喬蘭**這些與具有安眠作用的精油中供其選擇。

三、便祕

很多在年輕時沒有發生或極少發生便祕的人，在伴隨年齡增加後，越來越多人發生極度嚴重的便祕；有時甚至遲滯一週以上都無法自行排便。這被泛稱為**老人性便祕**的**功能性便祕**（functional constipation, FC）是一種有持續性排便困難、排便次數減少或有排便不盡感的一種功能性腸道疾病。老人更加上老化造成體質虛弱、臟腑功能衰退、腸胃蠕動減緩，咀嚼能力退化、括約肌彈性減弱（含肛門、直腹肌）以及自律神經失調（男性在 30 歲、女性開始於 40 歲），加上活動減少、飲食結構、生活習慣改變、不良嗜好、藥物（鐵劑、鈣片、鎮靜劑、鋁抗酸劑、利尿藥等）導致發生便祕。

初期的便祕順著大腸的走向按摩腹部就會有效，嚴重的便祕可以配合

精油按摩，巴克醫師於 1995 年發表的論文中建議從**黑胡椒、薑、茴香、馬喬蘭、葡萄柚**等精油中取 3 滴加入 5ml 的基底油中輕輕按摩 5 分鐘，可以視狀況一天一次至多次。老人身體氣血衰弱，體質偏寒，**黑胡椒、薑、茴香、馬喬蘭**等精油有溫暖身體的作用，是極適合老人使用的精油。

　　專業的臨床芳療師則可自患者臉部、肩頸部、下腹部至腿部與以一週一次的按摩；加強腹部從右下腹（盲腸）沿著骨盆腔緣的升結腸向上、右轉至肚臍上方橫結腸、再沿降結腸下行至左側鼠蹊部向直腸反射點 S 狀結腸深壓 30 秒，如此反覆 3 次。

　　中醫素有「腸中常清腦長青」的說法，腸與腦的關連性以及健康關係在現代醫學也已經證實，腸道跟大腦很有關係，稱為「腸軸理論」（gut-brain axis）。腸道又被稱為「**第二大腦**」或是「**腹腦**」，人類在胚胎時期，腸道和大腦兩者是同時發育的。第二大腦掌管人體無比重要的消化功能，擁有一套獨立自主的「腸道神經系統」（ENS, enteric nervous system）。腸道神經系統遍布由食道到肛門的整個消化道，由五億個神經元所組成，是大腦以外最具規模的神經系統。除了管理最直接的「消化功能」，腸道亦有數十種的神經傳導物質，會思考、感覺、表達情緒。腸道的獨立性、重要性能和大腦並駕齊驅。腸道內的微生物生態系，可以左右一個人的情緒，是人體內最大量的快樂荷爾蒙所在（Bassett et al., 2019）。

　　經由科學證實，改變腸道內**微生物生態系**的組成，牽動我們幸福

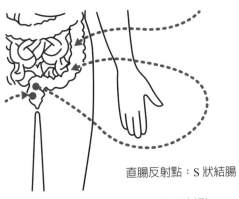

直腸反射點：S 狀結腸

圖 7-3　直腸反射點

感的**快樂荷爾蒙**（happy hormone）：多巴胺（dopamine）以及血清素（serotonin），大腦僅分泌 5%，腸道分泌了人體中 95% 的量；而多巴胺有 50% 的在腸道合成。這些快樂荷爾蒙可以穩定情緒、增強免疫力、促進睡眠品質，甚至大幅改善憂鬱症、巴金森氏症、過動症等的症狀（Vrancken et al., 2019）。

　　就類似中醫的「上病下治」（治療腸子改變大腦），所以全身整體性的概念的確是有理論基礎可循；內臟與體表神經肌肉骨骼系統的深層筋膜相連緊密。國立成功大學醫學院生理學科暨研究所吳偉立助理教授的團隊所進行的一項研究結果指出：特定的腸道菌種，能抑制 HPA axis 神經迴路的活性，且腸道微生物的組成可以透過腦中調控壓力反應的神經迴路，而影響社交行為。透過小鼠模型，這項研究成功證實住在腸道內的細菌的確會影響到腦部的神經訊號，並影響到小鼠的社交行為。這篇研究主要是進一步推展到單一種腸道細菌的層次，並找出「下視丘／腦下垂體／腎上腺」軸會受到一連串影響，越來越闡明腸道菌群與大腦溝通的機制，提升腸道菌的應用性（Wu et al., 2021）。

第五節　觸覺療法

　　按摩可以預防或治療痴呆症及其症狀嗎？基於世界人口老化，專屬於老人的按摩手法也一一被創造與推廣，按摩可以幫助控制與痴呆症相關的症狀，例如焦慮、激動和抑鬱；也能增加患者的認知能力、喚醒過往記憶。對照顧者或家屬而言，無法分擔患者疼痛，可以透過學習按摩傳遞關愛。

　　觸覺是自胚胎期發展最快的神經系統，是新生兒一出生最發達的感覺器官，觸覺是人類分布最廣、接收訊息最多樣的項目；觸覺，也是與外界溝通最佳媒介。來自皮膚的感覺溫度、壓力等位於皮下至身體深處的知覺神經會將感知上傳至大腦觸覺區；主要是由大腦皮質層接受刺激，並將之轉化為訊息，再被相關大腦部位接收訊號並整理出對應的指令，傳達給下視丘、腦下垂體，發揮觸覺刺激所帶來的感受、記憶、荷爾蒙……的良好反應。

(一) 大腦皮質的主要功能

　　大腦皮質（cerebral cortex）是大腦的表層，由灰質構成，其厚度約爲 2 到 4mm，皮質雖薄但包括 6 層，每一層是由數百萬個軸突末梢，和其他神經元的樹突及細胞體相突觸所構成的緻密網絡；其下方大部分由白質構成。

　　人腦最上部的大腦半球，職司運動和感覺的分類、分析與訊息傳遞。不論身體任一部分發生的感覺、指揮任一部位的運動，在大腦皮質都有特定、相對應的區域捕捉該訊息。

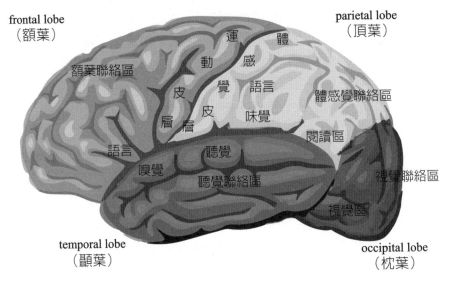

圖 7-4　大腦皮質感覺區

　　例如：手指的活動是十分纖細、複雜的一連串訊息傳遞結果，所以大腦皮質的接收區分布最廣；相反的如腳趾就很小。**手指運動可以增加大腦神經傳導物質，促進大腦神經元信號傳遞，治療並預防憂鬱。因而刺激手指以提高大腦神經活動，是預防失智常用的方式。**

(二) 老人病理按摩 Comfort Touch ®

　　筆者於 2017 年赴美隨從 Mary K. Rosa 女士學習老人病理按摩與臨終

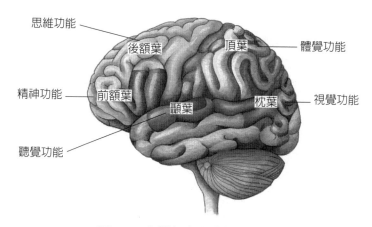

圖 7-5　大腦左右半球與腦葉圖

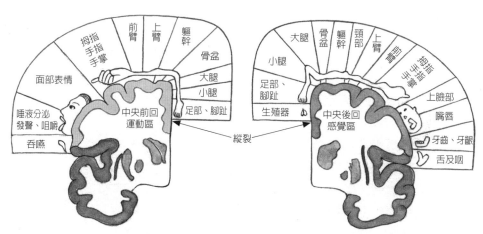

圖 7-6　大腦皮質區體運動區的功能定位

護理（Comfort Touch ®/ Comfort Massage for the Elder & the The Ill）這是基於老人生理及常見症狀所設計出來的一種**撫觸療法**（touch therapy）；按摩結合了多種先進的方式並有科學性實驗證明，可增強人體的自然修復功能。輕輕包覆肌膚的接觸可釋放張力，放鬆肌肉，增加血液和淋巴循環並賦予鎮定感。這種具有治療性按摩的可作爲疾病和受傷的輔助療法，減輕患者疼痛和壓力，幫助軟組織癒合和使身體恢復活力的協作，定期按摩可以增強健康，提供放鬆，鬆緊肌肉，減輕焦慮和緊張感，並平衡身體、

思維、精神方面。

　　Comfort Touch 老人病理按摩是在美國實行了近 40 年的按摩方式，為 Mary K. Rosa 女士所發明（即筆者的指導老師），她原任醫院護理長及養老院護理顧問。其所發明及推廣的 Comfort Touch ® 擁有美國專業認證，依據人體力學、解剖學及老人自然生理狀況設計手法，除了安全有效之外，操作容易，可配合按摩油或徒手治療，且不限場地條件，或坐或臥皆可。可行之於醫院、安寧病房、護理之家、復健科、家庭護理與養老院……。除了舒緩老人身體疾病痛苦外，也可安撫老人的孤寂與激發對生命的熱情。

　　Mary K. Rosa 女士與醫院等老人醫療機構合作執行 Comfort Touch 老人病理按摩，針對 65 歲以上的老年人，在以下族群進行研究（無使用精油），該對象為下列人群：

1. 判定失能及及自然老化需要執行按摩護理者。
2. 患有生理慢性疾病者，包括以下的疾病：心臟病、癌症、中風、糖尿病、肺病、多發性硬化症、關節炎、腎臟病、帕金森氏病、肌纖維疼痛、肌萎縮性側索硬化等。
3. 癌症末期患者。
4. 阿茲海默氏患者及其他老人痴呆症患者。
5. 急性病症及傷患。
6. 術前術後患者。
7. 脊髓及閉合性顱腦損傷者。
8. 外傷及精神病患者。
9. 自閉症患者。
10. 健康者。

　　實驗結論：

1. 生理性助益
   (1) 放鬆。
   (2) 降低疼痛。
   (3) 一般肌肉或特定肌肉群的抒解緊繃感。
   (4) 促進血液循環淋巴循環。

(5) 增加肌肉彈性。

(6) 促進呼吸順暢。

(7) 促進胃口及消化能力。

(8) 改善睡眠品質。

(9) 增強體力與免疫力。

(10) 退化性關節炎。

2. 情緒心理上助益

(1) 增加與人肌膚接觸時的舒適感及安全感。

(2) 消除降低不安、恐懼、窘迫感，以即因上述原因帶來的疼痛感、提高與人互動的信任感和安全感。

(3) 舒緩憂鬱、焦慮、懷疑等負面情緒，並強化自尊心。

(4) 增加與他人溝通能力與意願。

(三) 輕拍療法（tapping theraphy）

　　輕拍療法中的情緒釋放技巧 ERT（emotional release therapy）是一種基於臨床經驗證實有效的大腦健康法，早於二三十年前就被國外許多精神科、治療師所使用的一種釋放大腦壓力與可以予人幸福與快樂感的「幸福荷爾蒙或快樂荷爾蒙」（如：血清素 serotonin、催產素 oxytocin、多巴胺 dopamine 等）；並且促進腦部思想活絡、降低罹患失智症的機率。實際上，有相當多的可靠研究表明，與傳統方法相比**輕拍法**或**撫觸按摩**可以更顯著、更快地減少體內的皮質醇（壓力荷爾蒙）。

　　輕拍療法是結合了古老的中醫經絡能量智慧，輕拍某些穴位（多集中在頭頸、前胸與手掌上）和針灸、穴位按摩道理相仿，只是更注重情緒的治療，以減少患者的負面感受、思想和恐懼、憂鬱、疼痛、青少年自我價值否定等心理問題。以配合韻律節奏的輕敲，刺激特定經絡穴位強化生命能量來釋放阻礙和停滯的能量。

　　筆者在十多年前獲學生相贈一本 M.E.T（Meridian-Energie-Techniken.）**能量敲打功**（作者萊納‧法蘭克與英格麗特‧史利斯克）的書籍，這是一本當時在德國風靡數十萬人的療法，被納入為**能量醫學**的領域；當時已將順勢療法、花精療法、針灸、寶石療法、靈氣療法視為整體輔助醫學的項

目。這種僅需將指尖放在特定穴位上，並口誦唸正面思想的語句或經文，以有節奏感的輕敲產生能量流，便可透過自我暗示的效果達到療癒目的的簡單療法，立即為全世界所注目，相關實驗與書籍紛紛問世。之後我又閱讀許多相關書籍，更在《**療癒密碼**》〔*The Healing Code*；作者醫學博士亞歷山大‧洛伊德（Alexander Loyd）和班‧強生（Ben Johnson）合著一書中〕[3]得知更多治癒的案例與執行方法。

　　方法與原理固然都懂，但為了學習更專業的訓練，我遂於 2019 年向美國洛杉磯的心理學醫師 Roger Callahan 博士學習 TFT 思想領域治療（Thought Field Therapy ®），這是他在 1970 年代開發的無藥物的治療方法，用於減少或消除無數類型的心理和生理問題、執行時配合以音頻療法（audio therapy/frequency therapy）成為一種革命性的、高效的非侵入性療法。這種將擁有 5, 000 年歷史的中醫與 21 世紀的科學相結合，任何人都可以學習並使用它來立即緩解生活中的壓力與其他負面情緒與感官疾病（焦慮、恐懼、過去的創傷、失落、悲傷或憤怒、憂鬱或身體疼痛的感覺）。這種不費力、安全的療法，幾乎可用於任何人；包括臥床病人或嬰兒。在過去的臨床及著名的美國 911 恐怖攻擊事件、日本 311 大地震的害者也都接受過這種治療得到暫時性與永久性的幫助。

　　筆者將芳香療法融入所學的 TFT 思想領域治療和 TFT 音頻治療，發展了一套適用於預防失智的輕拍療法。

第六節　口腔芳療

　　世界衛生組織指出「口腔健康為全身健康之本」，口腔疾病和全身健康是息息相關的。高齡者最常見的慢性病，包括惡性腫瘤、心臟病、高血壓、糖尿病、腦中風、肺炎、下呼吸道疾病、骨質疏鬆症、神經系統疾病、腎炎及腎病變、慢性肝病及肝硬化、失智等，都與口腔衛生有關係。

3　請鍵入 The Healing Code 關鍵字搜尋網路及影片 https://www.youtube.com/watch?v=6QReudKCJCY&list=PLuopFjIsV5-Ps8I0-EIUEWnsKVTcZoMgl&index=3 。

老化深受生活方式影響：活性氧、自由基、光老化、誤嚥性肺炎、乾燥綜合症、超氧化物歧化酶等。

　　臺灣及許多先進國家，在十數年前便注意到填補蛀牙的金屬材料會導致許多口腔病變。經過多年研究更進一步發現，口腔病變或清潔護理不足，會導致許多疾病的發生或惡化。日本進行了一項研究，針對約 2000 名不注重口腔清潔護理的老人，經過 4 年多的調查並跟進追蹤，從十六項口腔健康狀況所做的調查顯示增加口腔危險惡化，可從以下六項中自我判斷，若占有三項即有可能成為口腔腐爛原因。

1. 自己的牙齒少於 20 顆。

2. 吞嚥日益困難。

3. 牙齒咬合力弱。

4. 舌頭無力伸縮。

5. 口腔唾液減少。

6. 易被茶和湯嗆到。

（平野浩彥，2006）

　　日本因而將芳香療法導入口腔護理以抗老化（anti-aging），並成立**日本抗老化牙科協會**，將芳香療法導入，在牙科診所增擴口腔抗老化療法項目，活用精油 15 年，形成一門新興醫學領域。日本的昭和大學，使用二十八種精油，進行消除**單線態氧**的毒性。單線態氧的毒性同於自由基，會破壞細胞生態，造成疾病、老化、癌症等。其實驗結果發現，有十七種精油在濃度 0.1% 以上即能消除單線態氧：**快樂鼠尾草、乳香、天竺葵、杜松、醒目薰衣草、真正薰衣草、檸檬香茅、馬喬蘭、香蜂草、玫瑰草、歐薄荷、羅文莎葉、花梨木、檀香、茶樹、橙花、苦橙葉**等。

註：五南線上學院有筆者之【口腔芳療】網路教學課程（https://www.wunan.com.tw/tch_course?seq=2101&mode=preview）。

第七節　用植物精油創造一個安心舒適的空間

一、長期吸入不佳氣味有害身心靈健康

　　氣與味是傳統中醫藥性理論中最核心的概念。**氣**一般指的是嗅覺器官（主要是鼻）所感知的臊、焦、香、腥、腐**五氣**；而**味**則指的是味覺器官所感知的酸、苦、甘、辛、鹹**五味**。五臭（讀音為ㄒㄧㄡˋ）與五氣在中藥性味歸經中，和**四性**（寒熱溫涼）共同決定了藥物的屬性歸經，可指導臨床用藥；但不好的氣味也會傷及五臟。《內經》記載「精藏於肝，其病發驚駭，其味酸，其臭臊；藏精與心，故病在五臟，其味苦，其臭焦；藏精於脾，故病在舌本，其味甘，其臭香；藏精於肺，故病在背，其味辛，其臭腥；藏精於腎，故病在谿，其味鹹，其臭腐。」（黃帝內經・素問・金匱真言論）

　　精油的香味不僅達到上述主要目的，也連帶促進了老人護理中心醫護人員與住民、家屬間的人際關係。因而國外在某些照護機構或診所、醫院會在公共空間使用精油，使進入者皆能立即放鬆心情、緩和情緒；創造一個芳香空間，消除對機構因住民皆為老殘、重病所造成之陰暗、負面的觀感。

二、利用精油提高腦部血液循環與修復大腦細胞損傷

　　從心臟流出的血液有 1/5 流向大腦；雖然大腦只占人體總體重不到 2%，但它需消耗大約 20% 的含氧血，大腦需要完整的氧氣供應和富含營養的血液才能正常運作。使用精油可改善大腦的血液循環，增加流向大腦的血液，並激活未發育的腦細胞。反之，大腦缺氧會導致腦霧、疲勞、記憶問題或認知功能變差，並增加患痴呆症的風險。

　　大腦是由體內攜帶氧氣的最密集的血管網絡（**血腦屏障**；blood-brain barrier, BBB）；當大腦氧氣不足時，會使大腦容易受到傷害。更具體地說，任何年齡發生腦血氧不足障礙，都會導致腦細胞死亡和退化。精油如何使腦損傷患者受益，對於了解這種情況的潛在機制至關重要，當大腦遭受創傷時，無論是頭部受到打擊還是血流中斷，都可能導致一系列生化反應以及可以產生長期影響的細胞變化，精油就是憑藉其微細分子能通過血

腦屏障、促使大腦微血管活動、帶入更多血氧發生修復功能。

　　導致腦損傷的主要因素之一是炎症；當大腦受損時，免疫細胞被激活並釋放促炎細胞因子，這會損害腦組織並導致繼發性損傷。此外，**氧化應激**（oxidative stress；或稱爲氧化壓力）也可能在腦損傷中發揮作用。例如，當大腦缺氧時（如中風），它會產生活性氧（自由基），從而破壞細胞膜、蛋白質和DNA。**氧化壓力**會直接導致細胞衰老（cell senescence），而發生在人類的氧化壓力，被認爲是造成亞斯伯格症候群、自閉症、阿茲海默症、帕金森氏症、注意力缺陷過動症、動脈粥樣硬化、心臟衰竭及癌症等的成因；那麼精油如何消弭這些傷害呢？許多精油具有抗炎和抗氧化特性，有助於保護大腦免受進一步損傷並促進癒合。例如，有研究表明，**薰衣草、薄荷**和**迷迭香**等精油在腦損傷動物模型中具有抗炎作用。此外，其他研究發現**乳香、沒藥**和**檀香**等精油具有抗氧化特性，有助於減少氧化應激並防止腦細胞進一步受損。

　　精油已被證明可以增加血液循環和流向大腦的血液。例如，精油可以幫助軟化和改善血管健康。這有助於更多的血液通過血腦屏障進入大腦細胞，從而改善血液循環並在此過程中增加大腦的氧氣濃度。增加大腦氧氣的精油也可用於幫助靜脈收縮，刺激血液流動。精油也可能有助於緩解一些可以形成和限制血液流動的三酸甘油酯形成，避免高血脂症（hyperlipidemia）發生的可能性。

　　富含倍半萜烯成分的精油，包括**雪松、岩蘭草、穗甘松、檀香、黑胡椒、廣藿香、沒藥、生薑和乳香**，都有助於爲大腦供氧。倍半萜烯是不含氧分子的C15碳鏈，但對吸入氧氣加以生理機轉助力，會給予人清新、醒腦的感覺。這就是當將倍半萜烯含量高的精油局部塗抹於大腦或通過鼻子吸入時，氧氣含量似乎會增加的原因之一。

所有精油均有消炎之效；對大腦有益之精油，常見有以下幾種：
迷迭香、薄荷、檸檬、薰衣草、佛手柑、快樂鼠尾草、乳香、檀香、依蘭、百里香、岩蘭草、羅勒、留蘭香（Spearmint）。

(一) 個人空間

芳香療法適用的精油,是極其個人化的;喜歡的香味會帶來預期的效果,反之則因爲排斥心態,不僅不能發揮效果,還會增加不愉悅的情緒與壓力,甚至是惡化失智症合併精神行爲症狀(簡稱 BPSD),應視個人喜好及其心理、情緒狀態選擇。

使用方法:

1. 以懸掛於身上、頸部之間香壺最佳;或是擴香儀。每天早上及下午添加各 5〜6 滴的未稀釋精油(100%)。
2. 睡覺時改以擴香儀,滴數視房間大小使用 9〜12 滴,或攜帶型擴香儀置於枕邊。

適用精油:

1. 增強記憶:羅勒、檸檬、迷迭香、薑、葡萄柚、沉香醇百里香、荳蔻、黑胡椒、芫荽。
2. 平靜情緒:羅馬洋甘菊、橙花、杜松、乳香、香蜂草、茉莉、玫瑰、西洋耆草、歐白芷。
3. 缺乏自信:玫瑰、乳香、檀香、橙花、杜松、羅馬洋甘菊、天竺葵、雪松、丁香。
4. 受虐情緒:羅馬洋甘菊、橙花、柑桔、天竺葵、玫瑰。
5. 降低攻擊性:天竺葵、乳香、檀香、葡萄柚、雪松、岩蘭草、橙花、薰衣草、羅馬洋甘菊、安息香。
6. 譫妄、幻想:薄荷、薰衣草、由加利、馬喬蘭。
7. 改善痴呆症:羅勒、迷迭香、荳蔻、薑、黑胡椒、玫瑰。
8. 促進食慾及誘發記憶:檸檬、橙、萊姆、葡萄柚、肉荳蔻、肉桂、丁香、薑、芫荽、荳蔻、黑胡椒、茴香。
9. 誘發記憶、恢復嗅覺:羅勒、迷迭香。

註:其他精油可參考筆者著作之大專院校教科書《整體輔助芳香療法》(五南出版社)

(二) 團體空間

氣味的喜好因人而異;而且香味可能連動不愉快記憶,選擇性極有

限。以日常生活中常見香氣爲主，如：**檸檬、甜橙**等果香類。

1. 感覺快樂：甜橙、茉莉、安息香、天竺葵、玫瑰、芫荽、薑、丁香、肉桂、快樂鼠尾草。

2. 感覺喜悅：檀香、檸檬、佛手柑、甜橙、橙花、依蘭、乳香、羅馬洋甘菊、玫瑰、苦橙葉、快樂鼠尾草。

第八節　芳香療法與失智症照顧實作教案

芳香療法治療活動方案 (一)

單元名稱	植物搓搓樂與 製作「安神瓶」	活動時間	1～2 小時
活動地點	室內	活動人數	10～30 人
適用對象	不限		
活動目標	1. 利用刺激手指知覺神經，活化重建大腦嗅覺細胞 2. 以日常熟悉之植物氣味，對應精油，使其了解精油為何物		
事前準備	1. 植物盆栽或實物及相同之精油（九層塔＝羅勒／香菜＝芫荽／薄荷／迷迭香……）＊羅勒對嗅覺恢復最為有效必備 2. 乾燥花（玫瑰、茉莉、薰衣草……） 3. 軟木塞蓋玻璃瓶 4. 紅繩		
活動內容與流程			
時間	活動步驟	器材（教具）	備註
15～20 分鐘.	先讓長者看後說出植物名稱，並且分給每位參與者一些	盆栽或實物	
15～20 分鐘	1. 請其放在掌心搓揉並嗅聞氣味 2. 鼓勵長者說出感覺或何情境下聞過其氣味	盆栽或實物	
15～20 分鐘	再將相對應精油，傳遞給長者並請大家說出感想或異同處	精油	

15～20分鐘	製作「安神瓶」 將乾燥花以手指慢慢揉碎（此一過程可安撫焦慮情緒和刺激知覺神經傳遞給大腦），深呼吸嗅聞後嗅聞其氣味，並詢問情緒上是否改變？	乾燥花、木塞蓋玻璃瓶、A4白紙（揉碎之乾燥花暫時置放在紙上）	手指搓揉乾燥花益處： 1. 刺激知覺神經 2. 香味可安撫情緒
15～20分鐘	協助長者將搓碎之乾燥花放入瓶中、囑附隨時嗅聞改變心情	紅繩	為長者在瓶口綁上細繩，並掛在頸上

應用變化	難度：簡單		難度：困難	
	取決於長者年齡與手指靈活度		不屬左欄之長者，執行困難	

注意事項	1. 精油務必選擇有安全認證之精油 2. 使用薄荷精油需注意其對黏膜刺激性極大，防範長者抹至五官附近 3. 選用之植物需清洗乾淨，並囑附不可放入口中

評值回饋	

芳香療法治療活動方案 (二)

單元名稱	中醫穴位與精油應用	活動時間	1～2 小時
活動地點	室內	活動人數	10～20 人 *20 人以上需有助教
適用對象	不限		
活動目標	1. 利用精油之藥用價值與氣味舒緩長者不適 2. 刺激穴位加強效果 3. 可延伸為「敷貼療法」，延長精油效果與發揮類針灸作用		
事前準備	1. 單方精油或 1% 按摩油（薰衣草、甜橙、檸檬等受人歡迎度高的精油＋清爽基底油，以甜杏仁油最佳） 2. 有色圓形貼紙		

活動內容與流程			
時間	活動步驟	器材（教具）	備註
15～20 分鐘	1. 認識穴位，並 一一貼上有色 圓形貼紙為記 號 2. **十二原穴**位於 手足處，易 尋。原穴在人 體所有穴位中 是十分重要的 穴位，是臟腑 的原氣經過和 留止的部位， 經刺激可釋放 能量、暢通脈 絡。有遠道取 穴治五臟疾病 之效	有色圓形貼紙 * 亦可藉助穴位探測棒，穴位正確會發 　出嗶聲	以手部穴位為 主，簡單講解 手部三陰三陽 經，及重要穴 位及其作用
15～20 分鐘	以單方精油滾珠 瓶，在穴位上塗 抹，並加以刺激 （深壓按摩或以 耳穴探棒。＊選 擇可伸縮有彈 性，不致受傷）		若無探測棒， 可以 3～5 根 牙籤綁在一 起。作為刺激 穴位之用

15～20分鐘	**手部穴位** 1. 少商穴對應肺、脾 2. 商陽穴對應大腸、胃 3. 中衝穴對應心包（心血管循環）、肝 4. 無名指關衝穴對應內分泌系統、膽 5. 小指對少澤穴對應心、腎 6. 外側少衝穴對應小腸、膀胱	**手六井穴** 商陽　中衝 關衝 少商 少衝 少澤	稍稍刺激穴位後，以稀釋好之按摩油，採取塗油手法按摩整隻手臂或以旋轉手臂的方式，由手腕至手臂，來回3次
15～20分鐘	擦去多餘按摩油，請長者感覺關節的活動角度及全身舒暢感	熱毛巾或溼紙巾	

	難度：簡單	難度：困難	
應用變化	年齡輕者易學且可作為每日保養，以達預防之效	年長者以有伴隨照顧者為宜，由伴隨照顧者學習，並每日行之	
注意事項	穴位刺激以不引起長者不悅為原則，然而痛感刺激能活化大腦神經反應；故而事前告知痛一點較有效。配合精油開穴，活絡鬱滯之穴位能量		
評值回饋	除12經絡原穴外，尚有針對慢性病、睡眠障礙……之穴位治療；文長不及備載		

附錄：十二經絡測量取穴圖

手太陰肺經 **太淵穴**	手厥陰心包經 **大陵穴**	手少陰心經 **神門穴**	手太陽小腸經 **腕骨穴**
手少陽三焦經 **陽池穴**	手陽明大腸經 **陽溪穴**	足太陰脾經 **太白穴**	足厥陰肝經 **太衝穴**
足少陰腎經 **太溪穴**	足太陽膀胱經 **束骨穴**	足少陽膽經 **丘墟穴**	足陽明胃經 **衝陽穴**

芳香療法治療活動方案 (三)

單元名稱	精油開發左右腦	活動 時間	1～2 小時
活動地點	室內	活動 人數	10～30 人
適用對象	不限		

活動目標	1. 依對應左右腦細胞、神經調配不同複方精油（見 p.199）開發功能，使長者的認知與感覺、情緒等退化問題予以改善 2. 執行過程配合深呼吸，使長者釋放壓力、改善心情與思考障礙 3. 活化大腦能量、增加血氧量、誘發神經傳導功能、聯合連結肭胝體，預防松果體鈣化
事前準備	1. 依人數調配精油（每人約需 1cc.） 2. 為配合深呼吸之伸展動作，需有較大個人活動空間

活動內容與流程			
時間	活動步驟	器材（教具）	備註
15 分鐘	解說活動腦部活性化過程	活化左腦 & 右腦之複方 100% 純精油（單方亦可）	
5 分鐘	1. 先打開精油，分別嗅聞精油		
15 分鐘	2. 壓住左鼻孔，以右鼻孔深吸【活化右腦複方精油】 3. 壓住右鼻孔，以左鼻孔深吸【活化左腦複方精油】 4. 以【活化右腦複方精油】一滴抹在印堂穴（額輪）以順時針、逆時針方向各按摩 36 下		左腦： 羅勒、迷迭香…… 右腦： 乳香、檀香……
15 分鐘	• 快速進入右腦學習狀態三步法 1. **呼吸** （任一呼吸法皆可；如 **538 深呼吸法**、**444 呼吸**、**4-7-8 呼吸法**、**三角呼吸法**、**腹式呼吸**……）		1. 深呼吸能增加體內的氧氣含量，活化副交感神經的運作、促進血清素的分泌，有助於穩定精神、消除身心累積的疲勞；同時透過深呼吸，二氧化碳能夠從體內排出，發揮預防與消除疲勞的功效 2. 以慢吸慢吐、鼻吸嘴吐為原則
15～20 分鐘	2. **冥想**		閉眼、集中注意力於印堂穴（額輪）、感受腦中浮現之圖像
15～20 分鐘	3. **想像**		將浮現圖像結合相似
15～20 分鐘	請學員分享心得		

	難度：簡單	難度：困難
應用變化	活動步驟 1-4 簡單	呼吸法需講解與學習
注意事項	勿使精油沾到鼻黏膜	
評值回饋		

芳香療法治療活動方案 (四)

單元名稱	老人病理按摩	活動時間	2 小時
活動地點	室內	活動人數	本活動需一對一服務
適用對象	不限		
活動目標	見本文五 -2【**老人病理按摩 Comfort Touch ®**】		
事前準備	1. 長者座椅以有高椅背為原則；或輪椅亦可 2. 操作者應需移動位置；使用輕巧可折疊之椅子		

活動內容與流程			
時間	活動步驟	器材（教具）	備註
20分鐘	局部溫水浴（手或腳）	按摩油、椅子、活動置物茶几、廚房紙巾、抽取式衛生紙、毛巾	
20分鐘	坐姿／肩部、背部、手腕及手部按摩實技和穴位		
20分鐘	坐姿／腰部、腳部、腿部、頭部和穴位		
應用變化	難度：簡單		難度：困難
	手法簡單		視長者狀況而定 已有佝僂現象者較難操作
注意事項	1. 手局部浴需注意長者手部置放角度，以舒服為原則 2. 亦可同時盆浴泡腳15～20分鐘，需注意水溫。長者皮膚薄、溫度感知力差，易燙傷		
評值回饋			

參考文獻

平野浩彥（2006）。*口腔ケアのアクティビティ*。ひかりのくに株式会社。

平野浩彥（2019）。口腔護理活動。*未病改善醫學，1*(1)。

畑亜紀子（2015）。緩和ケア病棟におけるアロマセラピストの役割。*病院図書館，35*(1)，9-14。

神保太樹、浦上克哉（2008）。高度アルツハイマー病患者に対するアロマセラピーの有用性。*日本アロマセラピー学会誌，7*(1)，43-48。

神保太樹、糸数七重、大山末美（2011）。高齡者医療におけるアロマセラピーの役割。*アロマテラピーと自然療法の専門誌，20* (3)，3-8。

馬曉紅、蘇式兵（2020）。芳香療法治療老年痴呆症的研究現狀與展望。*中醫學，9*(4)，309-318。

梅慧敏、黃雪芬、盧秋風（2002）。芳香療法精油運用於失智症患者之照護。*彰化護理，29*(3)，29-36。

張語柔、賴維淑（2022）。芳香療法精油嗅吸改善失智症精神行爲症狀之成效。*自然療法暨健康促進期刊，1*(1)，43-53。

蔡崇煌、張金堅、林肇堂（2014）。蝴蝶效應：腸道微生物透過腸—腦軸影響焦慮或憂鬱情緒。*臺灣醫界，57*(12)，16-20。

蔡憶雲（2019）。銀髮族整體輔助芳香療法之應用。*長庚科技學刊，31*，21-28。

Bassett, S. A., Young, W., Fraser, K., Dalziel, J. E., Webster, J., Ryan, L., Fitzgerald, P., Stanton, C., Dinan, T. G., Cryan, J. F., Clarke, G., Hyland, N., & Roy, N. C. (2019). Metabolome and microbiome profiling of a stress-sensitive rat model of gut-brain axis dysfunction. *Scientific Reports, 9*(14026).

Buckle, J. (2016)。進階臨床芳香療法（卓芷聿等譯；3版）。台灣愛思唯爾。（原著出版於2014）

Burnett, K. M., Solterbeck, L. A., & Strapp, C. M. (2004). Scent and mood state following an anxiety-provoking task. *Psychological Reports, 95*, 707-722.

Davis, P. (1996). *Subtle aromatherapy*. Random House.

Duan, B., Yang, Y., Lu, Y., Korpelainen, H., Berninger, F., & Li, C. (2007). Interactions between water deficit, ABA, and provenances in Picea asperata. *Journal of Experimental Botany*, 58(11), 3025-3036.

Hoferl, M., Krist, S., Buchbauer, G. (2006). Chirality influences the effects of linalool on physiological parameters of stress. *Planta Med, 72*, 1188-1192.

Hudson, R. (1996). The value of lavender for rest and activity in the elderly patient. *Complementary Therapies in Medicine, 4*(1), 52-57.

Tisserand, R. (1988). *The essential oil safety data manual*. Tisserand

Aromatherapy Institute.

Vrancken, G., Gregory, A. C., Huys, G. R. B., Faust, K., & Raes, J. (2019). Synthetic ecology of the human gut microbiota. *Nature, 17,* 754-763.

Wu, W.-L., Adame, M. D., Liou, C.-W., Barlow, J. T., Lai, T.-T., Sharon, G., Schretter, C. E., Needham, B. D., Wang, M. I., Tang, W., Ousey, J., Lin, Y.-Y., Yao, T.-H., Abdel-Haq, R., Beadle, K., Gradinaru, V., Ismagilov, R. F., & Mazmanian, S. K. (2021). Microbiota regulate social behaviour via stress response neurons in the brain. *Nature, 595,* 409-414.

第八章　動物輔助治療

陳美麗

　　人類透過與動物的相處，滿足了人類在生理、心理、社會關係，甚至靈性成長上的各項需求由來已久。這種以動物爲輔助治療人類疾患或是增進人類健康福祉的方式，早期稱之爲「寵物治療（pet therapy）」、「寵物輔助治療（pet-assisted therapy）」、「寵物協助療法（pet-facilitated therapy）」、「寵物增能療法（pet-enhanced therapy）」等；此名稱常被誤解是將可運用的動物侷限於「受人寵溺」的物種。因此，美國最具權威的動物輔助療法的推廣與認證機構 Delta Society，在其《動物輔助活動與治療實施標準》（*Standards of Practice for Animal-Assisted Activities and Therapy*）（1996）一書中明訂此種療法爲「動物輔助治療（animal-assisted therapy, AAT）」（葉，2015），這個名稱亦受到大多數學界人士的採用，本文採用此名稱。

　　本章將從以下六節進行探討，分別爲第一節前言（驚艷動物的療癒力）、第二節執行動物輔助治療活動的模式與原則、第三節執行動物輔助治療活動過程之注意事項、第四節動物輔助治療活動的教案設計（範例四個）、第五節動物輔助治療活動的效果評估，以及第六節結論與建議進行說明。

第一節　前言：驚艷動物的療癒力

　　根據美國失智症協會及世界衛生組織文獻回顧（Dementia a public health priority）指出，輕度失智症的行爲精神問題往往以非藥物治療介入爲優先，中重度行爲精神問題則需藥物搭配非藥物治療；其中在病患的懷舊治療及家屬認知成長及情緒支持、心理治療、職能治療、寵物治療等，漸有研究文獻支持對失智症個案的行爲精神問題有效。另，在歐美國家近

十年間寵物治療推動已達 30 多年，臨床報告並已證實，對於慢性病患、精神疾患、失智症個案、遲緩兒及安寧病人等，皆有不同程度的慰藉效果（Nordgren & Engström, 2012）。由國內外文獻中發現，動物輔助治療經常被運用來減輕失智症患者行爲精神症狀（behavioral and psychological symptoms of dementia, BPSD），以及訓練日常活動與功能（Yakimicki et al., 2019；施等，2022）。AAT 亦有減輕中老年思覺失調症患者的精神症狀和壓力之療效，以及 AAT 組在下肢力量和社交技能方面表現出更大的提高（Chen et al., 2021; Chen et al., 2022）。

　　「社團法人台灣動物輔助治療專業發展協會」（Professional Animal-Assisted Therapy Association of Taiwan; PATA, Taiwan，以下簡稱台灣動輔協會）是臺灣第一個以提升動物輔助治療專業服務品質爲職志的非營利專業組織，創會理事長葉明理老師任教於國立臺北護理健康大學，自 2000 年起憑藉其由美國習得的動物輔助治療專業知能，參與臺灣首創動物輔助療法的過程。葉老師曾經獲蒙國科會補助成爲國內第一位研發本土化動物輔助治療系統之人，爲國內奠定治療犬認證標準及爲了提升國內的動物輔助治療專業化，於 2012 年與數位國內從事動物輔助治療之菁英，共同擘劃成立 PATA，經內政部全國性人民團體立案。筆者任教於國立臺北護理健康大學護理系，是 PATA 認證之資深高階動物輔助治療師（國內僅 4 位之一），亦曾擔任 PATA 第三、四屆理事長，現爲名譽理事長（第五、六屆）。

　　爲因應國家長期照護政策，筆者於 2017 受台北市護理師護士公會邀請提報創意護理方案，進一步獲得中華民國護理師護士公會全國聯合會提送推薦，參選第一屆長照 2.0【預防及延緩失能照護方案】甄選，於眾多角逐方案中脫穎而出，成爲護理界唯二的方案之一，亦是少數獲選 51 案之一（方案名：【人犬樂學一家親，預防失能我最行】），也是唯一提供動物輔助療法的特約單位之一。自 2017 年起，PATA 年年維持在中央級方案之榮譽（編號：CL-06-0004），獲邀於各地長者關懷據點提供爲期 12 週的動物輔助治療套裝介入方案，頗受好評。2023 年起，衛生福利部國民健康署爲了強化【預防及延緩失能照護方案】的執行效能，特別依照世界衛生組織所建議的「長者健康整合式評估（ICOPE）」，以及歐盟所推

行的「長者活力體能訓練手冊（Vivifrail）」運動建議，建置一套成效評值指標。

第二節　執行動物輔助治療活動的模式與原則

動物輔助介入（animal-assisted intervention, AAI）指的是經過專門訓練的狗和、專業馴養員與人類服務專業人員（如治療師、社會護理從業者、教師或醫療保健提供者）合作，促進改善人的身體、社會、情感和認知功能的介入措施。這些介入措施旨在滿足特定目標，以支持個人的需求，例如建立自尊和信心、克服焦慮、增進與他人的社交互動、強化身體活動能力、增加責任感與改變行為模式等（Dogs for Good, 2021）。依據國際人與動物互動組織協會（IAHAIO）的定義，可分為動物輔助治療（animal-assisted therapy, AAT）、動物輔助教育（AAE）和動物輔助活動（animal assisted activity, AAA）三種介入類型。

「動物輔助治療（AAT）」泛指所有以動物為媒介，在兼顧動物與人雙向福祉的理念下，將合乎條件的動物適當地納入人類健康照護或教育情境，以達到醫療、護理、復健、教育、諮商、情緒緩解及提升生活品質等目的。動物輔助治療旨在建立動物與人的和諧關係，以促成人類身、心、靈、社會等整體生命安適狀態（well-being），藉由動物的參與，可提升人們的身心健康狀態、獨立性以及生活品質。「動物與人的和諧關係」是所有運用動物在促進人類健康狀態的立論基礎，因而兼顧動物與人雙方的福祉是進行計畫過程中不可忽略的重要原則。所以以人為本的功利主義思維，或以激進動物權為本的思維，均將嚴重影響動物輔助治療的進行與成效（Delta Society, 1996）。

台灣動輔協會創會成員綜合多年的 AAT 經驗，在兼顧動物與人雙向福祉的理念下，統整了一套融合助人專業與動物引領技巧的團隊合作工作模式，稱為「動物輔助治療金三角」模式（圖 8-1）：以服務對象的治療目標為中心，周圍環繞動物輔助治療師（AAT specialist，簡稱動輔師）、動物輔助治療員（animal handler，簡稱動輔員）和治療犬（therapeutic dog）（或療癒動物）三類個體。該會每年辦理動輔師培訓，招收各類助

人專業工作者，使具備有主領療癒效果的動輔活動的能力。動輔師的工作包括：個案評估→目標設定→依目標設計活動計畫→招募動輔員及治療犬→執行方案→效果評值的歷程，並務求效果的實證。在執行動輔活動的過程中，動輔師除了要根據治療目標設計活動外，還需要考慮環境做適當的規劃，並且妥善運用輔助資源協助目標的達成。動輔員為治療犬的引領員，通常是其主人，需經過台灣動輔協會舉辦的認證考試，以及新科治療犬服務培訓，並於每年參加換證續約考試。認證項目採模擬服務現場方式進行，依照可信賴性、可控制性、可預測性及合適性原則（Delta Society, 1996）檢測動輔員與治療犬的組合是否適合參與服務弱勢族群的能力。而動輔員是動物與動輔師及個案之間的重要溝通橋梁，他們需與動輔師配合，將所規劃教案以及預期的效果執行出來，並且確保兼顧動物福利與安全。

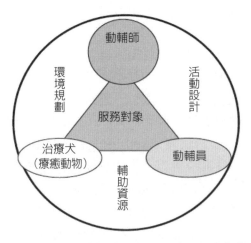

圖 8-1 動物輔助治療金三角模式（台灣動物輔助治療專業發展協會授權）

第三節 執行動物輔助治療活動過程之注意事項

臺灣專業性犬類動物輔助治療服務團隊，僅有台灣動物輔助活動及治療協會（俗稱「台灣狗醫生協會」）的「台灣狗醫生大使」，和台灣動輔

協會的「治療犬」，此二團體的犬隻服務前動物與引領員（飼主）人犬都需如前述經過考試認證。本文使用之犬隻有可能未經認證，故暫時稱之為「療癒犬」，其引領動物者也有可能未經動物輔療專業培訓認證之動物輔助治療師（目前僅台灣動輔協會培訓認證），故稱之為「帶領活動者」。帶領活動者需在活動過程中負責：

1. 行前關懷：於活動前三天通知療癒犬和飼主（引領員或稱動輔員），溝通教案：

   (1) 機構地址與活動地點、停車資訊（爭取免費車位，就近服務場地）、疫情或感控配合事項（如小黃卡或疫苗注射資料、快篩等）。

   (2) 集合時間與地點：帶領活動者請提前 15 分鐘到準備環境；療癒犬活動進場前 15 分鐘抵達活動現場並完成大小便、事前完成身體清潔或剪指甲等，以維持乾淨安全專業形象服務。

   (3) 溝通教案：帶領活動者進行教案設計，並與療癒犬和主人與其他動輔團隊溝通簡易教案重點、準備之教材、教具（飼主準備如零食、水杯、玩具、服裝等；帶領活動者準備套圈圈、大小餵食湯匙等）。

   (4) 專業性與倫理規範：動輔團隊請穿著專業服裝（不可穿拖鞋、短褲、低腰褲；上衣不可透明）、拍照注意肖像權（不可外流）等。

   (5) 聯繫邀請單位應準備環境：個案名牌、防疫措施（乾洗手）、桌椅、去認車位和活動場地、聯繫窗口（名字和手機）等。

2. 當日布置場地：活動前ㄇ字型排椅子，療癒犬在就近場地休息，準備教材教具，放置適當大小之桌面方便帶領活動者或個案拿取。

3. 當日出席個案狀況：確認沒有對狗毛過敏、情緒失控可能傷及療癒犬者、了解對狗的互動經驗（喜歡、排斥、曾經有毛孩死亡經驗……）。

4. 當日執行團隊會前會：再次溝通教案（含實習生、志工）確保團隊運作之順暢；招呼前來的個案和家屬、工作人員和志工；關懷療癒犬當日狀況，以危機應變（執行中避免個案跌倒、避免人傷狗和狗傷人）。

5. 在執行活動中注意事項

   (1) 個案移位時的安全、椅子適當性（勿有輪子或是確保可固定不滑動）以免傷及療癒犬。

   (2) 個案的情緒是否接納療癒犬？動作是否會傷害療癒犬？

(3) 個案的健康狀況：如對毛過敏（咳嗽不適）、對過去接觸毛還有負面經驗（如狗狗走失、離世的不捨……）。

(4) 不勉強個案觸摸療癒犬、不強迫拍照、不強迫用裝飾品。

(5) 現場環境：安全、空調適當、減少干擾情境（空間選擇、非療癒犬在現場）。

第四節　動物輔助治療活動的教案設計（範例四個）

本教案參考自【112 年預防及延緩失能照護方案】長照 2.0 動輔模組【人犬樂學一家親，預防失能我最行】（編號：CL-06-0004）十二個教案，自 2017 年起，PATA 年年維持在中央級方案之榮譽。筆者研發此模組係以動物輔助治療為主，結合中醫養生照護、藝術創作與運動療法，以豐富的治療的方式取代刻板的復健計畫，提供衰老長輩、輕中度失智症患者及照顧者整體生活認知訓練，從有意義的活動參與，增進失智長者的舒適感、支持感、獨立感、愉悅感等正向情緒；積極提供長者及照顧者的安適感，減少疾病對生活帶來的衝擊，減輕寂寞感、無望感、無聊感等負面感受，促進社交互動，營造更友善及有品質生活情境（陳，2023）。

本文從長照 2.0 模組中選取下列四個教案，作為設計範例之參考，分別為：認識你真好、按摩養生大考驗、一起郊遊樂活趣、摩登爺奶來走秀，詳細範例如下。

動物輔助治療活動方案（範例 1）

單元名稱	認識你真好	活動時間	90 分鐘
活動地點	室內交誼廳（多功能室）	活動人數	6～12 人（不含家屬、照顧者）
適用對象	應用對象包含失能失智個案（可加上家屬、照服員或志工）		
活動目標	1. 認知：能認識人（至少一位）與療癒犬的名字（本教案以療癒犬為例） 2. 肢體：能應用手勢、眼神與人或療癒犬互動 3. 語言：能與人（至少一位）或療癒犬打招呼、對話 4. 情緒：能對人（至少一位）或療癒犬口頭稱讚、展現輕快語調 5. 社交：稱呼（人或犬）、用眼睛正視、表情適當		

事前準備	帶領活動者（或動輔師）負責：詳見本章第三節執行過程之注意事項 1. 行前關懷：活動前三天溝通教案 　(1) 機構地址與活動地點、停車資訊、疫情或感控配合事項 　(2) 集合時間與地點 　(3) 溝通教案 　(4) 專業性與倫理規範 　(5) 聯繫邀請單位應準備環境 2. 當日布置場地 3. 當日出席個案狀況 4. 當日執行團隊會前會

活動內容與流程				
時間	活動步驟		器材（教具）	備註
5 分鐘	**帶領活動者（或動輔師）主持：開場** 1. 致歡迎詞 2. 自我介紹：動輔團隊、工作人員 3. 組員（ㄇ字型）入座 4. 輪流相互打招呼 5. 說明今天活動主題：**認識你真好**		1. 大桌面或長桌：可以置放狗相片 2. 狗照片：約 20 隻 A4 大小護貝 3. 協會制服：動輔師、動輔員（合格受訓者才能穿著協會 T-衫）；動輔團隊志工穿著協會背心 4. 服務背心＋服務證：療癒犬請穿戴（認證效期內）	帶領活動者 1. 自備各類通過療癒犬考試的狗照片 2. 活動前 15 分鐘抵達：完成大小便、準備熟悉環境、確認教案
15 分鐘	**帶領活動者詢問個案：與狗互動經驗** 1. 養狗經驗？喜歡或害怕？請怕狗的舉手（引導狗等一下進場可以將手放胸前或背後） 2. 請個案走出來，在桌上挑選 1〜2 張印象深刻的狗照片（注意行動安全） 3. 依序輪流分享為何選手中的狗相片		準備固定的 2 張椅子：給療癒犬 1、個案 1，不要滑輪	1. 請工作人員或志工協助：個案移位時留意安全 2. 帶領活動者需先了解療癒犬和引導員之互動默契，確保有能力被引導教案

時間	活動內容	器材	注意事項
10分鐘	**療癒犬進場：打招呼** 1. 療癒犬依習慣（順時針或逆時針）方向，繞場一圈，和個案一一打招呼互動一項，如到個案前可觸摸身體的部位（碰觸部位請引導原飼主告知） 2. 帶領活動者，用口頭引導個案注意正從面前經過的狗狗有何特色？猜性別、體重、年齡？ 3. 療癒犬繞場後請在台前與飼主（引導員）在一旁稍候 4. 引導個案猜療癒犬的性別、年齡、體重，猜對者上前與療癒犬合照 5. 介紹療癒犬（XX）的生命故事：請動輔員（飼主）儘量宣傳一下自家狗狗的特色，縮短個案與狗狗間的距離	1. 長輩名牌（機構準備）：配戴固定式，勿晃動，避免引發狗的害怕或傷及療癒犬 2. 志工背心：動輔團隊協助活動與拍照者穿著 3. 相機或錄影：主辦單位、動輔團隊	1. 療癒犬提前5分鐘就位準備進場 2. 參與對象：個案之外，還有動輔團隊、機構工作人員、志工們、見習人員 3. 請工作人員或志工：在怕狗或情緒激動個案的後方，協助保護個案和療癒犬
50分鐘 （中場休息10分鐘）	**執行主題活動：認識你真好** 1. 彼此認識：動輔師協助長輩訪問療癒犬（當記者，用訪問單），引發興趣。 2. 記者訪問題目：邀請功能較佳的個案志願者抽籤或擲骰子決定，依序1～6位擂台主可發問有興趣之題目，發問者直接在台前與療癒犬並坐，其餘答對者都可上台合影。時間允許下由志願者繼續上台訪問 3. 引導長者跟療癒犬互動的方式：由主要擂台主喚療癒犬名、互相問好，視情況用手或碗、或鏟子餵食，及鼓勵個案說出：「XX（療癒犬名），來，等，（數123）」，OK（解除指令），給餵食，「好乖！」或「好棒！」	1. 訪問單（如附件） 2. 板夾（夾訪問單） 3. 筆（方便抓握） 4. 數字號碼牌（1～10）或骰子 5. 療癒犬的獎勵食物：引導員將食物切小塊、用盒裝，準備打賞 6. 拍照：個案與療癒犬互動之金三角歷程	1. 帶領活動者在活動前完成本次療癒犬專屬的訪問單（答案三選一） 2. 帶領活動者先了解療癒犬特性，如怕掌聲、害怕握手摸腳底、怕其他狗同步在現場會分心；喜歡溫柔對待、最愛被讚美

	4. 打賞／發薪水：請引導員（動輔員）配合帶領活動者，協助對療癒犬下指令「OK！」，讓個案感受給予的正能量		
10 分鐘	**後場：驗收今日成果** 1. 驗收：邀請 2～3 位個案示範示範人犬互動（等，數 123，OK，餵食）、統整回憶本次療癒犬特性（訪問單重點二至三項） 2. 參加分享心得 3. 預告活動：預約下次再相見	訪問單	
5 分鐘	**團體照** 1. 邀請個案走出來選裝飾品 2. 拍照： 　(1) 第一次團拍先請個案排妥位置後，必要時準備 LOGO 拍照布條（如機構、動輔團隊），再邀請療癒犬入場 　(2) 第二次全部在場的照顧者（家屬、照顧者、工作人員）進場，再與療癒犬大合照 3. 與療癒犬擊掌，療癒犬先退場（休息） 4. 收拾教具、物品，並開放個案與療癒犬獨照 5. 個案離席前：乾洗手	1. 裝飾品：由帶領活動者準備花環、領帶、打卡趣味用品 2. 有 LOGO 拍照布條 3. 乾洗手：機構準備 4. 協會布條 5. 機構 LOGO	請工作人員或志工協助移位安全、完成乾洗手、留意裝飾品放回大桌上
結束後	**恢復場地、檢討、賦歸** 1. 療癒犬（員）與動輔師開檢討會 2. 動輔師與主辦單位進行檢討會		1. 參與活動的全體人員＋機構工作人員 2. 療癒犬拍照後，找動輔師分享建議後，可先離開完成飲水；大小便

	難度：簡單	難度：困難
應用變化	1. 訪問單可擲骰子決定提問 1～6 的題目 2. 提供答案選項：一項（對或錯） 3. 個案分二組回示教 4. 回示教內容：「XX（療癒犬名），來，給餵食，『好乖！』或『好棒！』」 6. 行動能力：無法自己走出來，可用輪椅、用助行器；有選擇困難者，請照顧者協助選一張狗的照片	1. 訪問單可抽號碼牌提問 1～10 的題目 2. 提供答案選項，三項選一或開放性 3. 每一位個案都進行回示教 4. 回示教內容：「XX（療癒犬名），來，等（數 123）」，OK（解除指令），給餵食，「好乖！」或「好棒！」 5. 自己走出來，選舉照片、當擂台主
注意事項	執行中應注意：詳見本章第三節執行過程之注意事項 1. 個案移位時的安全 2. 個案的情緒是否接納療癒犬？動作是否會傷害療癒犬？ 3. 個案的健康狀況：如對毛過敏（咳嗽不適）、對過去接觸毛還有負面經驗（如狗狗走失、離世的不捨⋯⋯） 4. 不勉強個案觸摸療癒犬、不強迫拍照、不強迫用裝飾品 5. 現場環境：安全、空調適當、減少干擾情境	
評值回饋	1. 出席率：個案、照顧者（家屬、看護工、工作人員含志工），動員人力 2. 滿意度：個案、照顧者（112 年度台北市老人服務中心動物輔療為例） 3. 意外事件回報 4. 依照活動目標評值： 　(1)認知：能認識人（至少一位）與療癒犬的名字（本教案以療癒犬為例） 　(2)肢體：能應用手勢、眼神與人或療癒犬互動 　(3)語言：能與人（至少一位）或療癒犬打招呼、對話 　(4)情緒：能對人（至少一位）或療癒犬口頭稱讚、展現輕快語調 　(5)社交：稱呼（人或犬）、用眼睛正視、表情適當 5. 長者健康整合式評估（ICOPE）	

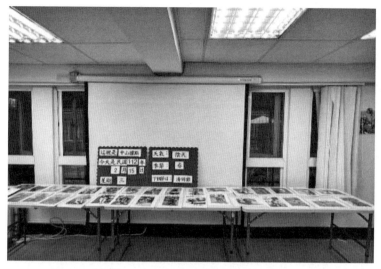

圖 8-2　範例 1：活動前各種犬隻照片（A4 大小）

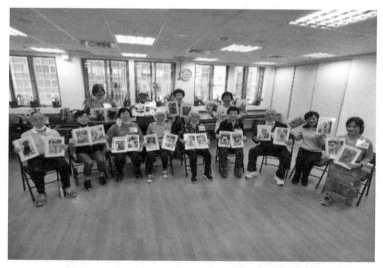

圖 8-3　範例 1：個案與印象深刻犬隻照片合影

動物輔助治療活動方案（範例2）

單元名稱	按摩養生大考驗	活動時間	90 分鐘
活動地點	室內交誼廳（多功能室）	活動人數	6～12 人（不含家屬、照顧者）
適用對象	應用對象包含失能失智個案（可加上家屬、照服員或志工）		
活動目標	1. 認知：說出其他個案、療癒犬的名字。個案可以互相打招呼。認識狗狗新把戲、為狗按摩 2. 肢體：學習有趣的人犬基本互動指令、人對人與人對狗的按摩 3. 語言：下正確的指令、稱讚、提問、說話的次數增加且內容正確性增加 4. 情緒：正向的情感、輕鬆、愉悅、專注 5. 社交：與其他個案合作、尊重、碰觸技巧、表情適當、放鬆的人際關係		

事前準備	帶領活動者（或動輔師）負責：詳見本章第三節執行過程之注意事項
	1. 行前關懷：活動前三天溝通教案
	  (1) 機構地址與活動地點、停車資訊、疫情或感控配合事項
	  (2) 集合時間與地點
	  (3) 溝通教案
	  (4) 專業性與倫理規範
	  (5) 聯繫邀請單位應準備環境
	2. 當日布置場地
	3. 當日出席個案狀況
	4. 當日執行團隊會前會		

活動內容與流程			

時間	活動步驟	器材（教具）	備註
5 分鐘	**帶領活動者（或動輔師）主持：開場** 1. 致歡迎詞 2. 自我介紹：動輔團隊、工作人員 3. 組員（ㄇ字型）入座 4. 輪流相互打招呼 5. 說明今天活動主題：**按摩養生大考驗**	1. 狗照片：療癒犬的照片並護貝 2. 訪問單：療癒犬的訪問結果 3. 協會制服：動輔師、動輔員（合格受訓者才能穿著協會 T-衫）；動輔團隊志工穿著協會背心	帶領活動者 1. 準備療癒犬的訪問單 2. 活動前 15 分鐘抵達：完成大小便、準備熟悉環境、確認教案

		4. 服務背心＋服務證：療癒犬請穿戴（認證效期內）	
10分鐘	**療癒犬進場：打招呼** 1. 療癒犬依習慣（順時針或逆時針）方向，繞場一圈，和個案一一打招呼互動一項，如個案可觸摸狗狗身體的部位（碰觸部位請引導原飼主告知） 2. 帶領活動者，用口頭引導個案注意正從面前經過的狗狗有何特色？複習前次活動，如性別、體重、年齡？ 3. 療癒犬繞場後請在台前與主人在一旁稍候 4. 引導個案猜療癒犬的性別、年齡、體重，猜對者上前與療癒犬合照	1. 長輩名牌（機構準備）：配戴固定式，勿晃動，避免引發狗的害怕或傷及療癒犬 2. 相機／錄影：主辦單位、動輔團隊	1. 療癒犬提前5分鐘就位準備進場 2. 參與對象：個案之外，還有動輔團隊、機構工作人員、志工們、見習人員 3. 請工作人員或志工：在怕狗或情緒激動個案的後方，協助保護個案和療癒犬
60分鐘 （中場休息10分鐘）	**執行主題活動：按摩養生大考驗** 1. 彼此認識：分享彼此習慣或特性（如年齡、子女數、最愛吃……），動輔師引導個案回憶療癒犬特性（前次訪問單），引發互動興趣 2. 按摩養生： **(1) 人的相互按摩（肩頸按摩）**：進行按摩前的準備，帶領活動者協助個案與照顧者或個案彼此之間二人一組，一位坐著體驗，另一位站其身後準備指壓：（見附件二） 　a. 指壓者先乾洗手，椅子固定妥 　b. 聳動肩頸部：在場全部人員	1. 訪問單（如附件） 2. 精油：確認療癒犬不會過敏才用，如不知道或毛孩會過敏，可在結束活動療癒犬先行離開，個案再塗抹 3. 療癒犬的獎勵食物：引導員將食物切小塊、用盒裝，準備打賞 4. 拍照／錄影：呈現個案與療癒犬互動之金三角歷程	1. 帶領活動者先確認毛孩對精油是否過敏？ 2. 提前溝通教案，讓療癒犬在家練習數天願意被人觸摸身體、療癒犬願意自己坐在椅子上被按摩 3. 帶領活動者先了解療癒犬特性，如怕掌聲、害怕握手摸腳底、怕其他狗同步在現

	c. 揉捏肩膀：先揉再捏，分三處為内 / 靠近脖子轉彎處、肩部中間 / 肩井穴、外 / 肩關節等三處 d. 拿頭部（左、右、後頸） e. 如有精油，可沾在手心後搓手，放在個案鼻子前（如無可省略） f. 交換按摩 g. 分享感覺 (2) **犬的按摩（身體按摩）**： 所有個案用乾洗手液完成洗手（搓乾至完全沒有味道）。 a. 分組：每一組再分數個小組，以 2～3 位為一小組，準備練習幫狗按摩 3 分鐘 b. 說明狗兒按摩的好處，邀請每一位個案學習一種按摩方式 c. 依序按摩六步驟：按摩頭部畫圈、手指揉捏脊椎、雙手畫圈搓揉、掌推指壓方式、背部脊椎按摩、胸腹淺層按摩。一邊按摩一邊安撫療癒犬，用牠喜歡被接觸的方式 d. 一組進行 a～c 項步驟，各小組更換其他長輩，進行重複步驟。全部長輩都會人對人、人對狗按摩 3. 按摩接龍遊戲：將個案分二組，一組上台，形成一條龍方式引導個案跟療癒犬互動。療癒犬坐椅子第一個位置，其餘個案依序排隊坐椅子，由帶領活動者在最後一位個案背部進行按摩，往前傳		場會分心；喜歡溫柔對待、最愛被讚美

	遞，沒上場的個案負責驗收每一位個案按摩正確性，給予糾正直到全組正確。再換組進行按摩接龍。 4. 基本指令：坐下、趴下、套圈圈；複習「XX（喚名），來，等，（數 123）」 5. 打賞／發薪水：請引導員（動輔員）配合帶領活動者，感謝療癒犬配合按摩，依序送祝福，給打賞，協助對療癒犬下指令「OK！」，讓個案感受給予的正能量		
10 分鐘	**後場：驗收今日成果** 1. 驗收成果：在場個案分二組 　(1) 一組示範人犬指令互動：「坐下、趴下、等，數 123，OK，餵食」 　(2) 另一組示範人犬按摩接龍 2. 參加分享心得 3. 預告活動：預約下次再相見	骰子：比大小，決定組別	請工作人員或志工協助安全移位
5 分鐘	**團體照** 1. 邀請個案走出來選裝飾品 2. 拍照： 　(1) 第一次團拍先請個案排妥位置後，必要時準備 LOGO 拍照布條（如機構、動輔團隊），再邀請療癒犬入場； 　(2) 第二次全部在場的照顧者（家屬、照顧者、工作人員）進場，再與療癒犬大合照； 3. 與療癒犬擊掌，療癒犬先退場（休息） 4. 收拾教具、物品，並開放個案與療癒犬獨照 5. 個案離席前：乾洗手	1. 裝飾品：由帶領活動者準備花環、領帶、打卡趣味用品 2. 有 LOGO 拍照布條 3. 乾洗手：機構準備 4. 協會布條 5. 機構 LOGO	請工作人員或志工協助移位安全、完成乾洗手、留意裝飾品放回大桌上

結束後	**恢復場地、檢討、賦歸** 1. 療癒犬（員）與動輔師開檢討會 2. 動輔師與主辦單位進行檢討會	教案：檢討目標	1. 參與活動的全體人員＋機構工作人員 2. 療癒犬拍照後，找動輔師分享建議後，可先離開完成飲水；大小便
	難度：簡單		**難度：困難**
應用變化	1. 輪流相互打招呼：可回答一位個案的姓名 2. 複習狗狗有何特色？可說出其中一項，如性別、體重、年齡 3. 人對人按摩：可被按摩 4. 人對犬按摩：可觸摸狗 5. 示範人犬指令互動：完成「坐下、趴下、等，數 123，OK，餵食」其中一個動作 6. 完成合照：無法自己走出來，可用輪椅、用助行器		1. 輪流相互打招呼：可回答 2 位以上個案的姓名、和他人特點二項 2. 複習狗狗有何特色？可說出其中一項，如性別、體重、年齡、最喜歡吃的東西、不喜歡的事 3. 人對人按摩：可被按摩、可幫人按摩 4. 人對犬按摩：可依照指令進行對人犬接龍的按摩，動作正確 5. 示範人犬指令互動：可完成「坐下、趴下、等，數 123，OK，餵食」其中超過三個動作 6. 完成合照：自己走出來，選擇裝飾品
注意事項	執行中應注意：詳見本章第三節執行過程之注意事項 1. 個案移位時的安全 2. 個案的情緒是否接納療癒犬？動作是否會傷害療癒犬？ 3. 個案的健康狀況：如對毛過敏（咳嗽不適）、對過去接觸毛還有負面經驗（如狗狗走失、離世的不捨……） 4. 不勉強個案觸摸療癒犬、不強迫拍照、不強迫用裝飾品 5. 現場環境：安全、空調適當、減少干擾情境		
評值回饋	1. 出席率：個案、照顧者（家屬、看護工、工作人員含志工），動員人力 2. 滿意度：個案、照顧者 3. 意外事件回報		

4. 依照活動目標評值：
(1) 認知：能認識人（至少 1 位）與療癒犬的名字（本教案以療癒犬為例）；個案可以互相打招呼。認識狗狗新把戲、為狗按摩。
(2) 肢體：能學習人犬基本互動指令、能完成人對人與人對狗的按摩
(3) 語言：能下正確的指令、稱讚、提問、說話的次數增加且內容正確性增加
(4) 情緒：能對人（至少 1 位）或療癒犬展現正向的情感、身心輕鬆、愉悅、專注
(5) 社交：能與其他個案合作、稱呼（人或犬）、用眼睛正視、展現人際的尊重、碰觸技巧、表情適當、放鬆的人際關係
5. 長者健康整合式評估（ICOPE）

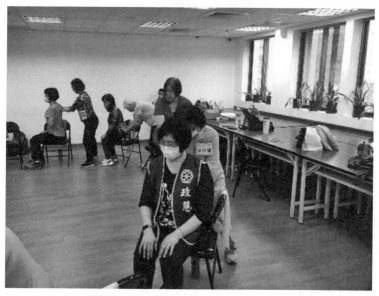

圖 8-4　範例 2：個案與個案（人對人）彼此按摩合影

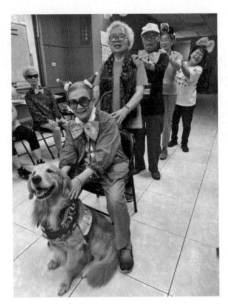

圖 8-5　範例 2：個案和療癒犬接龍（人對人、人對犬）按摩合影

動物輔助治療活動方案（範例 3）

單元名稱	一起郊遊樂活趣	活動時間	90 分鐘
活動地點	室內交誼廳（多功能室）	活動人數	6～12 人（不含家屬、照顧者）
適用對象	應用對象包含失能失智個案（可加上家屬、照服員或志工）		
活動目標	1. 認知：說出其他個案、療癒犬的名字。個案可以互招呼。反思自我照顧能力、認識狗狗的外出的準備、兼顧自己並照顧狗狗 2. 肢體：學習幫狗穿著打扮、參與照顧動作 3. 語言：向主人採訪、下正確的指令、稱讚、提問、說話的次數增加且內容正確性增加 4. 情緒：正向的情感、輕鬆、愉悅、專注 5. 社交：與其他個案合作、尊重、碰觸技巧、表情適當、放鬆的人際關係、PK 遊戲之參與		
事前準備	帶領活動者（或動輔師）負責：詳見本章第三節執行過程之注意事項 1. 行前關懷：活動前三天溝通教案		

	(1)機構地址與活動地點、停車資訊、疫情或感控配合事項
	(2)集合時間與地點
	(3)溝通教案
	(4)專業性與倫理規範
	(5)聯繫邀請單位應準備環境
	2. 當日布置場地
	3. 當日出席個案狀況
	4. 當日執行團隊會前會

活動內容與流程			
時間	活動步驟	器材（教具）	備註
5 分鐘	**帶領活動者（或動輔師）主持：開場** 1. 致歡迎詞 2. 自我介紹：動輔團隊、工作人員 3. 組員（ㄇ字型）入座 4. 輪流相互打招呼 5. 說明今天活動主題：**一起郊遊樂活趣**	1. 療癒犬外出用物：動輔員準備餵食零食、水杯、裝扮 2 套（上學、郊遊）、2 條散步牽繩、外出背包等物 2. 個案外出用物：帶領活動者（動輔師）準備外出裝扮飾物（頭飾、眼鏡、圍巾、領帶、帽子等）、雨傘、環保杯、彈力帶 + 球 3. 協會制服：動輔師、動輔員（合格受訓者才能穿著協會 T-衫）；動輔團隊志工穿著協會背心 4. 服務背心 + 服務證：療癒犬請穿戴（認證效期內）	帶領活動者： 1. 三天前聯絡請療癒犬在家練習牽繩走路、配合指令（如含牽繩散步、坐、趴、等、喝水、梳毛、撫摸、彈力帶等） 2. 活動前 15 分鐘抵達：完成大小便、準備熟悉環境、確認教案

10分鐘	**療癒犬進場：打招呼** 1. 療癒犬依習慣（順時針或逆時針）方向，繞場一圈，和個案一一打招呼互動一項，如到個案前可觸摸身體的部位（碰觸部位請引導原飼主告知） 2. 帶領活動者，用口頭引導個案注意正從面前經過的狗狗有何特色？複習前次活動，如按摩的動作？ 3. 療癒犬繞場後請在台前與主人在一旁稍候 4. 引導個案回憶療癒犬的特點：如性別、年齡、體重、最喜歡吃的東西、最喜歡的玩具、最不喜歡的事等，猜對者上前與療癒犬合照	1. 長輩名牌（機構準備）：配戴固定式，勿晃動，避免引發狗的害怕或傷及療癒犬 2. 相機／錄影：主辦單位、動輔團隊 3. 訪問單：療癒犬的訪問結果	1. 療癒犬提前5分鐘就位準備進場 2. 參與對象：個案之外，還有動輔團隊、機構工作人員、志工們、見習人員、家屬 3. 工作人員或志工：在怕狗或情緒激動個案的後方，請協助保護個案和療癒犬
60分鐘 （中場休息10分鐘）	**執行主題活動：一起郊遊樂活趣** 1. 彼此認識：分享彼此習慣或特性（如年齡、子女數、最愛吃……），動輔師引導個案回憶療癒犬特性（前次訪問單），引發互動興趣。 2. **出遊前準備工作：** 　(1) 支援前線：動輔師引導在場個案自己出遊前會需要哪些準備？如錢包、悠遊卡、雨傘、暈車藥……等至少10項（現場來賓支援，將物品放在台前椅子），並繼續討論狗狗出門前所需要準備用物？如狗的零食、水杯、玩具……（現場請動輔員支援）帶領活動者另外準備假的狗大便、處理大小便物品	1. 療癒犬的物品：請動輔員準備狗狗的點心、零食、水杯、梳子、玩具、裝扮2套（上學、郊遊）、2條散步牽繩、外出背包等物 2. 個案的娛樂與裝飾：帶活動者（動輔師）準備骰子、彈力帶＋球、套圈圈、鏟子等 3. 療癒犬的獎勵食物：引導員將食物切小塊、用盒裝，準備打賞 4. 拍照／錄影：呈現個案與療癒犬互動	1. 帶領活動者先確認外出地點：原上課教室外面，就近且安全、防熱、雨天可用的地點 2. 提前溝通教案，讓療癒犬在家練習牽繩走路，外出時與狗互動指令（如含牽繩散步、坐、趴、等、喝水、梳毛、撫摸、彈力帶等） 3. 帶領活動者先

| | | (2) 彼此裝扮：帶領活動者為個案簡易化妝和裝扮，再請個案協助動輔員幫忙穿戴與裝扮療癒犬 | 之金三角歷程 | 了解療癒犬特 |

<table>
<tr><td></td><td></td><td>

(2) 彼此裝扮：帶領活動者為個案簡易化妝和裝扮，再請個案協助動輔員幫忙穿戴與裝扮療癒犬

(3) 活動練習：除了複習簡單指令，也學習帶狗散步時拉繩的技巧

(4) 確認流程：動輔師引導個案偕同動輔員療癒犬完成出遊前練習與準備

3. **快樂出遊趣**：

(1) 行走路線：由機構公布（雨天或天氣太熱路線，不同方案、搭配地點）

(2) 分工關照人與犬：動輔師則協助個案牽狗散步，機構同仁也隨時關照其他個案

(3) 分組人員分配：讓個案彼此討論分組進行分工合作，分為二小組，每一小組每次兩人協助裝扮（換裝 2 套），小組出遊去程的前半段路程，定點玩遊戲和牽繩散步；再由不同個案交換回程後半段路程

(4) 出遊與療癒犬互動體驗：讓個案完成任務後的成就感，包含牽繩散步、撿拾狗大便（帶領活動者準備）、坐、趴，加上運動項目：人腳尖互碰跳障礙、過山洞（人手搭橋）、握手＋換手（人的腳背代替手）、套圈圈、旋轉圈圈

(5) 郊遊回程照顧：獎勵療癒犬，給予吃點心、喝水、合照，擦狗腳腳、梳毛……

</td><td>

之金三角歷程

5. 音樂：快樂的出帆、當我們同在一起、甜蜜蜜等老歌

6. 假大便：帶領活動者準備紙黏土，塗深咖啡色，引導個案外出遛狗常見活動

</td><td>

了解療癒犬特性，如怕掌聲、害怕握手摸腳底、怕其他狗同步在現場會分心；喜歡溫柔對待、最愛被讚美

</td></tr>
</table>

	(6)休息後再換另一小組重複上述 (4)+(5) 動作。 4. **個人獨照**：一一排隊入鏡拍照對服務個案的訓練目標（眼睛對焦鏡頭、等待、輪流、製造回憶、共同回顧 5. **打賞／發薪水**：請引導員（動輔員）配合帶領活動者，感謝療癒犬配合按摩，依序送祝福，給打賞，協助對療癒犬下指令「OK！」，讓個案感受給予的正能量		
10 分鐘	**後場：驗收今日成果** 1. **驗收成果**：個案分二組派代表闖關 PK 賽（考驗金頭腦），如附件 (1)關卡一：訓犬大師 　　成員可不依序考驗療癒犬指令坐、趴、等、握手 (2)關卡二：套圈圈 　　請成員抽數字牌並為療癒犬套上相同數目的圈圈 (3)關卡三：金頭腦 　　請成員介紹介紹療癒犬的特質（年齡、性別、體重、喜好……） (4)關卡四：按摩大師 　　請找 3 位接龍幫療癒犬按摩 2 種動作，至少持續 30 秒 2. **分享參加郊遊趣的心得**： (1)引導個案分享人與人，以及人與犬散步的感受、觀察散步時療癒犬的反應（是否有安定信號？）與表現	骰子：比大小，決定組別	請工作人員或志工協助安全移位

	(2)引導個案分享與回憶過去愉悅的出遊經驗，如最難忘的一次郊遊？ (3)欣賞與讚美自己跟夥伴，稱讚療癒犬的表現時，給予餵食 (4)展現成就感：參與活動如闖關 PK 賽、牽繩散步、互相裝扮（人＋狗）的打扮、為療癒犬換裝一套 3. 預告活動：預約下次再相見		
5 分鐘	**團體照** 1. 邀請個案走出來選裝飾品 2. 拍照： 　(1)第一次團拍先請個案排妥位置後，必要時準備 LOGO 拍照布條（如機構、動輔團隊），再邀請療癒犬入場 　(2)第二次全部在場的照顧者（家屬、照顧者、工作人員）進場，再與療癒犬大合照 3. 與療癒犬擊掌，療癒犬先退場（休息） 4. 收拾教具、物品，並開放個案與療癒犬獨照 5. 個案離席前：乾洗手	1. 裝飾品：由帶領活動者準備花環、領帶、打卡趣味用品 2. 有 LOGO 拍照布條 3. 乾洗手：機構準備 4. 協會布條 5. 機構 LOGO	請工作人員或志工協助安全移位、完成乾洗手、留意裝飾品放回大桌上
結束後	**恢復場地、檢討、賦歸** 1. 療癒犬（員）與動輔師開檢討會 2. 動輔師與主辦單位進行檢討會	教案：檢討目標	1. 參與活動的全體人員＋機構工作人員 2. 療癒犬拍照後，找動輔師分享建議後，可先離開完成飲水；大小便

	難度：簡單	難度：困難
應用變化	1. 輪流相互打招呼：可回答一位個案的姓名 2. 支援前線：對人與犬可提供或回答 2～3 項 3. 彼此裝扮：個案可彼此簡易裝扮，在動輔員協助下，幫忙療癒犬穿戴與裝扮療癒犬 4. 帶狗牽繩散步：協助下完成 5. 驗收成果：個案參加闖關 PK 賽（考驗金頭腦）1～2 關 6. 分享參加郊遊趣的心得：引導下用封閉式語言表達心情	1. 輪流相互打招呼：可回答 2 位以上個案的姓名、和他人特點 1 項 2. 支援前線：對人與犬可提供或回答至少 10 項以上 3. 彼此裝扮：個案可彼此裝扮，可獨立幫療癒犬穿戴與裝扮 4. 帶狗牽繩散步：可獨自完成 5. 驗收成果：個案參加闖關 PK 賽（考驗金頭腦）3～4 關 6. 示範人犬指令互動：可完成「坐下、趴下、等，數 123，OK，餵食」其中超過三個個動作 7. 分享參加郊遊趣的心得：可清楚、具體、流暢表達心情
注意事項	執行中應注意：詳見本章第三節執行過程之注意事項 1. 個案移位時的安全 2. 個案的情緒是否接納療癒犬？動作是否會傷害療癒犬？ 3. 個案的健康狀況：如對毛過敏（咳嗽不適）、對過去接觸毛還有負面經驗（如狗狗走失、離世的不捨……） 4. 不勉強個案觸摸療癒犬、不強迫拍照、不強迫用裝飾品 5. 現場環境：安全、空調適當、減少干擾情境	
評值回饋	1. 出席率：個案、照顧者（家屬、看護工、工作人員含志工），動員人力 2. 滿意度：個案、照顧者 3. 意外事件回報 4. 依照活動目標評值： 　(1) 認知：能說出其他個案與療癒犬的名字、個案可以互招呼、認識狗狗的外出的準備、兼顧自己並照顧狗狗，進而反思自我照顧能力的成就感 　(2) 肢體：能學習幫狗穿著打扮、參與照顧動作 　(3) 語言：能下正確的指令、稱讚、提問、說話的次數增加且內容正確性增加 　(4) 情緒：能展現正向的情感、輕鬆、愉悅、專注 　(5) 社交：能與其他個案合作、尊重、碰觸技巧、表情適當、放鬆的人際關係、PK 遊戲之參與 5. 長者健康整合式評估（ICOPE）	

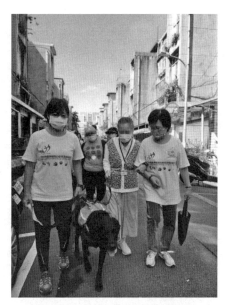

圖 8-6　範例 3：個案和療癒犬外出散步合影

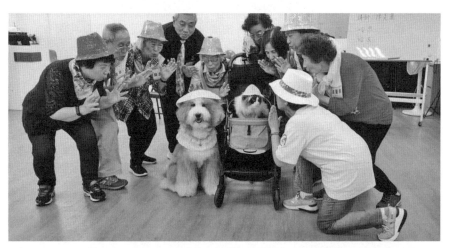

圖 8-7　範例 3：個案和療癒犬快樂裝扮合影（個案票選爵士裝扮）

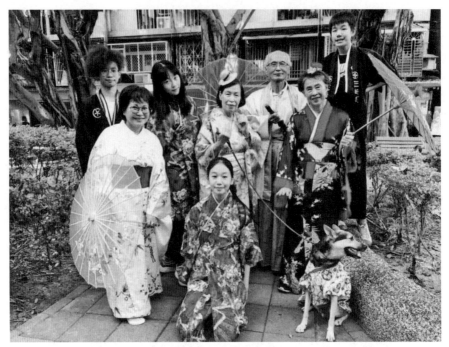

圖 8-8　範例 3：個案和療癒犬快樂裝扮合影（個案票選穿和服）

動物輔助治療活動方案（範例 4）

單元名稱	**摩登爺奶來走秀**	活動時間	90 分鐘
活動地點	室內交誼廳（多功能室）	活動人數	6～12 人（不含家屬、照顧者）
適用對象	應用對象包含失能失智個案（可加上家屬、照服員或志工）		
活動目標	1. 認知：說出其他個案與療癒犬的名字、挑選狗狗服裝及配件、增加對人犬物品 / 時 / 地等定向感 2. 肢體：學習幫狗穿著打扮、幫自己和其他個案裝扮 3. 語言：下正確的指令、討論合作裝扮、正向稱讚、說話的次數增加且內容正確性增加 4. 情緒：正向的情感、輕鬆、愉悅、全程專注、全力參與、成就感 5. 社交：與其他個案合作、尊重、碰觸技巧、表情適當、放鬆的人際關係、適當禮儀		

事前準備	帶領活動者（或動輔師）負責：詳見本章第三節執行過程之注意事項 1. 行前關懷：活動前三天溝通教案 　(1) 機構地址與活動地點、停車資訊、疫情或感控配合事項 　(2) 集合時間與地點 　(3) 溝通教案 　(4) 專業性與倫理規範 　(5) 聯繫邀請單位應準備環境 2. 當日布置場地 3. 當日出席個案狀況 4. 當日執行團隊會前會

活動內容與流程			
時間	活動步驟	器材（教具）	備註
5分鐘	**帶領活動者（或動輔師）主持：開場** 1. 致歡迎詞 2. 自我介紹：動輔團隊、工作人員 3. 組員（ㄇ字型）入座 4. 輪流相互打招呼 5. 說明今天活動主題：**摩登爺奶來走秀**	1. 協會制服：動輔師、動輔員（合格受訓者才能穿著協會 T-衫）；動輔團隊志工穿著協會背心 2. 服務背心＋服務證：療癒犬請穿戴（認證效期內）	帶領活動者： 1. 三天前聯絡請療癒犬在家練習牽繩走路，娛樂表演節目（如含牽繩散步、坐、趴、等、喝水、梳毛、撫摸、彈力帶等） 2. 活動前15分鐘抵達：完成大小便、準備熟悉環境、確認教案
10分鐘	**時尚我最 IN：** **1. 時尚準備季**：將成員分成三組（可用骰子、號碼牌或自願分組），分組討論各組的服裝秀主題，並思考如何打扮自己、互相整理儀容，以及療癒犬的裝扮 （以下各組輪流進行） **2. 服裝魔法師**：請成員幫療癒犬	1. 個案裝扮用物：帶領活動者（動輔師）準備裝扮飾物（頭飾、眼鏡、圍巾、領帶、帽子等）、遊戲闖關道具、彈力帶＋球 2. 療癒犬走秀用	1. 事先聯繫業界知名品牌之化妝團隊 2. 個案服裝：前一週先討論想要的風格，如日式和服、韓服、宴會妝、外出郊遊妝等走秀之用

	進行梳毛及打扮（除了化妝者之外的個案），並為自己打扮準備走秀 **3. 神奇的變身術**：開心化妝（視疫情狀況 by 帶領活動者或 XX 化妝團隊），男女個案均可化妝	物：動輔員準備餵食零食、水杯、裝扮 2 套（上學、郊遊）、2 條散步牽繩、外出背包等物	
10 分鐘	**療癒犬進場：打招呼** 1. 療癒犬依習慣（順時針或逆時針）方向，繞場一圈，和個案一一打招呼互動一項，如到個案前可觸摸身體的部位（碰觸部位請引導原飼主告知） **（等候化妝時）～記憶大保健：** 2. 帶領活動者，用口頭引導個案注意正從面前經過的狗狗有何特色？複習前次活動，如按摩的動作？ 3. 療癒犬繞場後請在台前與主人在一旁稍候 4. 引導個案回憶療癒犬的特點：如性別、年齡、體重、最喜歡吃的東西、最喜歡的玩具、最不喜歡的事等，猜對者上前與療癒犬合照	1. 長輩名牌（機構準備）：配戴固定式，勿晃動，避免引發狗的害怕或傷及療癒犬 2. 相機／錄影：主辦單位、動輔團隊 3. 訪問單：療癒犬的訪問結果	1. 療癒犬提前 5 分鐘就位準備進場 2. 參與對象：個案之外，還有動輔團隊、機構工作人員、志工們、見習人員、家屬 3. 工作人員或志工：在怕狗或情緒激動個案的後方，請協助保護個案和療癒犬
30 分鐘 （中場休息 10 分鐘）	**各組彩排：決戰伸展台** **1. 向狗學幸福：** (1) 個案先自我裝扮喜愛的頭飾花圈等，再幫療癒犬裝扮合適上學服裝～欣賞美感與觀察安定訊號。 (2) 個案輩（找 2 位）在旁輪流分段報導介紹療癒犬的介紹台詞	1. 療癒犬的物品：請動輔員準備狗狗的點心、零食、水杯、梳子、玩具、裝扮 2 套（上學、郊遊）、2 條散步牽繩、外出背包等物	1. 溫習摩登走秀成果。包含串搞、小組合作做指令、趣味成果秀動作 2. 提前溝通教案，讓療癒犬在家練習牽繩走路，外出時與狗娛樂表

| | | (3)個案與療癒犬一起做指令（坐、趴、握手／換手、等、敬禮、轉圈圈、過山洞等）＋矇眼套圈圈

2. 人犬樂遊趣：
(1)個案先自我裝扮喜愛的頭飾花圈等，再幫療癒犬裝扮合適出遊服裝～欣賞美感與觀察安定訊號
(2)個案輩（找 2 位）在旁輪流分段報導介紹療癒犬的介紹台詞
(3)問大家：我們平常出遊前需要準備哪東西？那狗狗出門前又需要那些準備呢？～準備物品與心情
(4)帶狗散步牽繩＋撿假大便。（詳細人犬互動情形，詳見第三個教案）

3. 舒壓我最行：
(1)個案先自我裝扮喜愛的頭飾花圈等，再幫療癒犬準備坐上穩定椅子上～欣賞美感與觀察安定訊號
(2)個案輩（找 2 位）在旁輪流分段報導介紹療癒犬的介紹台詞
(3)個案（人對人）互相肩頸按摩：按摩前準備（如乾洗手），揉捏肩膀（頸內、肩井穴、肩外三處）
(4)個案（人對狗）輪流示範按摩療癒犬身體經絡（人犬接龍按摩，詳見第二個教案） | 2. 個案的娛樂與裝飾：帶活動者（動輔師）準備骰子、彈力帶＋球、套圈圈、鏟子等
3. 療癒犬的獎勵食物：引導員將食物切小塊、用盒裝，準備打賞
4. 拍照／錄影：呈現個案與療癒犬互動之金三角歷程
5. 音樂：快樂的出帆、當我們同在一起、甜蜜蜜等老歌
6. 假大便：帶領活動者準備紙黏土，塗深咖啡色，引導個案外出遛狗常見活動 | 演節目（如含牽繩散步、坐、趴、等、喝水、梳毛、撫摸、彈力帶等）
3. 帶領活動者先了解療癒犬特性，如怕掌聲、害怕握手摸腳底、怕其他狗同步在現場會分心；喜歡溫柔對待、最愛被讚美 |

20分鐘	**執行主題活動：默契大考驗**	1. 骰子：比大小，決定組別	如上
	1. 播音員練習：個案分 AB 二組，上台的組員一半練習單數段落，另一半練習偶數段落，最後一段二組齊聲同步口白。上台擔任口白者，強調抑揚頓挫，有感情的朗誦認真有趣介紹療癒犬；最後說明走秀的三個主題	2. 物品如上	
	2. 展演所學：成員分下列三組走秀		
	(1)向狗學幸福：如上述指令、矇眼套圈圈＋送祝福		
	(2)人犬樂遊趣：牽繩散步、路程中撿假大便大便、最後用彈力球＋彈力帶自由百至，互拍藝術照		
	(3)舒壓我最行：人犬按摩大接龍，輪流排在第一位直接碰觸療癒犬身體、梳毛整理療癒犬的身體		
	3. **打賞／發薪水**：請引導員（動輔員）配合帶領活動者，感謝療癒犬配合展演所學三組之一的項目，依序送祝福，給打賞，協助對療癒犬下指令「OK！」，讓個案感受給予的正能量		
10分鐘	**後場：驗收今日成果**	1. 準備結束歌曲：	請工作人員或志工協助安全移位
	1. 感恩的祝福：主持人統整今天大家的收穫，邀請志願者每人一個圈圈，分別送一個祝福給療癒犬	(1)期待再相會（台）（陳盈潔）	

	2. **分享參加心得**： (1) 統整回憶過去幾次的活動主題與內容，覺察自己和療癒犬的人犬互動之喜好與情緒 (2) 活動結束時主持人引導每一位個案參加系列（或本次）活動分享心得，統整大家的收穫 (3) 珍重再見：期待再相逢（唱歌）	(2) 祝 你 幸 福（國）（鳳飛飛） (3) 萍 聚 （國）（李翊君） (4) 或 是 現 場 點唱，手機搜尋 2. 錄影：每一位發表感想	
5 分鐘	**團體照** 1. 邀請個案走出來選裝飾品 2. 拍照： (1) 第一次團拍先請個案排妥位置後，必要時準備 LOGO 拍照布條（如機構、動輔團隊），再邀請療癒犬入場 (2) 第二次全部在場的照顧者（家屬、照顧者、工作人員）進場，再與療癒犬大合照 3. 與療癒犬擊掌為盟，療癒犬先退場（休息） 4. 收拾教具、物品，並開放個案與療癒犬獨照 5. 個案離席前：乾洗手	1. 裝飾品：由帶領活動者準備花環、領帶、打卡趣味用品 2. 有 LOGO 拍照布條 3. 乾洗手：機構準備 4. 協會布條 5. 機構 LOGO	請工作人員或志工協助安全移位、完成乾洗手、留意裝飾品放回大桌上
結束後	**恢復場地、檢討、賦歸** 1. 療癒犬（員）與動輔師開檢討會 2. 動輔師與主辦單位進行檢討會	教案：檢討目標	1. 參與活動的全體人員＋機構工作人員 2. 療癒犬拍照後，找動輔師分享建議後，可先離開完成飲水；大小便

	難度：簡單	難度：困難
應用變化	1. **神奇的變身術**：願意用裝飾品（帽子、眼鏡、領巾或領帶）裝扮自己或他人 2. **服裝魔法師**：成員能完成下列三項其中一項：(1) 幫療癒犬進行梳毛及打扮（除了化妝者之外的個案）；(2) 為自己打扮準備走秀；(3) 為其他個案打扮和照相 3. 播音員練習：個案對療癒犬自我介紹走秀搞，引導下擔任唸誦單數段落或偶數段落，或全文的口白；不識字者可在他人代讀下，專注聆聽口白 4. 展演所學：個案能依照抽籤結果參與下列走秀項目之一 (1)向狗學幸福：完成 6 指令之至少一項（坐、趴、握手／換手、等、敬禮、矇眼套圈圈＋送祝福等）。 (2)人犬樂遊趣：完成 5 項目之至少一項，含牽繩散步、路程中撿假大便大便、最後用彈力球或彈力帶當作藝術擺置，互拍藝術照 (3)舒壓我最行：在引導下完成人犬按摩大接龍 5. 分享參加走秀的心得：引導下用封閉式語言表達心情	1. **神奇的變身術**：願意臉部被化妝（底妝、腮紅、眉毛、口紅等），且能參與用裝飾品（帽子、眼鏡、領巾或領帶）裝扮自己和他人 2. **服裝魔法師**：成員能完成下列三項：(1) 幫療癒犬進行梳毛及打扮（除了化妝者之外的個案）；(2) 為自己打扮準備走秀；(3) 為其他個案打扮和照相 3. 播音員練習：上台擔任口白者，可以用抑揚頓挫、有感情、有趣且認真的音調，朗誦療癒犬自我介紹走秀搞。個案能正確依照指示輪流朗誦單數段落、偶數段落，最後一段齊聲同步口白 4. 展演所學：個案能依照抽籤結果參與下列走秀項目之一 (1)向狗學幸福：完成 6 指令（坐、趴、握手／換手、等、敬禮、矇眼套圈圈＋送祝福等） (2)人犬樂遊趣：完成 5 項目含牽繩散步、路程中撿假大便大便、最後用彈力球或彈力帶當作藝術擺置，互拍藝術照 (3)舒壓我最行：完成輪流為療癒犬身體進行人犬按摩大接龍，排在第一位直接碰觸狗，後面為人對人的背部按摩、按摩後衛療癒犬梳毛與換裝 5. 分享參加走秀的心得：可清楚、具體、流暢表達心情
注意事項	執行中應注意：詳見本章第三節執行過程之注意事項 1. 個案移位時的安全 2. 個案的情緒是否接納療癒犬？動作是否會傷害療癒犬？ 3. 個案的健康狀況：如對毛過敏（咳嗽不適）、對過去接觸毛還有負面經驗（如狗狗走失、離世的不捨……）	

	4. 不勉強個案觸摸療癒犬、不強迫拍照、不強迫用裝飾品
	5. 現場環境：安全、空調適當、減少干擾情境
評值回饋	1. 出席率：個案、照顧者（家屬、看護工、工作人員含志工），動員人力
	2. 滿意度：個案、照顧者
	3. 意外事件回報
	4. 依照活動目標評值：
	(1) 認知：能說出其他個案與療癒犬的名字、挑選狗狗服裝及配件、增加對人犬物品／時／地等定向感
	(2) 肢體：能學習幫狗穿著打扮、幫自己和其他個案裝扮
	(3) 語言：能下正確的指令、稱讚、討論合作裝扮、正向稱讚、說話的次數增加且內容正確性增加。
	(4) 情緒：能展現正向的情感、輕鬆、愉悅、全程專注、全力參與、成就感
	(5) 社交：能與其他個案合作、尊重、碰觸技巧、表情適當、放鬆的人際關係、適當禮儀
	5. 長者健康整合式評估（ICOPE）

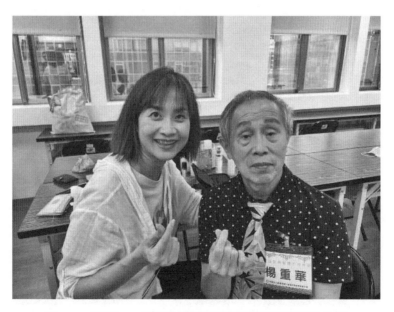

圖 8-9　範例 4：個案化妝後自選領帶配件裝扮後合影

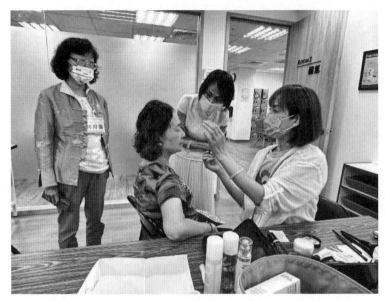

圖 8-10　範例 4：個案觀賞彼此化妝前後大改變合影

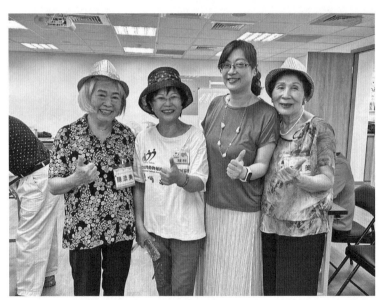

圖 8-11　範例 4：個案化妝與裝扮後開心彼此大改變（與政慧基金會執行長曾女
士合影）

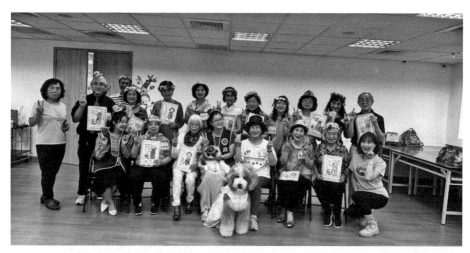

圖 8-12　範例 4：個案化妝與裝扮後開心彼此大改變（與政慧基金會執行長曾女士、玫琳凱美容團隊合影）

第五節　動物輔助治療活動的效果評估

　　以下為常見之成效評估方向，需 360 度進行多方評值，從接觸個案開始細心評價並適時調整教案，以展現個案人犬互動最佳成效。

1. 出席率：個案、照顧者（家屬、看護工、工作人員、志工）動員人力。
2. 滿意度：個案、照顧者。
3. 意外事件回報。
4. 依照活動目標評值：以第四教案為例：
   (1) 認知：能說出其他個案與療癒犬的名字、挑選狗狗服裝及配件、增加對人犬物品 / 時 / 地等定向感。
   (2) 肢體：能學習幫狗穿著打扮、幫自己和其他個案裝扮。
   (3) 語言：能下正確的指令、稱讚、討論合作裝扮、正向稱讚、說話的次數增加且內容正確性增加。
   (4) 情緒：能展現正向的情感、輕鬆、愉悅、全程專注、全力參與、成就感。
   (5) 社交：能與其他個案合作、尊重、碰觸技巧、表情適當、放鬆的人

際關係、適當禮儀。

5. 長者健康整合式評估（ICOPE）

　　長者健康評估問卷是以發展符合國際健康照護趨勢的本土化社區健康促進之長者健康評估工具為目的，具備題項精簡、具體而易操作實施、具反應性等（可突顯介入成效）之特性。「長者健康評估」包含預防及延緩失能照護服務方案著重之長者健康的多元面向：認知、肌力、生活功能、營養口牙、心理社會等五面向，每面向 4 題，共 20 題。題目中納入世界衛生組織十年健康老化報告（Decade of healthy ageing：baseline report）的核心題項指標，包含二項內在能力（intrinsic capacity）：延遲記憶、手握力（考量工具取得不易，改為上肢手臂屈舉），及三項功能能力（functional ability）：穿脫衣物、服藥、管理金錢，建立符合國際健康照顧趨勢及本土化需求之方案品質指標，以了解國內推動長者預防及延緩失能照護服務方案之成效，其結果也可作為與國際比較之依據（國健署，2022）。

第六節　結論與建議

　　目前針對失智症的藥物並沒有辦法阻止或恢復已經受損的大腦細胞，但是可能可以使患者的症狀獲得改善或延緩疾病的進行，在治療上分為藥物治療與非藥物治療，希望透過治療可以增進患者的生活品質，減輕照顧者的負擔，並且延後患者被送到安養中心的時間。除藥物治療之外，藉由環境的調整（熟悉的、穩定的、有安全感的）、活動的安排、溝通方式的改變、認知訓練、懷舊療法、亮光、按摩、音樂治療、芳香療法、藝術治療，以及動物輔助治療等非藥物照顧方法，也能改善失智患者精神行為症狀（台灣失智症協會，2022 年 4 月）。

　　尤其動物的療癒力相當神奇，根據 Yakimicki 等（2019）的系統性文獻回顧 32 篇文獻，受試者平均治療期間短則 10 分鐘 3 回，長則每雙月持續 2 年；使用動物為：只用狗（27）、魚（2）、馬（1）、貓（1）、貓＋犬（1），其中狗為 1 隻或超過 2 隻均有。顯示動物輔助介入（animal-assisted interventions, AAI）以 AAA/T 為主，對於失智症者精神行為症狀

（BPSD）之減少激躁與攻擊行為（9/15篇）、增加社交互動（8/12篇）、憂鬱情緒趨向穩定（9篇）、生活品質提升（3/4篇）、住民活動與攝食增加（2篇）等有顯著成效。結論顯示：動物介入活動對失智者社交行為、身體活動和飲食攝入具有強而有力的成效，對激躁／攻擊行為和生活品質具有正向效果。因此本方案值得推薦！唯在療癒犬方面建議有考證通過者為佳，為使設計方案、引導療癒犬和飼主發揮教案功效，帶領活動者建議唯受訓且合格之動物輔助治療師為優先考量，以確保安全和療效！在執行時，切記勿將動物視為娛樂的丑角，應注意動物福利概念，不強迫、注意安全、環境舒適，讓我們學會尊重生命，展現「幫助動物，幫助人，你就是改變世界的力量！」

參考文獻

社團法人台灣失智症協會（2022，4月）。*認識失智症*。http://www.tada2002.org.tw/About/IsntDementia#bn1

陳美麗（2023）。112年預防及延緩失能照護計畫長照2.0動輔專案。

陳美麗、簡翠薇、謝佳容、葉明理（2022）。常見輔助療法在護理之實證應用。*領導護理，23*(4)，1-11。https://doi.org/10.29494/LN.202212_23(4).0001

葉明理（2015）。動物輔助治療。全人*照顧理論與輔助療法之應用*（15章，338-366頁），匯華。

施淑玲、陳美麗、葉明理、夏安婷、張歆祐、林夏丞（2022，6月24日）。*動物輔助治療方案影響失智老人身心健康之研究*，海報發表於國際護理菁英論壇，國立臺北護理健康大學護理系主辦。

衛生福利部國民健康署（2022，12月）。國民健康署：長者功能評估量表。

Chen, C. R., Hung, C. F., Lee, Y. W., Tseng, W. T., Chen, M. L., & Chen, T. T. (2022). Functional outcomes in a randomized controlled trial of animal-assisted therapy on middle-aged and older adults with schizophrenia.

International Journal of Environmental Research and Public Health, *19*(10), 6270, 1-9. https://doi.org/10.3390/ijerph19106270

Chen, T. T., Hsieh, T. L., Chen, M. L., Tseng, W. T., Hung, C. F., & Chen, C. R. (2021). Animal-assisted therapy in middle-aged and elderly patients with schizophrenia: A randomized controlled trial. *Frontiers in Psychiatry, 12*, 713623, 1-9. https://doi.org/10.3389/fpsyt.2021.713623

Delta Society. (1996). *Standards of practice for animal-assisted activities and animal-assisted therapy* (2 ed.). Renton, WA: Delta Society.

Dogs for Good (2021). *What is Animal Assisted Intervention?* https://www.dogsforgood.org/community-dog/what-is-animal-assisted-intervention/

Nordgren, L., & Engström, G. (2012). Effects of animal-assisted therapy on behavioral and/or psychological symptoms in dementia: A case report. *American Journal of Alzheimer's Disease & Other Dementias, 27*(8), 625-632. https://doi.org/10.1177/1533317512464117

Yakimicki, M. L., Edwards, N. E., Richards, E., & Beck, A. M. (2019). Animal-assisted intervention and dementia: A systematic review. *Clinical Nursing Research, 28*(1), 9-29. doi: 10.1177/1054773818756987

附件一、教案一使用之記者訪問單

112（XX 據點）AAT 活動　　認識你真好
方案規劃者：陳美麗老師

> **記者訪問單**（長輩當記者問問題）
> 療癒犬家長可以回答，也可以讓其他長輩回答。提示內容範例

短題填空：
（療癒犬進場，大家一起猜～請問哈恩是（女、男）生？）
1. 請問哈恩的體重：＿＿＿＿公斤？
2. 請問哈恩是＿＿＿＿＿歲？（說出哈恩出生年月）
3. 請問哈恩是什麼品種？＿＿＿＿＿＿＿＿＿＿
4. 請問哈恩家住哪裡？＿＿＿＿＿＿＿＿＿＿
5. 請問哈恩的興趣是？＿＿＿＿＿＿＿＿＿＿
6. 請問哈恩喜歡跟主人一起做什麼事？＿＿＿＿
7. 哈恩喜歡的玩具是什麼？＿＿＿＿＿＿＿＿
8. 哈恩喜歡什麼食物？＿＿＿＿＿＿＿＿＿＿
9. 哈恩不喜歡做什麼呢？＿＿＿＿＿＿＿＿＿
10. 哈恩特別的個性？＿＿＿＿＿＿＿＿＿＿

短題填空：
（療癒犬進場，大家一起猜～請問哈恩是（**女**、男）生？）
1. 請問哈恩的體重：　**16**　公斤？（2023.7.15）
2. 請問哈恩是 **2Y11M** 歲？（2020.9，說出哈恩出生年月）
3. 請問哈恩是什麼品種？**標準型貴賓**、大花熊、牧羊犬
4. 請問哈恩家住哪裡？宜蘭、**臺北**、桃園
5. 請問哈恩的興趣是？吃、**散步**、睡覺、坐椅子
6. 請問哈恩喜歡跟主人一起做什麼？跳舞、抱抱、**禱告**

7.哈恩喜歡的玩具是？會叫的玩具（松鼠）、梳毛、套圈圈

8.哈恩喜歡什麼食物？都愛吃（雞肉、飼料、麵包、蘋果）

9.哈恩不喜歡做什麼？不理她、扯毛、動作過大、叫她上廁所

10.哈恩特別的個性？善良、活潑、太熱情

附件二、教案二之人對人按摩

（人）肩頸放鬆

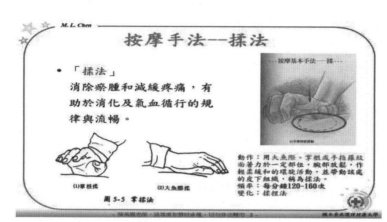

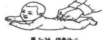

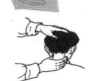

M. L. Chen

按摩手法-叩法

- 叩法指醫者用手指或手掌著力，上下起落輕巧拍打體表某部位的一種方法。此法可用於身體各部位，具有舒筋通絡、袪瘀止痛、散結化滯、解除疲勞之功效。依病變部位不同，臨床上分為指叩和掌叩倆種。

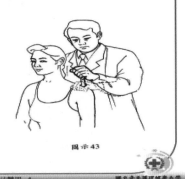

  1. 指叩法
  2. 拳叩法

圖示43

M. L. Chen

頸部按摩

1. 雙手手掌放至耳上頭皮的兩側
2. 向內擠壓並微微上提，維持10秒鐘
3. 同時深呼吸
4. 用雙手的大拇指在枕骨的下方(風池穴)
5. 輕柔的畫圓按摩
6. 順著頸部兩側，由上至下依序按摩

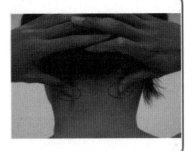

M. L. Chen

肩頸部放鬆

1. 捏揉肩三區
2. 按壓肩井穴
3. 拿&推頸部
4. 揉按風池穴
5. 左右扣頸部

附件三、教案二之人對犬按摩

（犬）狗按摩舒壓法

（資料來源：http://petbird.tw/article9779.html）

狗狗與人一樣，會有情緒緊張及壓力累積的狀況，其同樣需要有能放輕鬆的辦法。飼主可以協助犬隻進行揉搓等等動作，讓肌肉得到緩解，使血液循環暢通，達到消除疲勞的作用。一起學習幫狗狗按摩的方式吧！

(一) 幫狗兒按摩舒壓原因

1. 寵物情緒緊繃

狗狗的心緒較人更易緊張，因此其肌肉多因壓力而為抽緊狀態。只要用對的手法替毛小孩按摩，不僅可促使血液與淋巴的循環通順，更可放鬆緊繃肌肉與安撫情緒，對老化或骨骼等問題也能改善。

2. 放鬆緩解心情

飼主幫狗狗按摩，還可以讓寵物與飼主之間的互相信任與情感增加，也能夠協助主人於按摩過程之中，調節自己的心緒，使自己也獲得放鬆。

3. 開心荷爾蒙素

按摩時會產生「愉悅荷爾蒙」，毛小孩開心且我們也開心！在對寵物進行舒壓按摩時，力道要很輕柔，才可以使牠們有舒適及放鬆感。

(二) 狗狗六大步驟按摩方式

1. 手指揉捏按摩

先順著脊椎區塊往尾巴的方向去，輕柔的像要將毛皮抓起來一樣，一直重複動作到髖部的尾端上方位置。

2. 雙手畫圈搓揉

兩手的手掌順著脊椎側面，並且同時往外畫圓圈。畫圈在上方結束後，再輕輕推擠與壓迫皮肉。

動作重複按摩到大腿的側邊，再交換另外一邊並重複上述動作。

3. 掌推指壓方式

兩手的手掌順著脊椎側面，並且同時往下腹部去移動，接著再輕輕抓取下腹部的皮肉。

4. 背部脊椎按摩

兩手的手掌放置於脊椎二邊，再由脖子往尾部方向輕柔緩慢順滑幾次。

5. 胸腹淺層按摩

按摩狗兒右邊時，飼主要站於其左側位置。左手從右耳的後面，沿著前胸區塊往下到前腳腋下處不放，右手接著左手往前肢上側方向移動按摩。

溫馨解說：再次將距離拉長，右手滑過下腹部且不動左手，再自腰部上方延展。此動作對腸胃不適的問題相當有幫助。

6. 按摩頭部畫圈

飼主要用手掌背與手指關節部位，以 1 又 1/4 圈處由頭頂畫圓圈，重複此動作到後頸部的位置。

(三) 按摩注意的事項解說

1. 依狀況排順序

所有按摩的時間大概爲 15 分鐘。此套方式屬於**舒壓鬆弛**的療程，主人可自行依狀況把時間延伸。此外，以上六個順序可以選擇性操作，或依狗狗當下的姿勢再規劃。

2. 提升身體舒適、增進生活品質

經常性的按摩對於狗狗而言，能夠促使牠們的活動力與生活品質，但按摩無法取代治療，若有嚴重的疾病，飼主務必要到獸醫院做完整詳細的診治。

附件四、教案三之闖關 PK 賽（考驗金頭腦）

關卡一：訓犬大師
　　　　成員可不依序考驗療癒犬指令坐、趴、等、握手
關卡二：套圈圈
　　　　請成員抽數字牌並為療癒犬套上相同數目的圈圈
關卡三：金頭腦
　　　　請成員介紹介紹療癒犬的特質（年齡、性別、體重、喜好……）
關卡四：按摩大師
　　　　請找三位接龍幫療癒犬按摩二種動作、至少持續 30 秒

附件五、教案四之療癒犬的自我介紹
（個案練習播音員走秀旁白）

可愛的哈恩

（A 組）哈恩是標準型貴賓，她是女生，圓滾滾的身材蓬鬆鬆的毛，讓人一看就喜歡。今年 2 歲半（2020 年 9 月生），狗 1 歲約略於人類 7 歲，所以哈恩現在等於我們人類 18 歲的姑娘了。

（B 組）哈恩很可愛，也很愛吃，有時會忍不住偷吃、搶著吃，大家看了會趕緊擋住她，跟她說不可以，幫她學習有禮貌，真的很感謝捏！

（A 組）媽媽很開心，感恩有機會帶哈恩來服務認識大家；也感謝大家餵他們吃東西、幫他們按摩、陪他們玩遊戲、送他們卡片。

（B 組）哈恩每次看到大家喜歡跟他們親熱、拍照，能讓每一位接近他們的人都眉開眼笑，真是開心啊！

（AB 組大家一起唸）祝福爺爺奶奶們身體健康、要幸福唷！

第九章　失智症日常生活照護

周育蓮

第一節　前言

　　失智症是一種進行退化性疾病，是一群症狀的組合（症候群），其症狀包括有記憶力、認知、計算力、注意力、思考力、定向感等的功能退化，根據世界衛生組織 2022 年的報告指出，全球有超過 5,500 萬人患有失智症；國際失智症協會（Alzheimer's Disease International, ADI）也指出，全球每 3.2 秒就有一個人患上失智症。衛生福利部國民健康署 2022 年研究統計顯示，65 歲以上老年人失智症盛行率高達 7.78%，隨著年齡增長，失智症個案人數也持續增加。

　　失智症在長達 8～12 年病程中，可能伴隨的症狀與精神行為問題，對個案生活、家庭、工作與社會互動等方面，皆會造成不同程度的影響，國際失智症協會（ADI）2022 年在世界阿茲海默症報告中指出，85% 個案在診斷後無法獲得妥善的護理，學者呼籲將失智症治療與支持視為一項人權。因此，提高民眾對失智症的認識和理解，照護重點不僅只是在於醫療，而是以積極有效的日常生活照護和非藥物治療，減輕失智症的負面影響、提高個案的生活質量與降低照顧者的負荷。

第二節　日常生活照護原則

　　部分民眾對失智症錯誤的認知，造成莫名的恐懼，進而讓個案背負汙名或飽受歧視，所以，必須先增加民眾對失智症的認識，了解個別需求，依實際狀況與個案能力，結合家庭、團隊與運用社會資源等力量，發揮耐心與巧思，協助個案維持日常、解決生活上的大小事。加減乘法照護法，是運用不同策略與方法，讓個案與家屬在熟悉、安全的環境中，得到適切

的日常生活照顧（如圖 9-1）。

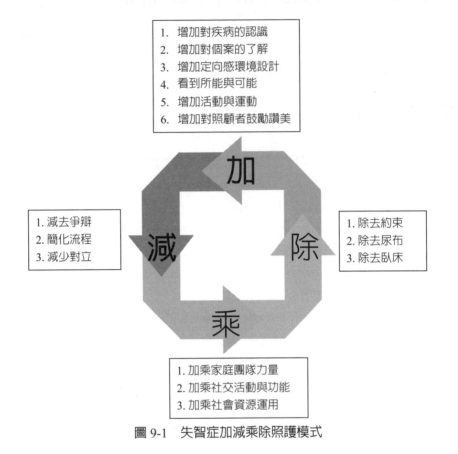

圖 9-1　失智症加減乘除照護模式

1. **加法照護**：增加對疾病的認知，了解個案的所能與可能、環境加強定向感設計、增加活動與運動並給予照顧者鼓勵與讚美。
2. **減法照護**：主要減少與個案的對立與衝突，善用遺忘特性，轉移注意力，並簡化生活指令與流程。
3. **乘法照護**：善用家庭、跨專業團隊和社會資源的力量，讓個案能夠維持社交活動和功能。
4. **除法照護**：除去約束、尿布與臥床，讓個案能夠維持舒適和尊嚴，並預防合併症的發生。

一、加法照護法

(一) 增加對疾病的認識

　　當照顧者對失智症有清楚的認識，就能更佳理解疾病的過程，及早期辨識行為表徵與問題，才能提供必要的協助與因應，減少不適當的期待與失落感。

　　失智症可以分為可逆與不可逆兩種，不可逆的失智症主要包括退化型失智症與血管型失智症。退化型失智症又可進一步區分為阿茲海默症（Alzheimer's disease）、額顳葉型失智症（frontotemporal dementia）與路易氏體失智症（dementia with Lewy bodies）；而血管型失智症（vascular dementia）主要是腦中風引起。

1. **阿茲海默症**：是最常見的失智症，占所有病例的 60～70%，早期典型症狀會有記憶力衰退，回憶近期的記憶困難，並合併有焦慮、沮喪的情緒，漸進個案會出現不可逆的記憶力減退，對人物、時間、地點辨識能力也會降低，例如在熟悉的地方迷失方向、忘記與人的約會並可能伴隨有妄想等問題，美國前總統雷根就是罹患此型的失智症。

2. **額顳葉型失智症**：常發生在 60 歲以下，早期常會出現行為和人格問題，例如不合常理的舉動、性格改變、命名困難等語言障礙。

3. **路易氏體失智症**：80 歲以上比較常見，除了有認知功能障礙外，還可能伴隨有肢體僵硬、走路不穩、手抖和常會發生跌倒等情形，類似巴金森氏症，也可能合併有視幻覺情形，後期還可能伴隨咀嚼與吞嚥困難。

4. **血管型失智症**：多為腦中風或慢性腦血管病變，初期常較有病識感，理解力與判斷能力也都還可以，但隨著記憶力日漸的減退，個案自己可以感受到一天天的退化，進而感到憂鬱、不安與失去自信心（如表 9-1）。

表 9-1　不可逆失智症分類與主要症狀一覽表

分類		主要症狀
退化型	阿茲海默型	1. 漸進不可逆的記憶力減退，常會合併有焦慮、沮喪 2. 人、時間、地點，辨識能力與定向感差 3. 伴隨妄想
	額顳葉型	1. 人格發生變化，行為控制力差 2. 會有命名困難
	路易氏體型	1. 認知功能障礙 2. 常有肢體僵硬、走路不穩、手抖、易跌倒等問題 3. 常合併有視幻覺、聽幻覺
血管型	腦中風	1. 動作障礙、反應變慢 2. 初期理解、判斷力尚可，但記憶力會逐漸退化 3. 伴隨有憂鬱、不安等問題

資料來源：筆者自行整理

(二) 增加對個案的了解

照顧失智症個案首先應了解其價值觀、信仰、興趣、能力、好惡、過去背景、生活與職業經驗，如此有助於更好的地理解他們的行為，幫助照顧者發掘個案的潛在能力和價值，並將其應用於日常活動中。舉例來說，有個個案過去擔任警衛，他可能對監視和巡邏這些活動感到舒適和熟悉。因此，將這些元素融入日常活動中，可以減少焦慮和不安的情緒，增加他的參與感和自尊心，同時提供有意義和充實的生活經驗。

(三) 增加定向感環境設計

加強定向感環境的設計，創造一個有秩序、易於辨識和安全的環境，以幫助個案減少迷失方向與焦慮感。

1. **顏色和圖案**：選擇明亮且易辨識的顏色，可以幫助個案更容易分辨不同的區域或房間。例如可以在牆壁、門牌或牆貼上使用不同的顏色或圖案，以區分不同的空間（如圖 9-2）。

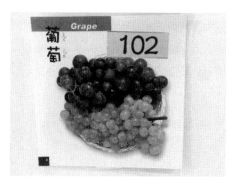

圖 9-2　以不同水果區分房間（攝於新竹榮家）

2. **熟悉的物品**：在個案的房間或環境中，放置一些熟悉且有情感聯繫的物品，例如照片、日常用品、寢具等。這些物品可以提供一種熟悉和溫暖的感覺，並幫助他們更容易辨識自己的空間。

3. **床號標示**：對於多個房間，可以使用簡單明確的床號標示，幫助個案找到自己的床位，減少個案對於房間走錯或迷失方向的困擾（如圖 9-3）。

111102-101-1 王小美	1	王小美
111102-101-2 張美麗	2	張美麗
不適當床號標示	建議床位標示	

圖 9-3　床位標示

4. **定向感看板**：在公共區域或走廊上，設置現實導向看板（如圖 9-4），可以增加認知與定向感；提供清晰的指示和標示，例如洗手間、廚房、活動室等（如圖 9-5），幫助個案更容易找到所需要的場所。

5. **時鐘和日曆**：使用阿拉伯數字指針式時鐘和日曆，可以提供個案更容易辨識時間和日期的方式，不宜使用電子、藝術鐘或月曆（如圖 9-6）。

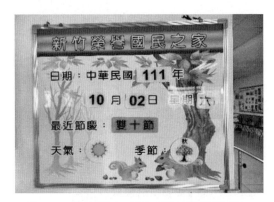

圖 9-4　現實導向看板（攝於新竹榮家）

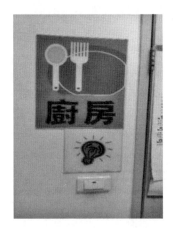

圖 9-5　公共區域標示（攝於臺北榮總員山分院）

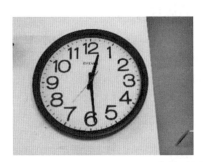
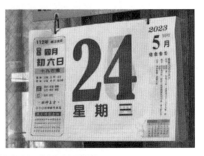

圖 9-6　合適時間導向的時鐘與日曆

(四) 看到個案「所能」與「可能」

　　以往總是覺得必須把所有事情都做好，才算是最好的照護方式。然而，隨著老化和疾病的進展，卻會剝奪個案原本擁有的能力，逐漸削弱他們自立的尊嚴、希望和生命活力。

　　失智症並不等於失能，在照護上應打破藩籬，例如輕度失智個案功能尚好，目標就是讓他們自己維持日常生活，照顧者只需要從旁提醒與注意，重視個案現有的能力，讓他感覺自己仍然有用處；對於中度失智症個案，我們需要給予口頭說明加上實際協助，不要只看到他們的失能和無能，因為動作慢、做不好，就代替他們完成，而是要看到他們仍然能夠做到的事情，再給予必要的輔具與協助。對於重度失智症個案，由於常合併失能，日常生活則大部分需要他人協助（如表 9-2）。例如家庭主婦的王媽媽罹患輕度失智，家屬可以讓她自己（或陪同）擬菜單、配菜、買菜時讓她付錢、找錢、增加社會互動，並與她一起準備餐點時。透過這樣的方式，可以提高她的自信心和成就感，同時維持社會化。若在機構也可以為失智症個案分配任務，例如協助挑菜、備餐、收拾餐桌、洗碗等，依照失智程度、身體功能，擬定合適的照護目標。

表 9-2　失智症個案日常生活照護目標

失智程度	照護目標
輕度	從旁提醒、不要過度代勞，讓個案自己維持現有日常生活與社會參與
中度	減緩精神行為症狀與安全維護，給予部分協助維持日常生活
重度	增加感官刺激，日常生活大部分需協助完成，預防肺炎、便祕、壓損等合併症

資料來源：筆者自行整理

(五) 增加活動與運動

　　身體活動可以改善肌肉質量與平衡感，降低跌倒發生；改善心血管功能；穩定情緒；提升生活品質，建議將運動融入日常生活常規，可以搭配有氧、平衡、柔軟伸展、肌肉強化等運動。對於動機不強的個案，可以發

揮巧思,例如利用累積點數或代幣,可以兌換自己想要的東西,以增加個
案運動的動力(如圖 9-7)。

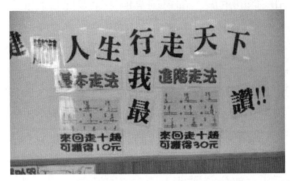

圖 9-7　積點增加運動動力(攝於臺北榮總員山分院)

　　將非藥物治療融入日常活動中,例如喜歡花草的個案,可以將園藝治
療、芳香療法、認知療法融入活動,成立開心農場(如圖 9-8)。運用視
覺感受花草顏色與四季的變化;運用聽覺聽受大自然的聲音風聲、鳥語;
運用觸覺感受泥土、花草不同的觸感,並可以將葉脈拓印做成卡片(如圖
9-9);運用嗅覺感受花草香,運用味覺使用甜菊、薄荷泡壺香草茶(如
圖 9-10)、烹飪迷迭香雞排,或是種植蔬菜享受收割與品嚐自己摘種所
得的滿足感(如圖 9-11)。藉由視、聽、觸、嗅、味覺的感官刺激,不只
可以達到活動目的,也可以療癒身、心、靈,並讓照顧者一同參與中,也
得到喘息的機會。

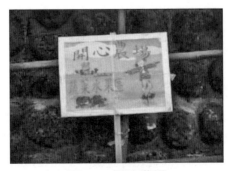

圖 9-8　開心農場

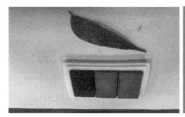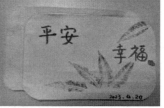

圖 9-9　運用葉脈拓印做成卡片

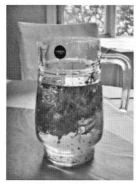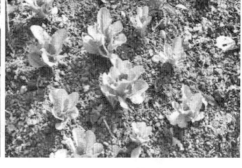

圖 9-10　香草茶　　　　　　圖 9-11　種植蔬菜

(六) 增加對照顧者鼓勵與讚美

　　在照顧失智症個案的過程中，單靠一個家庭成員或工作人員的努力是不夠的。因此，照顧者應該適時地請求其他家人或同仁的協助，並善用長照相關資源，例如居家照護、喘息服務、日間照顧等，以確保照顧者能夠長期的維持照顧工作。同時，也應該善待自己，給予正向的鼓勵和支持，多告訴自己「你已經很棒了」。雖然照顧失智症個案的過程，可能會充滿挑戰和困難，但是照顧者應該學習如何讓自己轉念，轉變思維，讓心境更加積極向上，珍惜失智症個案還能與我們互動的時光，並用心對待他們，這樣的正向思維和態度，將有助於增加照顧者的士氣和自信心。

二、減法照護法

(一) 減去爭辯

　　在處理記憶力缺失、視幻覺、聽幻覺、錯認等狀況時，應該注意到個案對於自己經歷的事情深信不疑。因此，應善用容易忘記的特性和轉移注意力技巧，引導個案自行發現錯誤，而不是與他們爭辯。如果嘗試指責、據理力爭、迫使個案承認錯誤，只會造成更多的衝突，無法改善其精神行為問題。相反的，照顧者應該理解個案不是故意的，而是疾病所導致的。同時，我們應該關心個案的感受，保有其尊嚴。舉例來說，當個案因為遺忘東西而認為是被別人偷走，應避免爭辯，透過同理心來幫助他們找回失物，這樣不僅可以避免衝突，也能夠增進彼此之間的關係。

(二) 減化流程

　　照顧失智症個案的過程中，照顧者應該將日常生活指令簡化，採一次只說一件事為原則，例如：「伯伯，我們現在去洗澡」，等到洗完後再說：「伯伯我們去吃飯」。如果一次說太多，可能會讓個案更加混亂，而且難以理解照顧者的指令。

　　我們也可以使用二選一的方式，例如：「伯伯，你要先去洗澡還是先去散步？」讓個案可以自己做出選擇，這樣不僅可以讓其感到更有掌控力，也可以參與到日常生活。

(三) 減少對立

　　在照顧失智症個案時，往往照顧者希望在固定時間完成常規工作，例如個案不願意洗澡，若照顧者強制執行這些工作的過程，容易造成爭執甚至暴力衝突，在此情況下，若沒有立即的危險，照顧者不一定要勉強，急於當下完成工作。建議給雙方一個喘息的空間，緩和氣氛並尋求其他解決方法。

三、乘法照護法

(一) 加乘家庭團隊力量

照顧失智個案是一場長期的抗戰，因此，照顧團隊的同仁和家屬必須要達成共識，互相同理與支援。例如當個案重複不斷詢問同樣的問題，或者是照顧者情緒無法控制，團隊成員和家屬需要有相互配合與替補上位的默契。這樣可以讓照顧者暫時抽離環境，稍做喘息，才能讓照顧的路走得更長久。因此，乘法照護法的重要性在於加強家庭團隊力量，讓所有人一起負起照顧的責任。

(二) 加乘社交活動與功能

即使個案不出門，也不要讓他整天身著睡衣、蓬頭垢面。保持適當的衣著和打扮可以幫助個案維持生活禮儀，並促進與他人的互動。例如可以帶個案外出散步、依其興趣參加音樂、藝術、園藝、肢體等活動，增加案與其他住民、工作同仁和家屬的互動，進而延緩退化、穩定情緒，並減少精神問題行為的出現，保持社交活動和功能，可以提高個案的生活質量和幸福感，並促進其身心健康。

(三) 加乘社會資源運用

政府積極推動長照 2.0 計畫，為失智個案家屬提供豐富的社會資源，可以藉由出院準備小組、撥打 1966 或親自至照管中心洽詢，取得居家服務、家庭托顧、專業服務、居家環境改善、輔具補助、日間照顧、團體家屋、社區關懷據點、住宿照護等評估與諮詢。此外，家屬也已被納入長期照護服務的對象，可以參與照護課程、支持成長團體、喘息服務、照顧咖啡館等，協助照顧者善加利用這些社會資源，以獲得更全面的照護支持和幫助，舒解照顧壓力（如表 9-3）。

表 9-3　失智症照護資源一覽表

項目	服務項目	聯絡方式
台灣失智症協會	1. 瑞智學堂、瑞智互助家庭 2. 社會支持網（照護資源、社會福利、家屬講座、關懷專線） 3. 記憶咖啡館、愛心布標	電話：02-25988580 關懷專線：0800-474580 網址： http://www.tada2002.org.tw/
財團法人天主教失智老人社會福利基金會	1. 機構、居家服務、老人服務中心 2. 教育訓練、失智宣導	電話：02-23320992 網址： https://www.cfad.org.tw/
社團法人中華民國失智者照顧協會	1. 家屬支持性團體 2. 社區關懷據點、失智據點、銀髮健身中心、彩憶農園	電話：04-22910186 網址： https://www.cdca.org.tw/index.php
中華民國家庭照顧者關懷總會	1. 關懷專線 2. 照顧者咖啡館 3. 喘息學院	電話：02-25855171 關懷專線：0800-507272 網址： https://www.familycare.org.tw/

資料來源：筆者整理來自台灣失智症協會、財團法人天主教失智老人社會福利基金會、社團法人中華民國失智者照顧協會、中華民國家庭照顧者關懷總會網頁資料

四、除法照護法

　　除法照護法是指在照顧失智症個案時，融入自立支援和復能的觀念，提倡除去約束、臥床、尿布。傳統的照護，常因為擔心個案拔管、跌倒或躁動等，就將個案約束在床上或椅子上，此舉會更加速個案的衰退，並容易合併有壓傷、肺炎等合併症反覆住院，不約束的復能方案，可以採取及早移除管路訓練、肌力訓練並配合非藥物治療，穩定個案情緒；不包尿布與不臥床復能方案，可以藉由提供必要的輔具與環境設計，進行如廁與漸進下床訓練（如表 9-4），這種照護方法有助於減緩失智症的衰退速度，讓個案保持尊嚴和自主性。

表 9-4　失智個案照護問題與復能方案

問題	產生原因	造成的影響	復能方案
約束	行為紊亂、害怕跌倒、管路自拔	易造成體能衰退、壓傷與低自尊	1. 及早管路訓練移除管路 2. 增加肢體活動 3. 介入非藥物治療方案 4. 主動滿足需求
包尿布	人力不足、減少麻煩、擔心失禁弄髒環境	易產生尿失禁、尿道感染、尿布疹與低自尊	1. 訂定白天漸進式如廁訓練計畫（給水、帶領如廁）： (1)可以自己（協助下）找到廁所或是使用尿壺、便盆椅 (2)可以自己（協助下）脫下褲子 (3)可以自己（協助下）擦拭排泄物 (4)可以自己（協助下）穿上褲子 (5)可以自己（協助下）清理排泄物 2. 有尿失禁個案可使用護墊、復健褲、尿用內褲輔助並配合藥物使用，漸進訓練移除 3. 輔具與環境設計：適合飲水杯具、如廁用具、可清楚看到馬桶、廁所標示
臥床	人力不足、減少麻煩、害怕跌倒	退化、肺炎、壓損	1. 訂定漸進下床活動計畫： (1)臥床到練習翻身 (2)翻身到練習起身 (3)練習坐於床緣 (4)練習站於床緣 (5)練習自行或藉由輔具行走 2. 輔具提供：移位滑布（板）、起身扶手、手杖、四腳拐杖、助行器、助步車、輪椅等

資料來源：筆者自行整理

第三節　日常生活常見問題與環境安排照護技巧

　　失智症進行性的變化，認知與身體功能會持續下降，照顧者應盡可能保持類似以往個案生活的環境與照護流程，隨著時間的推移，支持性護理

的需求會日漸增加，但是，我們仍應依照個案功能鼓勵其參與，在照護過程中，也應先排除身體不適並隨時注意其情緒的變化，維護其尊嚴。

以下針對失智症個案常見的問題，提供環境、用物安排與照護技巧。

一、營養與進食

(一) 常見問題

隨著病程的進展，個案通常會出現感覺運動障礙，常發生的進食問題有：1. 忘記吃過飯；2. 不願進食或不會進食；3. 吞嚥困難。

(二) 環境用物安排與照護技巧（如表 9-5）

1. 忘記吃過飯

例如王奶奶在與家屬會客時，經常抱怨工作人員：「他們都虐待我，不給我吃東西。」面對個案抱怨沒吃飯或吃不飽，應該如何處理？首先，

表 9-5　失智症進食問題環境安排與照護技巧

問題	環境用物安排	照護技巧
忘記吃過飯	1. 讓個案專心在用餐上 2. 固定位置用餐，桌上不要有過多東西	1. 用餐最後再盛給他 2. 以小碗代替大碗 3. 吃完不要太快收碗筷 4. 少量多餐 5. 吃完簽名 6. 轉移注意力
不願（會）進食	1. 採用對比色的餐盤（具） 2. 使用輔具	1. 調整食物的位置 2. 提供喜愛的食物 3. 調整食物軟硬度、大小、濃稠度與溫度。 4. 手把手引導 5. 提供便於手拿的食物
吞嚥困難	1. 調整坐姿、坐正再吃 2. 照顧者採坐姿餵食 3. 中風者由健側餵食	1. 語言或動作提醒吞嚥 2. 食物質地調整 3. 必要時轉介醫院評估

資料來源：筆者自行整理

可以先了解個案是否眞的還沒進食、進食情形，若確認個案已進食，就要與家屬溝通、說明，保持良好溝通，讓其了解此爲病程症狀，以達成照護共識。

(1) 環境與用物安排

在環境安排方面，儘量可讓個案專心在進食上，例如吃飯時不要看電視或與他人聊天、固定一個位置用餐，餐桌上不要有過多不必要的東西，以減少分心而忘記進時的情況。

(2) 照護技巧

可以調整以下照護措施，例如在準備餐食時，最後再盛飯給個案；使用小碗替代大碗，多盛幾次；吃完飯不要急著收，等大家吃完再收拾碗筷；或是適度給予少量多餐；若個案常常抱怨肚子餓、沒有吃飯，可以運用個案容易遺忘的特性，不否認同理其感受，不與其爭辯，轉移注意力，例如告訴個案「我現在請工作人員（家人）去買菜回來煮飯」，並轉移注意力，例如：「我們先去洗澡，等下飯就煮好了」，或設計表單請個案吃完後簽名，確認已進食。

2. 不願（會）進食

個案常無法適當表達自己的需求，當其不願進食，首先需要檢查是否有身體或心理問題，例如牙痛、便秘、心情不好，這些問題需要先予以關注與排除。

(1) 環境與用物安排

可以選擇對比色的餐盤或餐具，以增加個案食慾與進食意願（如圖9-12）。如果個案不知道怎麼吃，可以提供易於進食的餐具，例如弧形碗、盤、粗柄湯匙、叉、輔助杯等（如圖9-13），或者提供便於手拿的食物。

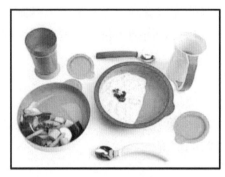

圖 9-12　市售對比色餐盤餐具

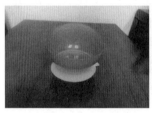
防傾碗

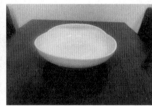
防傾盤

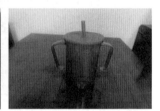
防嗆杯

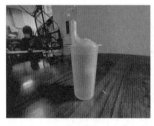
鼻型杯

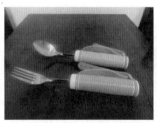
粗柄湯匙與叉子

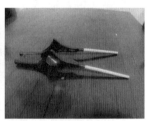
輔助筷

圖 9-13　市售進食輔具

(2) 照護技巧

　　提供喜歡的食物，增加進食意願；調整食物大小與溫度，以利進食。如果個案只吃眼前的食物，可以不動聲色協助調整食物位置；不想讓其吃的食物可以放遠一點，以讓其獲得均衡適當的飲食。

　　若個案不知如何進食，可以使用語言、文字或動作提醒，例如「拿

起湯匙」或是握住個案的手、將湯匙靠近嘴邊，並配合動作或語言引導個案：「張開嘴……、咬一咬……、吞下去。」

3. 吞嚥困難

在失智症的中末期，可能開始會出現吞嚥困難的問題，可以觀察到一些臨床表徵，例如：食物一直含在嘴裡、吞不下去、吃很久、常流口水，吃沒幾口飯就會清喉嚨、咳嗽，或常有不明原因發燒肺炎、體重減輕、脫水等，可以轉介個案至醫院進一步評估。

(1) 環境與用物安排

在吃飯前協助個案調整好姿勢、保持直立坐姿，若需要餵食，照顧者最好坐著餵，這樣可以保持平行的餵食、減少嗆咳風險。若中風個案則建議由健側餵食，可以減少吸入性肺炎的風險。

(2) 照護技巧

適時提醒個案吞嚥，可以用口頭指令：「咬一咬」、「吞下去」，配合非語言動作或輕摸個案脖子喉嚨處提醒吞嚥，確定吞下去後再餵食第二口。

選擇柔軟易嚥的食材，如豆腐、魚、蒸蛋等；將食材切成小塊或一口大小；也可以使用山藥泥、木耳等食物來增加食物的黏稠度，使其更容易嚥下。

傳統的碎食或糊餐（如圖 9-14）常無法引起個案食慾，也可能因為質地不均，造成嗆咳，可以使用酵素、肉質軟化劑和食物塑型粉等，重新調整食物的稠度、黏附性、內聚性和硬度，讓牙口與吞嚥功能不佳的個案，也能更安全進食並享有進食的樂趣。例如將煮熟食物分別放入食物調理機，加入適量的水與塑型粉進行攪打後，放入模型中塑型，脫模盛盤後即可食用（如圖 9-15）；或以煮熟的紅豆重新攪打加入塑型粉製作成月餅，讓個案也能享受節慶飲食（如圖 9-16），在調整飲食時應尋求專業人士建議，以確保符合個人的身體狀況和營養要求。

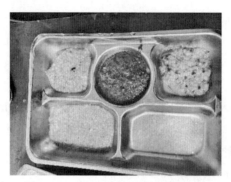

圖 9-14　傳統糊餐無法引起食慾

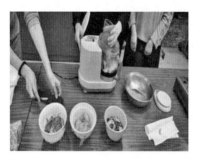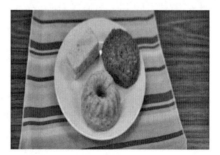

圖 9-15　質地調整前後飲食

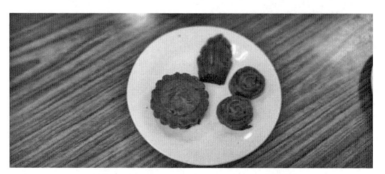

圖 9-16　質地調整後節慶紅豆月餅

　　在水分攝取方面，若無特殊疾病限制，建議每人每天每公斤飲水量為
25～30cc 為宜，若出現嗆咳問題，可以製作洋菜凍等或在水或飲品中加
入市售增稠劑，例如快凝寶、三多增稠配方、吞樂美等，依吞嚥功能加入

不同劑量，以湯匙順時鐘攪拌，調整成花蜜狀、蜜糖狀或布丁狀，以增加水分攝取。

二、沐浴、穿衣

(一) 常見問題

沐浴、穿衣常見困擾有：1. 不願洗澡；2. 不知道如何洗澡？3. 不知道怎麼穿衣？。

(二) 環境用物安排與照護技巧（如表 9-6）

1. 不願洗澡

(1) 環境與用物安排

可以先檢視洗澡環境，確認是否符合失智症個案的需求。有些老年人習慣使用矮凳子以及水瓢舀水洗澡，若浴室中只有蓮蓬頭，他們可能不會使用，進而不願意洗澡。同時，注意浴室是否太冷、缺乏隱私或由不熟悉的人協助而不願意洗澡，可以在洗澡前使用電暖器調整室內溫度，給予毛巾覆蓋隱私處、提供長柄刷（如圖 9-17）；面對焦慮不安的個案，可以

表 9-6　失智症沐浴穿衣問題環境安排與照護技巧

問題	環境用物安排	照護技巧
不願洗澡	1. 依習慣安排設備用物 2. 注意溫度與隱私 3. 放個案喜歡的音樂	1. 了解以往生活經驗與擔心的事 2. 加強動機
不知道如何洗澡？	1. 洗澡用品單一化 2. 用品上清楚標示字或圖 3. 用不到的東西收起	1. 簡化洗澡步驟 2. 給予充分時間，不要催促
不知道怎麼穿衣？	1. 非當季的衣服收起 2. 簡化衣櫃內衣服 3. 衣櫃可做適當的標示文字或圖片	1. 穿衣步驟單一化 2. 以魔鬼氈取代鈕扣 3. 褲子以鬆緊帶取代西裝褲、拉鍊、皮帶 4. 鞋子以魔鬼氈取代鞋帶

資料來源：筆者自行整理

放熟悉喜歡的音樂，陪他一起哼唱，減少焦慮和恐懼，讓他們在放鬆的音樂中享受洗澡的過程。

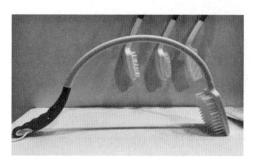

圖 9-17　市售長柄刷

(2) 照護技巧

針對個案的生活習慣和過去的經驗，制定適合的洗澡時間和頻率，不見得每天都需要洗澡，可以根據個案的狀況和偏好進行調整。有些失智個案可能是怕洗澡東西被偷，不願脫下衣服。此時，可以讓他們將重要的東西放在視線可及的範圍內，讓其安心洗澡。此外，也可以利用個案喜歡在意的事情，例如喜歡唱歌，則告知他：「洗完澡我們去唱歌」、「妳女兒要來看妳了，我們趕快洗香香」，或是運用節儉不浪費的習性，可以藉由「阿姨水已經放好，不洗澡會浪費水喔！」，來加強個案洗澡的動機和意願。

如果真的不願意洗澡，身上出現異味，也可以利用如廁時協助清洗或是不小心弄溼衣服時，趁機協助清潔和更換衣物。總之，解決失智個案洗澡的困難需要創意和耐心，並採用適合的方法和策略。重要的是要尊重個案的意願和需求，協助保持良好的個人衛生。

2. 不知道如何洗澡

對於不知道如何洗澡的失智症個案，我們可以從環境與用物安排以及照護小技巧兩方面進行協助。

(1) 環境與用物安排

　　首先，可以將洗澡用品單一化，可選用如洗髮、潤絲、沐浴，二合一或三合一的用品，並將用品上清楚標示字或圖，以減少個案不確定感，甚至有些老人習慣以南僑水晶肥皂，一皂洗到底。同時，在洗澡前可以準備一個個案專用的洗澡籃，將浴室用不到的用物收起來或蓋起來，以免個案不知如何選擇，減少焦慮。

(2) 照護技巧

　　依據個案原有洗澡習慣與經驗，簡化洗澡步驟，將洗澡步驟單一化，使用簡單的文字、手勢、圖片或口語來提醒需要做什麼，並給予充分時間，避免催促和過度刺激。

　　洗澡步驟可以依序說明：放冷水→放熱水→試水溫→脫衣服→丟洗衣籃→沖水→抹肥皂（沐浴乳）→搓洗脖子、胸……→沖水→拿毛巾→擦乾。依個案功能部分不足的或有安全之虞，則可以由照顧者協助，例如放水、調節水溫。在洗完澡後也要確認個案是否有異味，地面是否有水痕等，以確保有適當的清潔。

　　綜合以上，對於不知道如何洗澡的失智症個案，可以提供適當的環境與用物安排，並使用簡單的口語和手勢等方式，簡化洗澡步驟，讓其能夠安心舒適地完成洗澡。

3. 不知道怎麼穿衣

　　對於不知道怎麼穿衣的人來說，以下是一些有用的建議。

(1) 環境與用物安排

　　首先，建議先整理衣櫃，把非當季的衣服收起來，減少不當的穿著。也可以在衣櫃裡加上適當的文字或圖片標示（如圖 9-18）或採開放式衣櫃（如圖 9-19），以增加辨識感。

(2) 照護技巧

　　將穿衣步驟單一化，以協助失智個案更容易理解。例如，可以請個案依照衣物的擺放順序穿衣，先穿內衣、再穿內褲；也可以配合單一指令，一件一件穿，例如：「先穿右邊袖子」、「再穿左邊的袖子」。

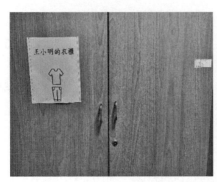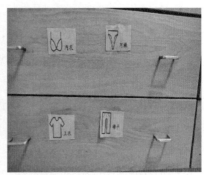

圖 9-18　衣櫃清楚標示

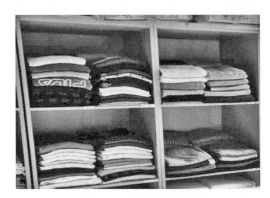

圖 9-19　開放式衣櫃

　　隨著病程進展個案協調性也會隨之降低，因此建議選擇簡單化的服裝。上衣可以選擇魔鬼氈或拉鍊取代鈕扣（如圖 9-20），也可以選擇套頭兩面皆可以穿的衣服，若有鈕扣的衣服儘量選擇大顆或數目較少的；褲子可以採鬆緊帶設計，取代難穿脫的西裝褲、拉鍊或皮帶。鞋子也可以選擇魔鬼氈取代鞋帶的鞋子（如圖 9-21），並可將穿衣列入日常生活重要訓練項目。

　　總之，穿衣對失智個案來說可能是一個困難的挑戰，但是透過上述的建議，可以使個案更容易理解穿衣的步驟，並且選擇適合的服裝，以提高個案的穿衣能力。

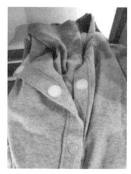

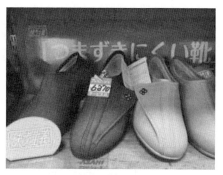

圖 9-20　魔鬼氈衣服（圖片來源：愛長照）　　圖 9-21　開口大黏式鞋子

三、如廁

(一) 常見問題

　　常見的困擾有：1. 來不及上廁所或隨地大小便；2. 找不到廁所；3. 不當處理排泄物、撕尿布的情形發生。

(二) 環境用物安排與照護技巧（如表 9-7）

1. 來不及上廁所或隨地小便

(1) 環境與用物安排

　　環境安排上廁所門上清楚以字或圖標示，並將門把、開關做成容易操作且明顯標示的形式，以便個案能夠清楚地找到廁所（如圖 9-22）。此外，為了避免弄髒環境，男性小便斗可以標示清楚站立位置，例如腳符號，同時馬桶蓋、扶手標示不同的顏色，形成對比色，以增加辨識度。另外，也可運用個案以往的經驗，例如一伯伯經常在洗手台旁小便，故在洗手台旁貼上國旗，上面註明請尊重國旗，請勿在此小便，個案從此未再此處小便，也保有個案尊嚴。

表 9-7　失智症如廁常見問題環境安排與照護技巧

常見問題	環境用物安排	照護技巧
來不及如廁或隨地大小便 找不到廁所	1. 廁所門上清楚以字或圖標示 2. 將廁所門打開 3. 門把、開關標示清楚、容易操作 4. 馬桶與環境對比色 5. 特殊標示	1. 辨識非語言表徵意義 2. 容易穿脫的褲子 3. 如廁訓練，主動帶個案如廁 4. 尿失禁或夜間需要，可以使用護墊、復健褲或重複清洗尿用內褲
不當處理排泄物	了解日常排泄習慣，提供熟悉如廁環境，例如慣用平版、捲筒衛生紙或協助打開包裝	1. 辨識非語言表徵意義 2. 帶領如廁與訓練 3. 晚餐後減少飲水 4. 夜間提供尿壺

資料來源：筆者自行整理

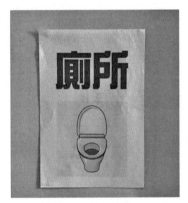

圖 9-22　廁所標示

(2) 照護技巧

　　如廁是最私密的事情之一，許多個案希望能自己處理，但有時候沒有足夠的時間或不知道如何處理，進而導致問題越來越嚴重。這種情況不僅會影響個案的自尊心，甚至還可能導致憂鬱。因此，需要辨識個案的非語言表徵背後的意義，例如坐立不安、東張西望、手拉褲子等，立即協助解決生理需求。同時，選擇容易穿脫的褲子，以方便如廁。

　　除此之外，建議了解個案的日常生活習慣，包括飲水量和排尿頻率

等，以制定適當的如廁計畫，減少尿失禁或不當如廁的情況。在白天，儘量減少使用紙尿褲，配合飲水定時主動帶領或提醒個案上廁所。如果有尿失禁或夜間需要，可以考慮使用護墊、復健褲或重複清洗尿用內褲（吸水量 50～300cc 不等）（如圖 9-23），而不是傳統的紙尿褲，以延緩失去如廁功能的風險。若情況嚴重，建議轉介泌尿科進一步治療。

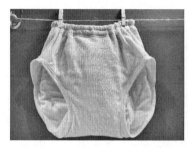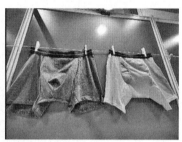

圖 9-23　市售不同容量男女尿用內褲

2. 找不到廁所

(1) 環境與用物安排

可以在廁所門口貼上清楚的文字或馬桶圖示，或者直接打開廁所門，可以看到馬桶，或以箭頭標示做動線引導，這樣可以讓個案更容易找到廁所。

(2) 照護技巧

依據個案排尿時間，主動詢問是否需要上廁所，帶領如廁，例如：「你要上廁所嗎？」「我們去上廁所。」讓照顧者主動性地協助個案解決問題。

3. 不當處理排泄物、撕尿布

(1) 環境與用物安排

照顧者可以檢視環境用物設計，提供熟悉的如廁環境，如果個案因為不會使用抽取衛生紙或打不開包裝，而無法適當處理大便，可以改放平版衛生紙、捲筒衛生紙或是打開衛生紙包裝，或許可以改善無法好好處理大小便的問題。

(2) 照護技巧

照顧者可以觀察個案生活習慣，辨識非語言表徵，了解個案如廁習慣，定時帶其如廁；晚餐過後減少飲水、夜間可以在床旁放置尿壺；排便訓練可以儘量利用胃結腸反射飯後 30 分鐘，帶個案去如廁，養成固定排便的習慣，避免解於尿布上，造成不適當處理。透過以上的照護技巧，可以幫助個案更加適當地處理排泄物，減少不當處理的情況發生。

四、行動

(一) 常見問題

在照顧失智症個案時，最困擾的問題之一，就是身體功能還很好，但記憶力、認知、定向感卻急速退化，造成行動與安全問題，常見的困擾有：1. 遊走、走失；2. 跌倒；3. 烹調安全；4. 誤食等情形發生。

(二) 環境用物安排與照護技巧（如表 9-8）

1. 遊走與走失

(1) 環境與用物安排

機構可以設計適當的遊走空間，讓個案在安全的空間中活動，在遊走動線增加懷舊元素（如圖 9-24）、增加休息座椅、感官刺激牆面、感應式懷舊歌曲等，可以吸引個案駐足。入口可以增加一些巧思，例如讓門看起來是牆或是裝潢的一部分，如暗門、一幅畫、一個書櫃或花園（如圖 9-25），將門鎖以門簾遮蓋起來、高處再多增加一個門栓，讓個案看不見，如此可以減少想外出的衝動。另外可以懸掛警告鈴或安裝蜂鳴器，維護安全，減少走失的機率。有日落症候群的個案，尤其是黃昏時定向感會特別混亂，在環境設計上座位安排儘量減少面對門。

表 9-8　失智症行動常見問題環境安排與照護技巧

常見問題	環境用物安排	照護技巧
遊走、走失	1. 適當的遊走空間 2. 門適當的偽裝 3. 座位安排儘量減少面門 4. 運用輔助或科技設備	1. 調整作息 2. 確保滿足基本需求 3. 廁所門做清楚標示、打開、保留小燈，減少夜間徘迴遊走
跌倒	1. 必要照明 2. 活動線要減少雜物 3. 保持地面乾燥 4. 加裝扶手 5. 運用科技	1. 跌倒危險因子評估 2. 用藥安全評估 3. 協助個案檢查、選擇適合的輔具與鞋子 4. 定期做視力檢測 5. 進行下肢肌力與平衡感訓練
烹調安全	1. 加裝定時器 2. 改用電磁爐、電鍋	陪伴烹調
誤食	收好清潔用品，必要加鎖或放在拿不到的地方	1. 不用飲料瓶裝清潔劑 2. 學習誤食緊急處理技巧

資料來源：筆者自行整理

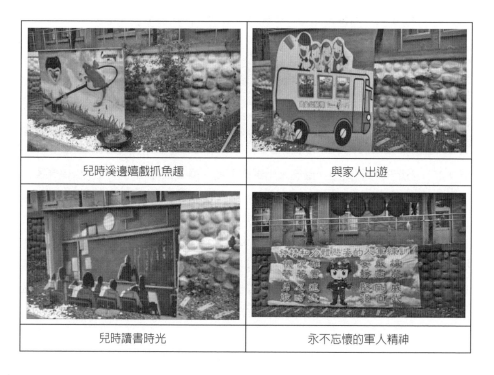

兒時溪邊嬉戲抓魚趣	與家人出遊
兒時讀書時光	永不忘懷的軍人精神

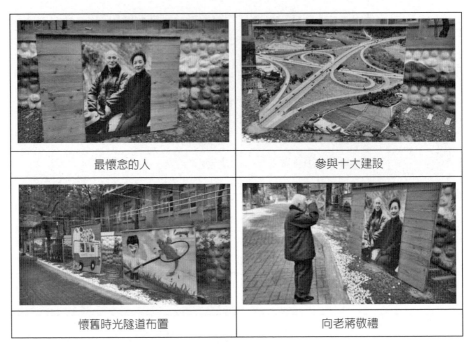

最懷念的人	參與十大建設
懷舊時光隧道布置	向老蔣敬禮

圖 9-24　遊走空間設立懷舊時光隧道（照片攝於台北榮家）

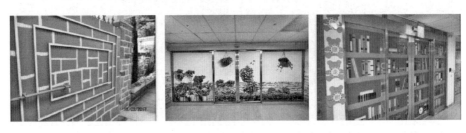

圖 9-25　防走失隱藏式門（攝於天母團體家屋、臺北榮總新竹分院、板橋榮家）

　　除了環境與用物設計外，也可以運用輔助或科技設備，例如放聯絡卡（如圖 9-26）、申請愛的手鍊（如圖 9-27）、將失智愛心布標（如圖 9-28）縫於衣服內等，讓其走失時可以更容易找到。另外，常有些失智個案，不讓外傭或家屬跟隨，覺得是派來跟蹤他的，則可使用智慧科技手機或手錶進行定位，讓家屬清楚知道個案的行蹤並避免正面衝突（如表 9-9）。

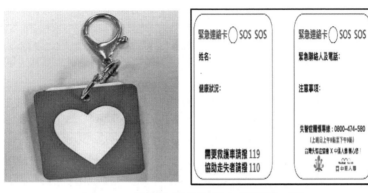

圖 9-26　防走失緊急聯絡卡外觀與內頁

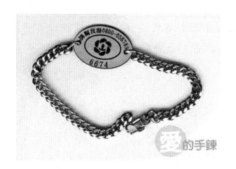

圖 9-27　愛的手鍊

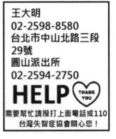

圖 9-28　愛心布標範例

圖片來源：台灣失智症協會、衛生福利部社會及家庭署輔具資源入口網

表 9-9 走失用物與設備一覽表

項目	內容
緊急聯絡卡	在個案身上放緊急聯絡卡，上面填寫資料如姓名、需協助事項、緊急聯絡人及電話
防走失手鍊 （愛的手鍊）	檢據向各地縣市政府社會局、臺北市可向中華民國老人福利推動聯盟申請
愛心布標	可以將布標縫在失智個案穿的衣服、背包、帽子等，走失時可以協助辨識 申請網址：https://goo.gl/UqpgiD
按捺指紋	有走失之虞的個案可以持身分證、健保卡，向警察局各分局或刑事鑑識中心申請
衛星定位	配戴衛星定位器或手機，可協助追蹤個案位置，並有緊急求助的功能

資料來源：筆者整理來自衛生福利部社會及家庭署輔具資源入口網、中華民國老
人福利推動聯盟、台灣失智症協會的網頁資料

(2) 照護技巧

　　增加白天活動、減少中午午睡時間，避免在睡前兩小時提供飲料，並在睡前確保滿足個案所有基本需求（如食物、溫暖、如廁），廁所門可以做清楚標示、打開、保留小燈，這樣可以減少個案夜間徘徊遊走與迷失方向的情況發生。此外，照顧者也可以給予個案足夠的關注和陪伴，讓其感到安全和被重視，增加其安全感和歸屬感。

2. 跌倒

(1) 環境設計

　　為了減少跌倒風險，需要注意環境設計，夜間應有適當的照明設備，可以採用感應式壁燈、LED 燈省電燈或開關處有螢光標示等方式，增加個案起床上廁所的安全。夜間也可以提供尿壺或必要時使用尿布，減少下床風險。在居住環境中，要減少雜物、保持地面乾燥，尤其是在衛浴間、床邊等地方加裝扶手。

(2) 照護技巧

　　定期評估個案跌倒危險因子評估表（如表 9-10），分數大於等於 5

分為高危險群，需加強防護，做適當標示提醒個案與工作人員注意。另外，針對用藥進行用藥安全評估，注意藥物之副作用，夜間服藥後應立即上床。協助檢查、選擇適合的輔具與鞋子，定期做視力檢測，必要時配戴眼鏡。進行下肢肌力與平衡感訓練，可以減少跌倒的風險（圖 9-29）。機構也可以使用離床顯示墊（如圖 9-30）、光纖薄墊（如圖 9-31），及早發現高危險群個案離床；使用超低床、床邊尿壺架（如圖 9-32）等，減少跌倒風險與傷害。

表 9-10　跌倒危險因子評估表

項目	有(1)	無(0)
1. 最近六個月有跌倒史		
2. 年齡大於 65 歲		
3. 活動功能障礙需他人或輔具協助		
4. 意識障礙（混亂、失智、譫妄）		
5. 平衡感失調		
6. 夜間頻尿		
7. 視覺障礙		
8. 步態不穩、下肢無力		
9. 睡眠障礙		
10. 有服用下列藥物超過三種以上：鎮靜安眠、降血壓、利尿劑、止痛劑、緩瀉劑、降血糖藥物、抗憂鬱劑、抗精神病藥物、抗癲癇藥物、肌肉鬆弛劑		
11. 腦中風、失智症、巴金森氏症病史		
總分（0-11）大於 5 分有跌倒風險		

資料來源：新竹榮家周全性評估表

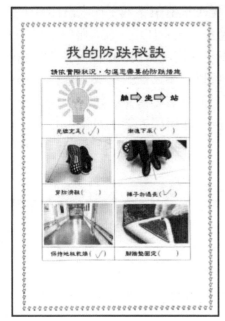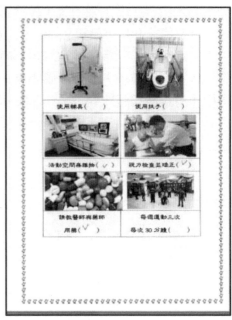

圖 9-29　預防跌倒 12 招

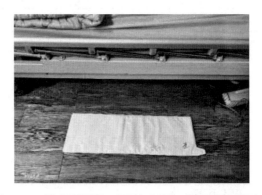

圖 9-30　離床顯示墊（圖片來源：攝於新竹榮家）

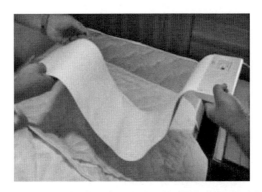

圖 9-31　光纖薄墊（圖片來源：攝於新竹榮家）

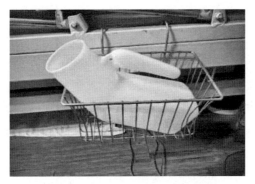

圖 9-32　床邊尿壺架（圖片來源：攝於新竹榮家）

3. 烹調安全

　　在家中烹調食物時，安全非常重要。例如王媽媽平日白天一個人在家，常常煮飯忘了關瓦斯，造成乾燒，令家屬困擾不已，對於像王媽媽這樣的個案，特別需要注意防止意外發生。建議在既有瓦斯爐開關換成定時開關（如圖 9-33），設定烹煮時間，可以避免煮飯時，忘記關火的情況發生，同時也增加了安全性。如果 15 分鐘內未操作開關，裝置會自動發出聲音提醒，並自動關火。另外，使用電磁爐、電鍋等非明火烹煮方式，也可以預防空燒、火災等意外事件發生。這樣就可以讓王媽媽可以維持日常生活功能，為家人準備餐食，而家人也不必過度擔心王媽媽的安全。

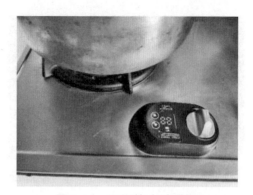

圖 9-33　瓦斯爐定時開關

4. 誤食

對失智個案來說，誤食是一個常見的問題，因此應注意將易誤食的物品存放在安全的地方，如清潔用品、藥品、農藥等，最好儲物空間加鎖或放在難以到達的地方，也曾發生防疫常用的乾洗手液，被個案誤喝之情事發生，應加以適度固定及注意安全。若發現個案誤食不當的東西，應立即採取相應的急救措施，並及時就醫。

第四節　常見精神行為問題與應對技巧

失智症個案可能出現各種精神行為問題，它可能發生於任何病程，持續時間長短不一，也可能重複發生，這是失智症照顧最困難的地方，也是照顧者最大的壓力來源，可能因此造成個案被虐待或被送入機構照顧的主要原因。為了處理失智症個案的精神行為問題，社團法人台灣失智症協會2017 年建議，精神問題行為的處理，應以非藥物治療為優先考量，若需使用藥物，則應由低劑量、單一藥物開始使用，並隨時檢討藥物使用的必要性。這可以幫助減少藥物對患者產生的負面影響，同時也能有效控制精神行為問題的症狀。

一、妄想

妄想是失智症常見的精神行為問題之一，通常需要配合藥物治療，減輕症狀，常見的妄想症狀包括有「被害妄想」、「被偷妄想」與「忌妒妄想」。

1. **被害妄想**：個案經常指責有人想要謀害、毒殺他們等。例如「我的媳婦在我飯裡下毒，她想要毒死我」。

2. **被偷妄想**：個案會經常指證歷歷，某些人偷了他們的東西，即使證據顯示否定了這種說法，仍然深信不疑。例如「有人進來我房間，把我的錢偷走了」。

3. **忌妒妄想**：個案經常指責其配偶與其他人有染，例如「他去偷人」或是「她打扮的花枝招展，一定是要去勾引別的男人」。

案例：

個案：「有人進來我房間，把我的錢偷走了。」（深信不疑）

照顧者：「你那東西不值錢，誰要偷你的。」（爭辯事實）

個案：「他就是看我不順眼，趁我出門時進來偷的。」（指證歷歷）

照顧者：「監視器都裝了，你看根本就沒有人進來。」（否定想法）

個案：「他進來偷了我的東西，再把監視畫面刪掉了，就是他。」（深信不疑）

照顧者：「明明就沒有，他幹嘛來偷你的東西，不偷我的。」（否定想法）

你可以這樣說：

個案：「有人進來我房間，把我的錢偷走了。」（深信不疑）

照顧者：「那你一定非常生氣。」（同理、不否定）

個案：「對呀，我超生氣的。」（被接受）

照顧者：「等下我們等小美下班，我們再一起想辦法該如何處理？」（同理）

個案：「我一定要抓到那個小偷。」（深信不疑）

照顧者：「我們先來準備晚餐，等小美下班我們在商量要怎麼處理？」（轉移注意力）

二、幻覺

在沒有真實刺激下，個案卻主觀感覺到的知覺感受，常見的幻覺內容有視幻覺、聽幻覺、觸幻覺、嗅幻覺，可以採取以下應對技巧。

1. 保持房內適當的燈光，避免因燈光不足、陰影或反光造成的視幻覺。
2. 不加以批評，同理個案感受並鼓勵說出。例如當個案自言自語、無故大笑或點頭等，似與虛幻的人物對話，可能有聽幻覺，你可以這樣說：「可以告訴我你聽到什麼聲音嗎？」
3. 轉移注意力，給予安全的環境。例如個案不斷揮動雙手、掙扎，表示房間爬滿了蟲感到非常害怕。此時不與爭辯，你可以這樣說：「不要擔心我帶你到另外一間安全的房間」。
4. 注意幻覺內容是否會造成自傷或傷人風險，確保周遭環境沒有可以用來傷害自己或他人的東西。

三、錯認

常見錯認的內容包括有「現在住的地方不是自己的家」、「錯認房屋內有人」、「錯認鏡子內的人不是自己」、「錯認自己配偶、親人是他人」、「錯認電視上的事是真實的」等等，可以採取以下應對技巧。

1. 維持熟悉的居家環境布置與擺設。
2. 避免過多的鏡子、過於大聲的電視聲與吵雜的環境。
3. 預防走失。

四、憂鬱、焦慮與淡漠

常見憂鬱症狀包括有情緒低落、哭泣、對事情提不起興趣、覺得自己沒用，甚至影響進食與睡眠、造成自我傷害，一般血管性失智症憂鬱比例會高於阿茲海默失智症，主要是因為中風的部位與情緒調節有關，且罹患疾病初期比較有病識感，但是隨著時間感受到自己日漸退化，會因而產生憂鬱的情緒。

另外個案可能會出現過度擔心很多事情、反覆詢問、不安或是表情淡漠、可有可無、漠不關心等情緒，可以採取以下應對技巧。

1. 了解原因，給予支持與鼓勵。例如：「你好像很緊張，是在擔心什麼事情呢？」
2. 確保環境安全，避免自我傷害。
3. 對於有焦慮情緒的個案，不要太早告知要做的事，例如外出、看診，前一天或當天再告知即可。
4. 鼓勵參與熟悉與喜愛的活動，多給予正向鼓勵。
5. 配合非藥物治療活動改善個案情緒，例如音樂、動物輔助、芳香療法等。
6. 必要時尋求醫療協助。

五、暴力行為

　　暴力行為通常發生於個案被迫做不想做的事、被制止正在進行的事，或是環境有太多干擾吵雜的聲音。在這種情況下，個案感到威脅進而產生自我防衛，或是因為煩躁而有暴力行為。以下是照護與溝通的原則：

1. 給予個案充分的反應時間，可以透過眼神交流、微笑或手勢等方式，確認其已聽到並理解了你的話，再採取下一步行動。
2. 靠近個案時應以正面接近，讓他看到你的臉，知道你要靠近他。如果不清楚其情緒狀況，可以先觀察一下再靠近。
3. 態度比言語更重要，他們可以感受到你的情緒和真誠程度。
4. 要站在個案非慣用手這邊，以免突發的動作造成照顧者受傷。
5. 如果個案存在暴力行為，要近身照顧時，例如換尿布或洗澡時，最好由2～3人一起協助，其中一人負責照顧，另一人隨時注意個案的狀況。
6. 當個案做的事情不會危及生命安全時，不一定要立即採取強硬措施制止，可以善用轉移注意力，多使用肯定語句，減少否定語句，避免發生正面衝突。

案例：
照服員：「我早上被王伯伯打了，現在好痛。」（陳述結果）
護理師：「傷到哪裡？還好嗎？等下讓醫師檢查一下。」（同理）
護理師：「你可以告訴我，當時的狀況嗎？」（了解狀況）
照服員：「我已經跟他說好多次了，王伯伯又把手伸進尿布裡，我把他的

手拉出,他就用拳頭相向,打到眼睛。」(澄清狀況)

你可以這樣做:

當發現個案又將手伸進尿布裡。(實際狀況)

照服員:「伯伯我這裡有你愛吃餅乾。」(轉移注意力)

照服員:「手伸出來」、「我們擦擦手」、「來吃餅乾」,或是用有聲音
的東西吸引他的注意,讓他把玩。(替代方案)

六、重複問話

　　照顧者常常會面臨一個困擾,就是個案不斷重複相同的問題,這會讓
照顧者感到煩躁甚至情緒失控。為了解決這個問題,可以配合個案的興趣
和嗜好,安排日常活動,讓其有專注的事情可以做,這樣可以打破原有重
複詢問的循環,轉移注意力。

　　在回答問題時,不需要刻意想出不同的說法,每次都可以當成是第一
次回答,並且回答相同的答案即可。同時,也可以深入了解重複問題的原
因,例如個案一直詢問何時去看診,可以進一步探究原因,他可能擔心不
知道如何去看診,這時照顧者就可以明確告知會陪伴一同前往,或在看診
前一至兩天再告知,這樣可以減少個案的焦慮情緒。

案例:

個案:「小姐,什麼時候吃飯?」「小姐,什麼時候吃飯?」(短期記憶
　　　差)

照服員:「已經跟你說過很多次了,12點。」(不耐煩)

個案:「小姐,什麼時候吃飯?」「小姐,什麼時候吃飯?」(短期記憶
　　　差)

照服員:「你煩不煩,已經吃過了。」(已失去耐性)

你可以這樣說:

個案:「小姐,什麼時候吃飯?」

照服員:「12點。」(每次可以回答相同的答案)

照服員:「阿姨我們一起來摘菜」、「好,我請阿花去準備午餐」、「你
　　　　看時鐘指到12就可以吃飯了。」(轉移注意力、打破循環)

七、病態收集

有些年長的人天性比較節儉，可能會收集一些看似沒有用的東西，例如紙盒、用過的衛生紙、塑膠袋等等，他們認為這些東西還能再利用，所以不願意丟棄，這時跟他說道理是沒有用的，不要斥責，只要不會危害安全，照顧者可以在個案不在場時，再慢慢地、不引起注意地清理這些物品。

案例：

照服員：「伯伯你怎麼又將用過的衛生紙藏在抽屜裡，都發臭了」。

個案：「那些都是好的還可以用。」

照服員：「這些全部都要清理掉。」

個案：「你不可以動我的東西！」與照服員拉扯衝突中。

你可以這樣做：

照服員：「伯伯你怎麼又將用過的衛生紙藏在抽屜裡，都發臭了。」

個案：「那些都是好的還可以用。」

照服員：「好的，那我們先收好，去大廳看電視。」（不予爭辯）

照服員：（慢慢不動聲色清理）

八、日落症候群

張伯伯被診斷為中度失智症，經常四處遊走，進入其他室友的房間或睡在他們的床上，導致與其人關係緊張。此外，每當傍晚來臨時，張伯伯就會不停地要求回家，打電話給兒子或自行叫車，讓照顧者十分困擾。

這些症狀可能與日落症候群有關，即因腦部退化導致上視交叉核受損，進而破壞日夜節律。針對這些問題，以下是一些可能有幫助的安排：

1. 白天安排適度的運動或活動，以幫助消耗個案的體力。
2. 白天帶其晒太陽或照光，以提升其識別白天與黑夜的能力。
3. 在傍晚時拉上窗簾，把室內燈打開，減少混亂。
4. 座位安排避免面對出入口，以減少他受到干擾的機會。
5. 使用一些有助於舒緩情緒的精油，例如薰衣草、佛手柑、天竺葵、乳香精油，可以透過擴香、按摩或泡澡等方式，幫助減輕個案焦慮和不

安,以及協助改善他的睡眠。

6. 當個案吵著要回家時,不要與他爭辯,嘗試轉移注意力。可以安排一些其感興趣的活動,例如一些娛樂或休閒活動,以吸引他的注意力。

7. 機構可以運用巧思環境中設計候車處(如圖 9-34)、售票口(如圖 9-35)或與企業合作打造真實火車車廂(圖 9-36)於環境中,解決日落症候群想回家的衝動與念頭。

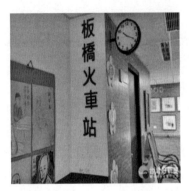

圖 9-34　環境設計候車處(圖片來源:台灣好新聞)

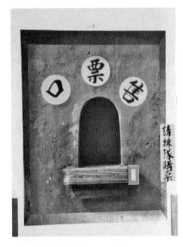

圖 9-35　環境設計售票口(攝於臺北榮總新竹分院)

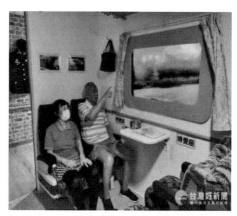

圖 9-36　環境設計火車車廂（圖片來源：台灣好新聞）

8. 安排工作人員充當個案家人角色，當他感到焦慮時可以打電話給他們。這樣可以有人與他聊天、訴說情感，從而減輕一些情緒壓力及減輕家人負擔。

9. 如果上述方法都無效，可以安排特約計程車司機載個案出去逛逛，再轉移他的注意力和情緒，讓他暫時忘記回家的念頭。

　　重要的是要保持耐心和理解，個案可能因為各種原因對回家有強烈的渴望，因此以柔和的方式引導，提供情感支持，並尋找能夠轉移他們注意力的方法，可以有助於處理這種情況。

案例：

個案：「我要回家、我要回家……」（焦慮不安準備行李，徘徊於門口）

照服員：「你就住在這裡，這裡就是你的家。」

個案：「這裡不是我的家，我要回家……我要回家！」（往門口衝）

你可以這樣做：

個案：「我要回家、我要回家……」（焦慮不安準備行李，徘徊於門口）

照服員：「好，讓我幫你打電話叫車」、「你在這裡等車。」

第五節　建立日常生活照護計畫

　　建立日常生活照護計畫是提升個案生活自理能力、減緩退化、協助適應生活，進而提升生活品質的重要工作。在擬定計畫時，應盡可能簡單易行，採用固定或類似較少變化的方式進行，以便個案能夠順利遵循，避免造成過多的困難和壓力。依照需要來安排活動或任務，並且隨著疾病進展與能力變化來調整活動，若在活動安排過程，個案出現焦躁、不安或覺得無聊，則應適時調整，重點在活動的過程與品質，而不是在於結果和活動數量。

一、依照個案生活習慣、能力與需求

　　根據個案生活習慣、興趣、能力和需求，制定適合的活動或任務，並確保具有實際意義和趣味性，以便能夠從中獲得成就感和滿足感。將維持生活功能的事項列入重要日常活動安排，例如洗臉、洗澡、穿衣、移位、如廁等；起床、吃飯或就寢等時間，也應納入計畫中，並給充分的時間；固定服藥時間，可以確保正確按時服藥，穩定疾病與情緒；讓個案參與家務活動，例如掃地、洗衣、摺衣服、採購、烹飪、備餐、收拾洗碗等，重點不在於把事情做得多好，而是在增加自我價值並維持身體活動。創造一個可預測的環境和常規，如此可以減輕個案與照顧者壓力與不安，並讓其學習到每天會發生的事情，如此有助於讓日常生活過得更順利（如表9-11）。

表 9-11　日常生活作息表（參考範例）

時間	項目	說明
0700	起床、盥洗、換衣服	日常生活功能維持與訓練
0730	早餐	備餐、用餐、收拾餐具（桌）、洗碗、服藥
0830	讀報、運動	現實導向、認知、肢體活動
1000	家務活動	日常生活功能維持與訓練
1200	午餐	備餐、用餐、收拾餐具（桌）、洗碗、服藥

時間	項目	說明
1300	午睡	午休時間勿過長
1400	洗澡	清潔與日常生活功能維持與訓練
1500	非藥物治療活動	音樂、藝術、認知、動物、懷舊、園藝、芳香等
1700	晚餐	備餐、用餐、收拾餐具（桌）、洗碗、服藥
1800	自由時間	靜態活動如看電視、聽音樂、看相簿
2100	就寢	適當被蓋、室溫、保留必要的小夜燈

二、了解一天活動與功能變化狀況

觀察和記錄個案一天內的活動和功能變化，包括情緒、能力和活動狀況，了解一天內功能最高和最低的時間，以及日落症候群是否對個案造成影響。

1. **功能最高時段**：此時段在認知和身體能力方面狀況較好，可以安排一些需要較高認知能力和身體協調性的活動，如認知遊戲、體能活動等。
2. **功能最低時段**：此時段在認知和身體能力方面皆較差，可以選擇一些輕鬆和容易完成的活動，如散步、聽音樂、觀看電視節目等。
3. **日落症候群**：觀察個案是否有日落症候群的表現，記錄下這些症狀發生的時間和嚴重程度。如果受到日落症候群的影響，可以在這個時間段提供額外的支持和安全措施。
4. **休息和彈性活動**：預留休息與彈性活動的時間，以便依照個案狀況與需求進行調整。

三、活動（照護）的反應

在進行失智症活動時，個案可能會有不同的反應和情緒，以下是一些常見的反應以及應對策略：

1. **焦慮和不安**：可能因為不熟悉或不理解活動內容，而感到焦慮和不安。照顧者可以透過提供安全感和支持來幫助個案減輕焦慮感，例如輕聲安撫或帶領協助。

2. **無聊和缺乏興趣**：可能因爲活動無趣或不適合他們的興趣而感到無聊，照顧者可以調整活動內容。

3. **情緒波動和挫折感**：可能在活動過程中出現情緒波動或感到挫折。照顧者應試著理解其感受並提供情緒支持，例如表達理解和安慰，給予個案時間休息或轉移注意力，或尋找更適合他們能力和興趣的活動。

4. **困惑和不理解**：可能會因爲活動的目的或步驟不明確，而感到困惑和不理解。照顧者應試著提供簡單明瞭的指示和解釋，使用圖片、手勢或示範來幫助個案理解活動的進行方式。

5. **情感表達和回憶**：活動可以喚起個案的情感表達和回憶。照顧者應試著接受和尊重個案的情感表達，並提供支持和理解。透過與個案分享回憶或與他們進行有意義的交流，可以加強照護者和個案之間的連結。

　　每位個案都有其獨特的需求和喜好，照顧者可以透過與個案建立積極的互動、持續觀察其反應和情緒，尊重他們的選擇和意見，並隨時調整活動進行方式，提供個別化的支持，來確保活動的品質和成效。

四、將非藥物治療融入日常生活

　　越來越多的證據表明，非藥物治療可有效控制失智症的行爲和心理症狀。將非藥物治療例如認知訓練、懷舊療法、現實導向、芳香療法、園藝治療、動物輔助療法等融入日常生活，可以提供失智症個案舒緩和支持。另外機構常常使用各種教具來進行非藥物治療活動，這些教具和活動可以單獨進行或小團體活動中使用，根據個案的能力和興趣進行調整，以下是一些常見的教具和活動：（圖 9-37～9-46 攝於新竹榮家）

1. **疊疊樂**：藉由多層次的積木或杯子堆疊的過程，可以訓練個案手部動作協調、專注力和空間感知能力（如圖 9-37）。

2. **臉譜娃娃**：透過拼湊和組合不同的表情、眼睛、鼻子和嘴巴，可以練習手部精細動作、辨識和表達情緒（如圖 9-38）。

3. **莫奇娃娃**：透過拉拉鍊、扣鈕扣與綁鞋帶，可以訓練手部協調和細微運動能力，增進自我照顧能力與獨立性。另外娃娃的形象如兒孫般，帶給個案一種舒適和熟悉的感覺，並喚起他們的年輕記憶，這有助於穩定個案的情緒，減輕焦慮和不安感（如圖 9-39）。

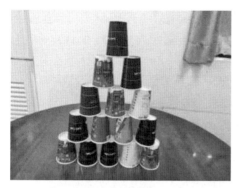

圖 9-37　疊疊樂

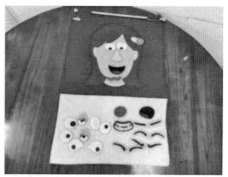

圖 9-38　臉譜娃娃

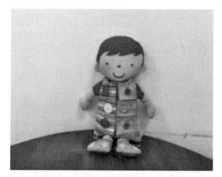

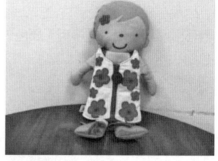

圖 9-39　莫奇娃娃

4. **拼圖**：依個案功能提供兩塊、多塊或立體的拼圖，可以訓練視覺感知、認知和問題解決能力（如圖 9-40）。

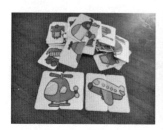

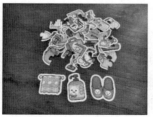

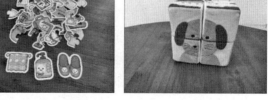

圖 9-40　拼圖

5. **ㄚㄚ圈、觸覺球**：藉由不同觸感與顏色的觸覺球、壓力圈，可以按壓、觸摸等，增進觸覺刺激、認知變色與訓練手部握力（如圖 9-41）。

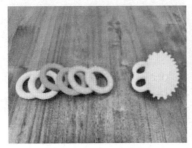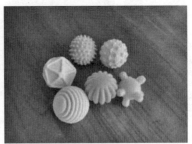

圖 9-41　ㄚㄚ圈、觸覺球

6. **幾何形狀箱、形狀排序組、顏色外型配對板**：藉由不同形狀、造型、顏色的小木塊，可以訓練認知、空間感、手眼協調、精細動作與專注力（如圖 9-42）。

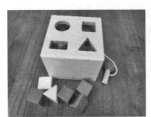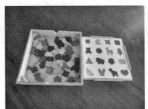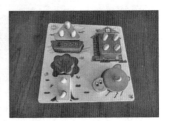

圖 9-42　幾何形狀箱、形狀排序組、顏色外型配對版

7. **敲打台**：藉由敲打動作，可以訓練手部動作和手眼協調，增強肌肉控制和平衡能力與舒緩情緒（如圖 9-43）。
8. **荳蔻莢**：藉由練習堆疊、夾取等動作，可以訓練手眼協調、專注力、平衡感與精細動作（如圖 9-44）。
9. **釣魚樂**：藉由釣魚活動，可以讓個案訓練專注力、手部動作、算數、辨色等能力等，表達情感、分享喜悅和互相鼓勵，增強社交互動和情感聯繫，有助於放鬆與緩解壓力（如圖 9-45）。

10. **賓果麻將**：藉由麻將連線或摸牌，可以訓練認知、注意力、記憶力，和促進社交互動，愉悅心情，是很受失智個案歡迎的遊戲（如圖9-46）。

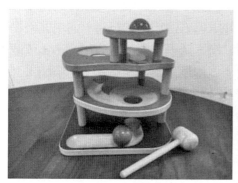

圖 9-43　敲打台

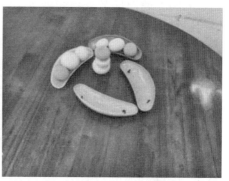

圖 9-44　荳蔻莢

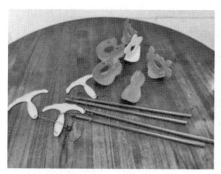

圖 9-45　釣魚樂

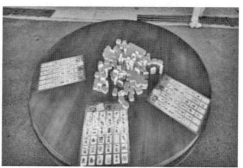

圖 9-46　賓果麻將

　　透過這些非藥物治療的訓練，可以提升認知、專注力、平衡感、手眼協調與手部動作與社交互動，照顧者可以使用各種教具和工具，提供更具體的訓練和支持，並依據個案的需要和反應，靈活運用這些教具和活動，幫助個案維持日常生活自我照顧功能、減緩認知退化與穩定情緒，減少精神行為問題。

第六節　結論

　　失智症照護是以個案爲中心的全人照護，我們必須尊重每個人都是獨立的個體，運用加減乘除照護法，結合個案、家庭、團隊與社會的力量，學習日常生活照護技巧、精神行爲問題處理方法與溝通技巧，運用非藥物治療與環境設計，建立日常生活照護常模，透過不同的策略和方法，依個案的情緒與反應，隨時調整之，如此才能提供個案適合與安全的照顧，進而幫助他們適應疾病，維持生活品質，並在日常生活中找到幸福和意義感。同時，也必須重視照顧者的支持和關懷，紓解照顧者的壓力，才能在漫長的罹病過程，讓失智症個案獲得合適、安全的照護。

參考文獻

臺中市政府衛生局（2022）。*臺中市失智照護服務資源手冊*。取自https://www.health.taichung.gov.tw/media/799942/%E8%87%BA%E4%B8%AD%E5%B8%82%E5%A4%B1%E6%99%BA%E7%85%A7%E8%AD%B7%E6%9C%8D%E5%8B%99%E8%B3%87%E6%BA%90%E6%89%8B%E5%86%8A.pdf

社團法人台灣失智症協會（2022）。*認識失智症*。取自http://www.tada2002.org.tw/About/IsntDementia

社團法人台灣失智症協會（2017）。*失智症診療手冊*。取自https://gpi.culture.tw/books/4710600363

涂淑玲（2022）。失智症認知功能退化之照護。*彰化護理，29*（3），1-8。https://doi.org/10.6647/CN.202209_29(3).0002

新竹市政府（2016）。*失智症關懷手冊*。取自https://www.careyou.ntpc.gov.tw/WebUPD/careyouPro/institution/%E5%A4%B1%E6%99%BA%E7%97%87%E9%97%9C%E6%87%B7%E6%89%8B%E5%86%8A(%E5%8E%BB%E5%85%B1%E7%85%A7%E7%B6%B2%E8%B3%87%E8%A8%8A%E7%89%88).pdf

衛生福利部國民健康署（2022）。*失智友善從微笑開始*。取自https://www.hpa.gov.tw/Pages/Detail.aspx?nodeid=4576&pid=15044

Alzheimer's Association. (2022). *Daily Care Plan*. https://www.alz.org/ help-support/ caregiving/daily-care/daily-care-plan

Alzheimer's Disease International. (2022). *Dementia statistics*. https://www. alzint. org/about/dementia-facts-figures/dementia-statistics

Arvanitakis, Z., Shah, R. C., & Bennett, D. A. (2019). Diagnosis and management of dementia. *JAMA*, *322*(16), 1589-1599. https://doi. org/10.1001/jama.2019.4782

Brodaty, H., & Donkin, M. (2022). Family caregivers of people with dementia Familiares que cuidan a personas con demencia Les aidants familiaux des patients atteints de démence. *Dialogues in Clinical Neuroscience*, *11*(2), 217-228. https://doi.org/10.31887/DCNS.2009.11.2/hbrodaty

Buist, Y., Verbeek, H., de Boer, B., & de Bruin, S. R. (2018). Innovating dementia care; implementing characteristics of green care farms in other long-term care settings. *International Psychogeriatrics*, *30*(7), 1057-1068. https://doi.org/10.1017/ S1041610217002848

Chaudhury, H., Cooke, H. A., Cowie, H., & Razaghi, L. (2018). The influence of the physical environment on residents with dementia in long-term care settings: A review of the empirical literature. *The Gerontologist*, *58*(5), e325-e337. https://doi.org/10.1093/geront/gnw259

Christiansen, S. (2019). *How to create a checklist and daily care plan for dementia*. Alzheimers.net. https://www.alzheimers.net/checklist-and-daily-care-plan-for-dementia

Dyer, S. M., Harrison, S. L., Laver, K., Whitehead, C., & Crotty, M. (2018). An overview of systematic reviews of pharmacological and non-pharmacological interventions for the treatment of behavioral and psychological symptoms of dementia. *International Psychogeriatrics, 30*(3), 295-309.

Fazio, S., Pace, D., Flinner, J., & Kallmyer, B. (2018). The fundamentals of person-centered care for individuals with dementia. *The Gerontologist*, *58*(suppl_1), S10-S19. https://doi.org/10.1093/geront/gnx122

Flynn, E., Smith, C. H., Walsh, C. D., & Walshe, M. (2018). Modifying the consistency of food and fluids for swallowing difficulties in dementia. *Cochrane Database of Systematic Reviews*, *2018*(9), CD011077. https://doi.org/10.1002/ 14651858.CD011077.pub2

Moyle, W. (2019). The promise of technology in the future of dementia care. *Nature Reviews Neurology*, *15*(6), 353-359.

Scales, K., Zimmerman, S., & Miller, S. J. (2018). Evidence-based nonpharmacological practices to address behavioral and psychological symptoms of dementia. *The Gerontologist*, *58*(suppl_1), S88-S102. https:// doi.org/10.1093/ geront/gnx167

Shaji, K., Sivakumar, P., Rao, G. P., & Paul, N. (2018). Clinical practice guidelines for management of dementia. *Indian Journal of Psychiatry*, *60*(Suppl 3), S312-S328. https://doi.org/10.4103/0019-5545.224472

Stephan, A., Bieber, A., Hopper, L., Joyce, R., Irving, K., Zanetti, O., Portolani, E., Kerpershoek, L., Verhey, F., & De Vugt, M. (2018). Barriers and facilitators to the access to and use of formal dementia care: findings of a focus group study with people with dementia, informal carers and health and social care professionals in eight European countries. *BMC Geriatrics*, *18*(1), 1-16.

Taylor, J. P., McKeith, I. G., Burn, D. J., Boeve, B. F., Weintraub, D., Bamford, C., Allan, L. M., Thomas, A. J., & O'Brien, J. T. (2020). New evidence on the management of Lewy body dementia. *The Lancet Neurology*, *19*(2), 157-169. https://doi.org/10.1016/S1474-4422(19)30153-X

Webster, L., Costafreda, S. G., Powell, K., & Livingston, G. (2022). How do care home staff use non-pharmacological strategies to manage sleep disturbances in residents with dementia: The SIESTA qualitative study. *PLoS One*, *17*(8), e0272814. https://doi.org/10.1371/journal.pone.0272814

World Health Organization. (2022). *Dementia*. https://www.who.int/news-room/ fact-sheets/detail/dementia 2022920

國家圖書館出版品預行編目資料

失智症非藥物治療／呂冠廷，吳鴻順，周育
蓮，林鈺祥，柯宏勳，徐靜萍，陳美麗，項
朝梅，蔡憶雲著. ——初版. ——臺北市：
五南圖書出版股份有限公司, 2024.02
面；　公分
ISBN 978-626-366-973-4（平裝）

1.CST: 失智症　2.CST: 健康照護

415.934　　　　　　　　　　112022917

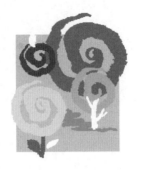

5K0D

失智症非藥物治療

主　　　編 — 周育蓮

作　　　者 — 呂冠廷、吳鴻順、周育蓮、林鈺祥、柯宏勳
　　　　　　　徐靜萍、陳美麗、項朝梅、蔡憶雲

企劃主編 — 王俐文

責任編輯 — 金明芬

封面設計 — 徐碧霞

出　版　者 — 五南圖書出版股份有限公司

發　行　人 — 楊榮川

總　經　理 — 楊士清

總　編　輯 — 楊秀麗

地　　　址：106臺北市大安區和平東路二段339號4樓

電　　　話：(02)2705-5066　　傳　　真：(02)2706-6100

網　　　址：https://www.wunan.com.tw

電子郵件：wunan@wunan.com.tw

劃撥帳號：01068953

戶　　　名：五南圖書出版股份有限公司

法律顧問　林勝安律師

出版日期　2024年2月初版一刷
　　　　　2024年9月初版四刷

定　　　價　新臺幣620元

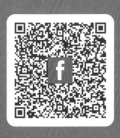

經典永恆・名著常在

五十週年的獻禮 —— 經典名著文庫

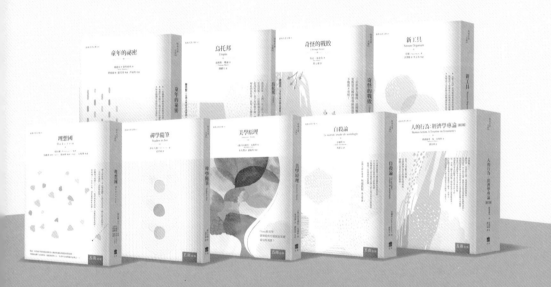

五南，五十年了，半個世紀，人生旅程的一大半，走過來了。
思索著，邁向百年的未來歷程，能為知識界、文化學術界作些什麼？
在速食文化的生態下，有什麼值得讓人雋永品味的？

歷代經典・當今名著，經過時間的洗禮，千錘百鍊，流傳至今，光芒耀人；
不僅使我們能領悟前人的智慧，同時也增深加廣我們思考的深度與視野。
我們決心投入巨資，有計畫的系統梳選，成立「經典名著文庫」，
希望收入古今中外思想性的、充滿睿智與獨見的經典、名著。
這是一項理想性的、永續性的巨大出版工程。
不在意讀者的眾寡，只考慮它的學術價值，力求完整展現先哲思想的軌跡；
為知識界開啟一片智慧之窗，營造一座百花綻放的世界文明公園，
任君遨遊、取菁吸蜜、嘉惠學子！